ANATOMIE

DESCRIPTIVE.

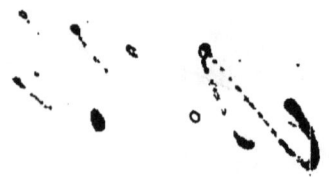

PARIS, IMPRIMERIE DE COSSON,
RUE, SAINT-GERMAIN-DES-PRÉS, N° 9.

ANATOMIE

DESCRIPTIVE

De Xavier BICHAT.

NOUVELLE ÉDITION, REVUE ET CORRIGÉE.

TOME PREMIER.

PARIS,

GABON, libraire, rue de l'école-de-médecine, n° 10.
J. S. CHAUDÉ, libraire, rue de la harpe, n° 56.

A MONTPELLIER, chez gabon.
A BRUXELLES, au dépôt de la librairie médicale française.

1829.

APRÈS avoir, dans son *Anatomie générale*, considéré isolément et abstractivement les divers tissus dont la réunion constitue les *organes* du corps humain, et démontré les différences que présentent ces systèmes élémentaires, Bichat se trouvait naturellement conduit de cette étude des tissus généraux à celle des tissus qui constituent *tel* ou *tel organe* en particulier : il entreprit son *Anatomie descriptive*, et déjà il avait fait imprimer les deux premiers volumes et presque achevé le troisième, lorsque la mort le surprit au milieu de ses immenses travaux.

Le soir même où il venait de commencer avec Buisson la description du ganglion cervical supérieur, il fit, en descendant un escalier de l'Hôtel-Dieu, cette funeste chute qui détermina sans doute la maladie à laquelle il succomba, mais qui certainement n'eût pas dû en être regardée comme l'unique cause.

Buisson, qui était tout à la fois son parent, son ami, son disciple et son collaborateur, et M. Roux, que nous comptons aujourd'hui au nombre des plus célèbres chirurgiens dont s'honore la France, et que dès cette époque Bichat avait également associé à ses travaux, résolurent de terminer ensemble l'ouvrage de leur maître commun.

Buisson, qu'une mort prématurée enleva aussi quelques années après, se chargea particulièrement de finir le troisième volume ; et il le fit avec d'autant plus de succès, qu'il avait déjà coopéré à la rédaction d'une partie de ce volume, et que Bichat lui en avait donné le plan et les idées fondamentales.

C'est encore à Buisson que l'on doit le tome quatrième, qui contient les appareils respiratoire, circulatoire et absorbant, et qui n'est pas moins remarquable par la pureté du style que par l'exactitude des descriptions.

M. Roux composa le tome cinquième, qui renferme les appareils des sécrétions, celui de la génération, et l'histoire du fœtus.

Mais, tout en se partageant ainsi la tâche qu'ils avaient à remplir, Buisson et M. Roux ne restèrent pas isolés l'un de l'autre dans leur travail respectif. Ils vérifièrent ensemble les faits qui demandaient de nouvelles recherches et un nouvel examen ; ils se concertèrent chaque jour pour partir des mêmes principes et suivre en général le même ordre ; et ils se conformèrent, autant qu'il leur fut possible, à l'esprit de Bichat pour la précision et la clarté de la méthode descriptive, pour l'exactitude dans l'observation des faits et la sévérité dans les conclusions que l'on pouvait en déduire.

Dans l'édition que nous publions aujourd'hui nous avons reproduit textuellement l'ouvrage de Bichat et de ses habiles continuateurs, en nous bornant à y ajouter quelques notes nécessitées par les découvertes importantes faites depuis quelques années. Il eût été facile de les multiplier davantage ; mais la plupart eussent été étrangères à l'*Anatomie descriptive* proprement dite, et trouveront beaucoup mieux leur place dans le traité d'*Anatomie générale*.

L'édition de ce dernier ouvrage qui va paraître incessamment ne laissera rien à désirer à cet égard. Les nombreuses *additions* que M. Blandin y a faites, jointes à celles que Béclard avait publiées précédemment, et dont beaucoup méritaient d'être conservées, seront ainsi un complément nécessaire des OEuvres de Bichat.

DISCOURS PRÉLIMINAIRE.

I.

Toutes les Sciences physiques ont un but commun, la connaissance de la nature; mais toutes, pour atteindre ce but, ne suivent pas la même route. Les unes, basées sur l'observation, ne se composent et ne s'agrandissent que de faits fournis par elle; les autres, entièrement fondées sur le raisonnement, n'ont que lui pour moyen de perfection. De là deux grandes divisions dans cette classe de sciences. Chacune a son aspect particulier, son genre différent d'agrémens et de difficultés, son côté qui attire et son côté qui repousse.

Lenteur dans la marche, aridité dans l'étude, solidité dans les principes, sûreté dans les résultats : ce sont là les attributs des sciences d'observation. Promptitude à rechercher le vrai, et souvent à le découvrir, danger fréquent de rencontrer le faux : c'est l'apanage des sciences de raisonnement. Dans les premières, chaque découverte reste; celles d'un âge reposent sur celles de l'âge qui a précédé; chacune est la pierre d'attente de celle qui la suit : c'est la base de la pyramide du célèbre chancelier Bacon. Dans les secondes, au contraire, souvent ce qui suit renverse ce qui a précédé : il faut y détruire, avant que d'y créer; et chaque vérité n'y brille qu'en perçant les nuages d'une foule d'erreurs.

La science de l'organisation animale participe également

de ces deux caractères. D'un côté, nous y trouvons sécheresse, dégoût, mais exactitude et précision dans la description des organes : d'un autre côté, l'étude des fonctions nous attire ; le chemin qui y conduit est semé des jouissances de l'esprit, mais il n'est souvent au bout que vide et incertitude.

Frappés de cette différence entre les deux parties d'une même science, les médecins avaient tiré entre elles une ligne de démarcation que l'habitude consacra et que le temps a respectée. Les dépouilles de la mort furent le domaine de l'anatomiste ; le physiologiste eut en partage les phénomènes de la vie : comme si les travaux de l'un n'étaient pas immédiatement enchaînés aux recherches de l'autre ; comme si la connaissance de l'effet pouvait se séparer de celle de l'agent qui le produit.

On a vu peu à peu s'effacer cette distinction dans ces derniers temps. Un des premiers, Haller a reconnu que la science des fonctions étant le but, et celle des organes le moyen d'atteindre ce but, toutes deux ne forment qu'un même tout qu'on ne peut séparer sans rendre incomplètes ses divisions. Son grand ouvrage est écrit d'après ces principes, qui seront toujours ceux des esprits sages et judicieux.

On pourrait demander ici laquelle, de l'anatomie ou de la physiologie, a le plus perdu à ce long isolement. Avouons-le, peut-être la première y a-t-elle gagné : on a donné à ses détails descriptifs ce qu'on ôtait à l'histoire des usages. Tout est fait de son côté, et peut-être n'est-il pas de science plus voisine qu'elle de la perfection. La seconde, au contraire, privée du flambeau de celle-ci, n'a marché qu'au hasard ; elle ne fut long-temps nourrie que des écarts du génie ; vain échafaudage, que l'imagination avait dressé, il n'a fallu que le souffle de la raison pour le

renverser. Comparez, en effet, les livres des siècles passés
à ceux écrits depuis Haller, vous verrez, comme le remarque Vicq-d'Azyr, que ce grand homme a jeté les fon-
demens d'une science qui n'a de commun que le nom
avec l'ancienne. Rendons hommage à sa mémoire, en suivant la route qu'il nous a tracée.

Mais avant que de nous y engager, il n'est pas inutile
je crois, de rechercher quelle méthode est la plus avantageuse à y suivre. La méthode, dans les sciences, est le
lien qui attache celui qui apprend à celui qui démontre;
c'est un point d'appui commun qui soutient l'attention de
l'un et la mémoire de l'autre; elle double l'intelligence du
premier, et multiplie la fécondité du second. Il convient
donc, en commençant cet ouvrage, d'en fixer d'abord les
principes généraux : chaque partie deviendra ensuite une
application particulière de ces principes.

Ce n'est que dans les périodes avancées des sciences
que nous y voyons naître des méthodes d'enseignement.
A leur origine, elles n'appartiennent, pour ainsi dire,
qu'au génie, qui en crée les matériaux, les rassemble et les
entasse, jusqu'à ce que la carrière en soit presque épuisée.
Alors, si je puis m'exprimer ainsi, elles deviennent le
partage du jugement, qui classe, arrange, coordonne ces
matériaux confusément épars.

Ne cherchons donc point dans les anciens des méthodes anatomiques : leurs livres ont fourni le fonds de la
science; les nôtres lui ont ajouté les formes. Or, ces formes ont varié suivant le but particulier de ceux qui l'ont
cultivée. Remarquez, en effet, qu'il est une anatomie des
peintres, qu'il en est une des médecins, une des chirurgiens, etc. L'étude des formes extérieures, des inégalités
et des enfoncemens sous-cutanés, l'état de l'habitude extérieure dans le calme de l'âme et dans l'orage des pas-

sions, etc., etc.; forment la première. La seconde se compose surtout de la connaissance de la structure intime
des parties, de leurs propriétés, des sympathies dont
elles sont le siége, etc. Je présume qu'on trouvera que
mon *Anatomie générale* est une vraie Anatomie médicale.
Excepté dans quelques viscères intérieurs, les rapports
des organes les uns avec les autres importent peu au médecin. C'est au contraire de ces rapports que se compose
spécialement l'Anatomie chirurgicale : tout y est presque
donné aux attributs de position, de grandeur, de figure,
de direction, etc.; le chirurgien, dans la connaissance de
nos parties, cherche avant tout un guide à l'instrument
qui doit les diviser.

C'est bien toujours le même organe à étudier; mais il
est présenté, suivant l'objet qu'on a en vue, sous des formes toutes différentes. Je réunirai, autant que je pourrai,
ces formes diverses.

Voici quel est le plan général de mon ouvrage anatomique : il comprend l'anatomie générale et la descriptive. Pour le concevoir, rappelons-nous quelques notions
générales sur l'organisation animale.

II.

Il y a dans l'organisation générale des animaux un certain nombre de tissus simples qui sont partout les mêmes,
quel que soit l'endroit où ils se trouvent placés, qui ont
la même nature, les mêmes propriétés vitales et physiques, les mêmes sympathies, etc., et qui, véritables élémens organisés de l'économie vivante, sont combinés
quatre à quatre, cinq à cinq, six à six, etc., pour former
les organes composés que la nature destine à remplir
chaque fonction.

Ces tissus simples sont les suivans :

1º. Le cellulaire.
2º. Le nerveux de la vie animale.
3º. Le nerveux de la vie organique.
4º. L'artériel.
5º. Le veineux.
6º. Celui des vaisseaux exhalans.
7º. Celui des vaisseaux absorbans et de leurs glandes.
8º. L'osseux.
9º. Le médullaire.
10º. Le cartilagineux.
11º. Le fibreux.
12º. Le fibro-cartilagineux.
13º. Le musculaire de la vie animale.
14º. Le musculaire de la vie organique.
15º. Le muqueux.
16º. Le séreux.
17º. Le synovial.
18º. Le glanduleux.
19º. Le dermoïde.
20º. L'épidermoïde.
21º. Le pileux.

Ces vingt-un tissus ont fait l'objet de mon *Anatomie générale* : leurs combinaisons diverses vont être celui de mon *Anatomie descriptive*. Remarquez, en effet, que tous les organes concourant à une fonction quelconque résultent de plusieurs de ces tissus simples réunis entre eux. Prenons quelques-uns de ces organes pour exemple : l'estomac est un assemblage de tissus muqueux en dedans, séreux en dehors, musculaire organique au milieu. Les tissus séreux au dehors, muqueux dans les cellules, fibro-cartilagineux dans les bronches, etc., composent le poumon. Dans un muscle, il y a le tissu musculaire pour le corps, le fibreux pour les extrémités, et quelquefois le synovial, lorsqu'un glissement est à éprouver. Dans un os long et frais, les tissus osseux pour le corps, cartilagineux et synovial pour les extrémités, médullaire pour le milieu, se trouvent réunis, etc., etc. De plus, des artères, des veines, des vaisseaux exhalans, des absorbans, des nerfs et du tissu cellulaire, entrent comme matériaux dans la structure de chacun des organes précédens, et de presque tous les autres.

D'après cela, l'idée d'un organe entraîne nécessairement celle d'un composé de plusieurs tissus différens, qui, isolés les uns des autres, seraient insuffisans pour les fonctions de cet organe, mais qui, par leur réunion, deviennent propres à les remplir. J'ai désigné sous le nom de *Système* le traité de chaque tissu simple; celui d'*Organe* exprime une réunion de plusieurs systèmes, pour former un tout unique; celui d'*Appareil* me sert à désigner un assemblage de plusieurs organes concourant à une fonction, comme, par exemple, les assemblages des os et des muscles pour la locomotion ; de la bouche, du pharynx, de l'œsophage, de l'estomac et des intestins pour la digestion ; de la plèvre, du poumon et de la trachée-artère pour la respiration, etc., etc. C'est sous ce rapport que je dis *Systèmes* osseux, fibreux, cartilagineux, etc., *Organes* gastrique, pulmonaire, cérébral, etc., expressions synonymes de celles-ci : estomac, poumon, cerveau, etc. ; *Appareil* de la locomotion, de la digestion, de la respiration, etc.

L'Anatomie générale et l'Anatomie des systèmes sont la même chose : c'est la considération générale de chacun des matériaux isolés qui entrent dans nos organes, et des attributs caractéristiques de ces matériaux. On fait abstraction, en les étudiant, des organes divers auxquels ils concourent. Ainsi, que la fibre musculaire organique entre dans la composition du cœur, de l'estomac, des intestins, ou de la vessie; que le système séreux recouvre le poumon, le cœur, le cerveau, etc.; que le synovial se déploie sur les tendons, les cartilages ou les capsules fibreuses, que le muqueux tapisse la bouche, l'œsophage, la vessie; les excréteurs, les premières voies, etc., etc. : leurs propriétés vitales et de tissu changent à peine ; leur arrangement vasculaire et nerveux, leurs fibres propres, restent à peu près les mêmes, etc. Je compare l'étude de l'Anatomie générale à celle à laquelle se livre un architecte, qui, avant de construire une maison, cherche à connaître en détail tous les matériaux isolés qu'il a à employer. C'est celle du chimiste, qui, avant de connaître les différens corps composés, examine isolément les élémens qui les constituent ; qui, avant de rechercher, par exemple, les propriétés des sels neutres, veut connaître leurs radicaux. Cette étude nécessite donc une abstraction continuelle ; car aucun tissu simple n'existe isolément, tous sont combinés en nombre plus ou moins considérable.

L'Anatomie descriptive examine les organes tels que la nature nous les présente. Elle recherche d'abord leurs formes extérieures, leur position, leur grandeur, leur direction, etc. ; puis, pénétrant dans leur structure, elle examine le nombre des systèmes qui concourent à former chacun d'eux, et les modifications particulières que ces systèmes peuvent y prendre ; enfin elle s'occupe des rapports de cette structure avec les usages. L'Anatomie descriptive est seule l'objet des dissections ordinaires. Qui cherche à connaître les organes par le scalpel, ressemble à l'architecte qui examine chaque appartement d'un édifice, à un chimiste qui cherche les phénomènes des corps composés de la nature.

D'après cette idée générale de l'Anatomie des *Systèmes* et de celle des *Organes*, l'étude de la seconde devrait manifestement être consécutive à celle de la première : ce n'est pas encore l'usage ; car à peine celle-ci existait-elle avant mon ouvrage. Les anatomistes plaçaient bien à la tête de l'ostéologie des considérations générales sur les os, au commencement de la myologie, de la névrologie, de l'artériologie, de la vénologie, etc., des généralités sur les muscles, les nerfs, les artères, les veines, etc. : mais les tissus qui se trouvent disséminés sur plusieurs organes à destination différente n'avaient point été envisagés d'une manière générale. On n'avait présenté aucun rapprochement entre des tissus aussi évidemment identiques, quoique situés dans diverses parties, que les tissus

osseux, musculaire, artériel, etc., le sont dans les divers
os, muscles, artères, etc. C'est ainsi que les systèmes fibreux,
séreux, muqueux, fibro-cartilagineux, synovial, capillaire,
exhalant et glanduleux, n'avaient point encore donné
lieu à ces considérations générales que la plupart des autres avaient fait naître. On confondait les deux systèmes
musculaires, les deux systèmes nerveux; le cartilagineux
était vaguement connu.

Je crois donc avoir offert un travail de quelque utilité,
en faisant précéder par l'histoire isolée de chacun des
grands matériaux qui entrent dans la structure des appareils, la description de ces appareils eux-mêmes. L'Anatomie générale est, sous ce rapport une introduction essentielle à l'Anatomie descriptive.

Maintenant que je crois avoir fixé avec précision les limites de l'une et de l'autre, je vais plus particulièrement
m'occuper de la dernière, qui sera l'objet de cet ouvrage.

L'usage ordinaire est de diviser l'Anatomie en ostéologie, myologie, angéiologie, névrologie et splanchnologie. Mais le moindre coup d'œil jeté sur les organes
suffit pour montrer le vide de cette division, qui sépare
divers organes qui devraient être unis, et qui en unit plusieurs qui devraient être séparés. Peut-on, par exemple,
soler le cœur d'avec les vaisseaux sanguins, le cerveau
d'avec les nerfs? Les uns appartiennent cependant à la
splanchnologie, les autres à l'angéiologie et à la névrologie. Dans la splanchnologie, les viscères sont examinés
par ordre de région, c'est-à-dire à la tête, au cou, à la
poitrine et dans l'abdomen. Qu'en résulte-t-il? Que la
bouche et l'œsophage se trouvent séparés de l'estomac,
que l'organe du toucher ne se trouve point réuni à ceux
de l'ouïe, de la vue, etc.

A l'époque où les usages des appareils organiques

étaient encore un mystère, on pouvait les distribuer par
région; mais aujourd'hui que nous connaissons le but
auquel tend l'action de chacun, aujourd'hui que l'Anatomie descriptive n'est que le premier pas dans l'étude
des fonctions, ce sont ces fonctions elles-mêmes qui doivent nous servir à diviser les appareils qui les exécutent.
Par là, l'élève trouve déjà dans ses divisions anatomiques
une introduction à la physiologie; il s'habitue à considérer, pour ainsi dire, les organes en action, à ne point
voir dans ceux qu'il dissèque des corps inertes, isolés, et
dont l'étude est aussi fastidieuse pour l'esprit qu'eux-
mêmes sont rebutans pour nos sens.

Plusieurs anatomistes ont bien senti l'importance de
ces considérations. Haller, en réunissant toujours la description des organes à l'examen des fonctions, a été nécessairement conduit au mode de division que je viens
d'indiquer. Ce mode est celui de Sœmmering, dans son
Traité de la Structure du corps humain. MM. Cuvier et
Duméril ont aussi choisi les fonctions pour caractère de
la classification des organes des animaux. Je suivrai la
même marche : elle est la seule qui puisse être adoptée,
dans l'état actuel des connaissances.

En prenant les fonctions pour classer les organes, il est
évident que les divisions anatomiques doivent varier
comme les physiologiques. Or, ces dernières diffèrent,
comme on le sait, dans plusieurs auteurs. J'en ai adopté
une, dans mes Cours de physiologie, qui me paraît avoir
quelque avantage, et que j'ai indiquée dans mon ouvrage
sur la Vie et la Mort. L'uniformité exige que je l'applique à
la classification des appareils.

Je divise donc les appareils en trois classes : 1° ceux de
la vie animale, qui sont destinés à mettre l'animal en rapport avec les corps extérieurs, à recevoir l'impression de

ces corps, à l'en éloigner ou l'en rapprocher, etc.; 2° ceux
de la vie organique, qui ont spécialement pour usage de
composer et de décomposer le corps, de lui enlever les matériaux qui l'ont formé pendant un certain temps, et de lui
en fournir de nouveaux; 3° ceux de la génération, qui,
purement relatifs à l'espèce, sont pour ainsi dire étrangers
à l'individu, que les deux premières classes d'appareils regardent exclusivement.

Les appareils de la vie animale sont ceux, 1° de la locomotion, 2° de la voix, double moyen par lequel l'animal communique volontairement avec les corps extérieurs,
qui agissent sur lui par les sens externes; 3° de ces sens
externes, qui reçoivent les impressions extérieures; 4° du
sens interne, qui perçoit ces impressions, les réfléchit, les
combine, et prend en conséquence des volitions; 5° de la
transmission du sentiment et du mouvement, qui établis-
sent des communications entre les sens externes qui reçoivent et le sens interne qui perçoit les impressions, entre
celui-ci qui prend la volition et les appareils vocal et
locomoteurs qui exécutent ces volitions.

Les appareils de la vie organique sont : 1° celui de la
digestion, qui élabore en premier lieu la substance nutritive; 2° celui de la respiration, qui puise dans l'air des
principes nécessaires au sang pour nourrir les organes,
et en rejettent d'autres; 3° celui de la circulation, qui
porte à tous ces organes la substance nutritive; 4° celui
de l'absorption, qui l'en rapporte, et qui en même temps
puise sur diverses surfaces les fluides qui y sont déposés;
5° celui de la sécrétion, qui rejette au dehors le résidu
nutritif, par le moyen de fluides qui auparavant servent à
d'autres usages de l'économie.

Les appareils de la génération sont : 1° celui de
l'homme, 2° celui de la femme, 3° celui qui est le produit de l'union des deux sexes.

Appareils de la Vie animale.

APPAREILS

1°. Locomoteur.
{ 1°. Des os et de leurs dépendances.
{ 2°. Des muscles et de leurs dépendances.

2°. Vocal.
{ Du larynx et de ses dépendances.

3°. Sensitif externe.
{ 1°. De l'œil.
{ 2°. De l'oreille.
{ 3°. Des narines.
{ 4°. De la langue.
{ 5°. De la peau et de ses dépendances.

4°. Sensitif interne.
{ 1°. Du cerveau et de ses membranes.
{ 2°. De la moelle épinière et de ses membranes.

5°. Conducteur du sentiment et du mouvement.
{ 1°. Des nerfs cérébraux.
{ 2°. Des nerfs des ganglions.

Appareils de la Vie organique.

APPAREILS

1°. Digestif.
{ 1°. De la bouche.
{ 2°. Du pharynx et de l'œsophage.
{ 3°. De l'estomac.
{ 4°. Des intestins grêles.
{ 5°. Des gros intestins.
{ 6°. Du péritoine et des épiploons.

2°. Respiratoire.
{ 1°. De la trachée-artère.
{ 2°. Du poumon et de sa membrane.

3°. Circulatoire.
{ 1°. Du cœur et de sa membrane.
{ 2°. Des artères.
{ 3°. Des veines du système général.
{ 4°. Des veines du système abdominal.

4°. Absorbant.
{ 1°. Des absorbans.
{ 2°. Des glandes des absorbans.

5°. Sécrétoire.
{ 1°. Des voies lacrymales.
{ 2°. Des voies salivaires et pancréatiques.
{ 3°. Des voies biliaires, et de la rate.
{ 4°. Des voies urinaires.

Appareils de la Génération.

APPAREILS

- **1°. Masculin.**
  - 1°. Du testicule, de ses membranes et de son réservoir.
  - 2°. De la verge.
- **2°. Féminin.**
  - 1°. Des organes externes et du vagin.
  - 2°. De la matrice et de ses dépendances.
- **3° Produit par l'union des deux sexes.**
  - 1°. Des membranes et du placenta.
  - 2°. Du fœtus.

Telle est la division anatomique que j'emploierai dans cet ouvrage. Je suis loin de la présenter comme étant celle de la nature elle-même : nos fonctions sont bien isolées les unes des autres ; les animales, les organiques et celles de la génération, sont bien caractérisées par des attributs si distincts, que leurs limites sont vraiment naturelles. Mais il n'en est pas de même des organes : la nature fait souvent servir les mêmes à des fonctions toutes différentes : la peau appartient par le toucher à la vie animale, par l'exhalation de la sueur à l'organique ; les narines sont le siége des sécrétions par leurs glandes muqueuses, et de l'odorat par leurs papilles ; les mamelles, le testicule, quoique séparant des fluides étrangers à la conservation de l'individu, n'agissent pas moins comme les glandes hépatique, rénales, salivaires, etc., dont la destination est manifestement relative à sa nutrition ; telle est l'immédiate connexion qui unit les deux systèmes nerveux, que j'ai été forcé de les placer l'un à côté de l'autre, quoique les fonctions de l'un appartiennent à la vie externe, et celles de l'autre à la vie interne, etc., etc.

Ainsi trouve-t-on, dans toutes les classifications où nous voulons asservir les phénomènes naturels à la marche de notre entendement, une foule d'exceptions qui prouvent à chaque instant que la nature, dans la construction de ses machines, cache l'ordre admirable qu'elle suit sous une confusion apparente, qui du reste ne nous paraît telle que parce que notre entendement n'est pas assez vaste pour embrasser d'un seul coup d'œil l'ensemble de ses procédés. Nous décomposons comme nous le pouvons ces procédés; nous les classons suivant la manière la plus commode pour nous de les étudier : mais nos classifications, quelque parfaites qu'elles soient, supposent toujours la faiblesse de notre conception. Ainsi la faiblesse de notre vue nous force-t-elle à examiner successivement chacun des objets d'une vaste plaine, au lieu de les embrasser tous du même coup d'œil; ainsi, pour bien percevoir une sensation, faisons-nous abstraction des autres qui viennent simultanément nous frapper.

N'attachons donc point une importance exagérée à telle ou telle classification. Il est de l'essence de toutes d'être imparfaites, surtout dans l'économie animale. Il ne faut jamais les considérer que comme un guide pour notre faible conception, et non comme un tableau précis de la marche de la nature. C'est sous ce point de vue que je présente celle que je viens d'indiquer : toute autre pourrait sans doute nous conduire au même but.

Des classifications anatomiques, je passe aux méthodes descriptives.

III.

Les anatomistes se sont fait diverses méthodes de description pour les organes. Ces méthodes présentent deux inconvéniens opposés : les unes ont trop exagéré les détails descriptifs, les autres en sont trop vides.

Il faut l'avouer, la nature est repoussante lorsqu'on la montre revêtue de ces formules minutieuses où chaque organe ne se présente à vous que géométriquement entouré d'angles, de faces, de bords, etc.; où nulle saillie, nul enfoncement, nulle fibre presque, n'échappent à la description; où tel est le nombre des divisions et subdivisions, qu'il est plus long souvent de les énoncer que de décrire les objets qu'elles doivent classer. Semblables à ces peintures où l'on ne distingue rien à force d'y trop voir, de telles méthodes deviennent confuses à force d'être exactes : elles tuent le génie, sans soulager la mémoire.

Qu'importe d'ailleurs ces détails descriptifs exagérés? La physiologie n'en tire aucun secours, puisqu'elle ne s'occupe que des rapports généraux. Les fonctions d'un muscle sont-elles moins connues, quoique ses filets artériels et veineux ne soient pas scrupuleusement comptés? Ce mode de description est évidemment étranger aux progrès de la médecine. On pourrait croire qu'il avance ceux de la chirurgie : mais examinez chaque opération, vous verrez l'instrument respecter les troncs, intéresser indifféremment les rameaux; vous verrez les principales saillies des os guider la main qui réduit une fracture, mais leurs légères surfaces; leurs inégalités, ne lui fournir aucune indication. Desault avait reconnu cette vérité: s'il eût continué l'enseignement, il aurait brisé lui-même l'édifice qu'il avait péniblement élevé.

Mais prenons-y garde, l'anatomie a deux écueils également à craindre : d'un côté les détails superflus, de l'autre une précision exagérée. Un cadre trop étroit ne laisse qu'entrevoir le tableau qu'il renferme; de même une méthode trop concise ne présente qu'à demi les objets qu'elle embrasse.

Les auteurs pour qui les détails graphiques sont peu,

qui indiquent plutôt qu'ils ne décrivent les organes, qui ne montrent qu'en sommaire les objets que sans doute ils n'ont disséqués qu'en abrégé, qui veulent arriver à la connaissance des fonctions sans avoir parcouru la route qui y conduit; ces auteurs sont sans doute plus nuisibles à la science que ceux qui donnent dans l'excès opposé. Mieux vaut encore trop savoir que de ne pas connaître assez : car, en fait de description, la mémoire laisse bien vite échapper les objets secondaires, pour ne retenir que les principaux. C'est donc entre ces deux extrêmes, la diffusion et la précision outrées, que se trouve le bien ; c'est en nous éloignant également de tous deux que nous trouverons le véritable mode d'enseignement.

La méthode de Desault, qui a été une des plus généralement adoptées dans ces derniers temps, n'est point la mienne, parce qu'elle entraîne dans le premier de ces inconvéniens. D'ailleurs, elle n'offre que la même formule généralement applicable à tout organe, tandis que les formes, la nature des divers organes, variant singulièrement, chaque appareil doit presque avoir un mode descriptif différent. J'avoue cependant qu'on doit infiniment à cette méthode, que l'ouvrage de Gavard a présentée dans tous ses détails. Elle a mis dans la connaissance de l'anatomie descriptive une exactitude qui lui était étrangère auparavant. Elle a surtout prouvé combien une notion précise des rapports de position des organes les uns avec les autres offre d'avantages au chirurgien. Aussi l'exposé de ces rapports est constamment conservé dans mes descriptions; il constitue vraiment, comme je l'ai dit, l'*Anatomie chirurgicale*.

Si cette manière de considérer l'anatomie, si la plus rigoureuse exactitude dans les descriptions, si le fidèle tableau de tous les détails, étaient les conditions uniques imposées à celui qui écrit sur cette science, je n'aurais point entrepris ce livre : celui de M. Boyer ne laisse rien à désirer sur ces points, qui sans doute sont les plus importans, mais auxquels quelques autres encore doivent être associés. Il faut semer sur un sujet aride quelques considérations qui en diminuent le dégoût. Sabatier, qui a bien senti cette vérité, a fondé en partie sur elle l'intérêt d'ailleurs si justement mérité de son ouvrage. Il faut, de plus, joindre à l'anatomie de l'adulte l'anatomie comparée des divers âges. Je l'ai fait pour tous les appareils : c'est une partie presque nouvelle.

Les mouvemens des animaux offrent une classe de fonctions dont le détail se joint ordinairement à l'exposé des organes qui les exécutent. J'ai traité de ces mouvemens, soit dans la description des os, soit dans celle des muscles, avec une latitude étrangère même au célèbre Winslow, l'un des anatomistes qui ont le plus avancé cette partie. Je ne parle pas des considérations diverses que j'ai jointes aux autres appareils; elles m'entraîneraient dans des détails superflus ici.

Je passe à la nomenclature.

IV.

Le langage influe jusqu'à un certain point sur l'étude des sciences. « Il est, dit Condillac, une véritable méthode analytique, qui nous dirige d'autant plus sûrement qu'elle est plus exacte : » or, cette exactitude consiste, dans les sciences de raisonnement, à ne rendre que des idées claires, précises, convenues de tous, à ne donner aux termes qu'une valeur proportionnée à celle des choses qu'ils expriment. Combien de disputes eussent été évitées si les mots *irritabilité* et *sensibilité* eussent offert à tous le même sens! Bacon dit que, pour remettre de l'ordre dans la pensée, il faudrait refaire l'entendement humain. Un médecin philosophe a ajouté que, pour remettre de l'ordre dans l'entendement humain appliqué aux sciences de raisonnement, il faudrait en refaire la langue. Peut-être l'expression du second renferme-t-elle un sens aussi généralement vrai que la phrase si souvent citée du premier.

Dans les sciences de description, attacher des images à chaque terme, enchaîner, pour ainsi dire, la mémoire à la nomenclature, exprimer beaucoup d'objets par un petit nombre de termes, voilà la perfection du langage. Il faudrait, si je puis m'exprimer ainsi, que ce langage fût un abrégé de la science elle-même. Un livre dans ce genre de sciences ne devrait presque avoir que l'exposé des dénominations pour table des matières.

Il faut l'avouer, le langage anatomique est bien loin de cette perfection. Né dans chaque siècle, à mesure que les organes ont été connus, il a emprunté dans chacun un caractère particulier. Nul ensemble de principes, diversité de sources dans les mots, insignifiance de la plupart, erreur ou puérilité dans les images qu'ils vous présentent, dureté dans leur expression, difficulté à les retenir : c'est là la langue anatomique.

Les anciens, privés pour leurs dénominations de cadavres humains, cherchaient, par le nom des parties, à en faire concevoir l'image à leurs auditeurs. Les comparaisons étaient les sources toujours faciles, mais rarement heureuses, de leurs dénominations.

Un autre système de nomenclature naquit quand on put étudier la nature sur elle-même : alors on vit tous les anatomistes célèbres consacrer par leur nom leurs moin-

dres découvertes. C'est une grande idée sans doute que
de lier ainsi la durée de sa gloire à celle de la science. La
renommée inscrivit sur l'os pierreux, mieux que sur un
marbre que le temps use, les noms de Fallope, de Glaser,
de Ferrein, de Cassérius, etc. Mais ces noms ne nous rap-
pellent que l'historique de la science : rien de la science
elle-même ne nous est retracé par eux.

Les considérations de grandeur, de figure, de direction, n'ont pas fourni à la nomenclature de plus solides
bases. Sans objet comparatif, les mots *grand, petit, droit,*
ne présentent à l'esprit qu'une abstraction, et jamais
une image : entre les muscles *longs* du cou et du dos,
droits du ventre et de la tête, le nom ne met aucune différence.

Il n'est donc de source féconde en dénominations
que la considération de la position. Quelques anciens
avaient essayé d'y puiser, et la nomenclature de la plupart des muscles du cou attestent sur ce point l'avantage
de leurs efforts. Mais ce n'a été que dans ces derniers
temps qu'on a généralisé ce qu'ils n'avaient appliqué qu'à
quelques organes. Vicq d'Azyr avait proposé une réforme
anatomique, et l'avait exécutée pour quelques parties :
M. Chaussier l'a fait pour toutes. Je n'ai pas cru pouvoir
adopter encore aucune espèce de réforme de ce genre,
dans un ouvrage élémentaire, qui pourra être employé
par les élèves de plusieurs écoles différentes. En effet,
dans les sciences, comme dans le commerce de la vie, on
sait que la langue est une chose de convention, que tel
mot impropre est meilleur, par là même qu'il est convenu,
qu'un autre plus propre que l'usage n'a point consacré.
Or il ne me paraît pas que les anatomistes soient encore
convenus entre eux d'adopter un nouveau langage. L'an-

cien est celui de tous les professeurs de Paris, et, je crois, des départemens : il est celui des ouvrages français et étrangers qui ont paru dans ces dernières années. Ceux mêmes qui ont tenté de réformer l'anatomie, sous ce rapport, ne se sont point accordés. MM. Duméril, Chaussier, Dumas, n'ont point suivi la même route en visant au même but. Il serait donc bien nécessaire, je crois, de s'entendre sur ce point, comme les chimistes l'ont fait pour leur nomenclature, qui s'est, pour cela, si rapidement accréditée. En attendant que cela ait lieu, je retrancherai de l'ancien langage les dénominations trop bizarres, pour leur en substituer d'autres, que j'emprunterai de M. Chaussier, ou que je créerai moi-même. Je crois que s'il est des travaux dont doivent s'occuper une réunion de savans, ce sont ceux du genre de celui-ci.

V.

Au choix d'une méthode se joint, en anatomie, le choix du sujet sur lequel on étudie. Les anciens, réduits à chercher dans les animaux la ressemblance de notre organisation, n'avaient sur elle que des connaissances de conjectures. Le préjugé semait devant eux des difficultés que la raison ne fit disparaître qu'après plusieurs siècles : alors on put étudier l'homme sur l'homme lui-même. Ce fut l'époque des grandes découvertes. Mais bientôt on se lassa de lire dans le livre de la nature : l'image fut substituée à la réalité, et les planches devinrent pour l'anatomiste le moyen principal de connaître la structure animale; moyen illusoire, moins préconisé, il est vrai, que dans le siècle passé, mais qui trouve encore beaucoup de partisans.

Les planches ne nous offrent les objets que sous un

point de vue. Il faut ou les multiplier dispendieusement, ou se borner à des connaissances incomplètes. Jugez par le nombre de celles de Vicq d'Azyr, sur le cerveau, le nombre qu'exigerait l'ensemble du système. Mais, tout fût-il représenté, à quoi se réduiraient pour nous leurs avantages? aux connaissances de position, de grandeur, de figure, de direction : la plupart des rapports des organes entre eux, leur densité, leur structure, resteraient à apprendre. D'ailleurs, pour tout voir dans une planche, il faut un œil exercé au dessin, comme pour tout entendre dans le chant, il faut une oreille exercée à la musique. L'étude du moyen devrait donc précéder ici celle de la science : mais n'est-ce pas assez de la difficulté de l'une, sans y joindre encore les longueurs de l'autre?

Ajoutez à cela l'inconvénient de ne pas tout embrasser du même coup d'œil, de ne se former que des idées isolées, de n'étudier, pour ainsi dire, un organe que par parties, et vous verrez que les planches ne sont que des monumens de luxe, où de brillans dehors cachent un vide réel, et qui sont tout au plus utiles pour retracer des images autrefois puisées dans la nature, ou pour se représenter celles dont on ne peut se procurer le modèle, comme en anatomie comparée.

Si parfois la ressemblance pouvait suppléer à la réalité, rien sans doute ne serait au-dessus des figures en cire : elles nous peignent la plupart des attributs que les planches laissent échapper. Tout ce qui tient à la solidité des parties s'y rencontre : leurs rapports sont rendus avec exactitude. Plus fidèles que les parties desséchées, dont l'épaisseur se perd quand leurs fluides viennent à s'évaporer, plus exactes que les pièces que l'alcool ne nous conserve qu'en les racornissant, elles por-

tent jusqu'à l'illusion l'expression des formes extérieures.
Au premier coup-d'œil, certains cabinets anatomiques
paraissent les temples de la nature. Quelques artistes
de nos jours ont plus d'une fois menti avec art aux
regards curieux qui admiraient leurs ouvrages. Mais
tout s'évanouit sous la main qui touche l'objet : plus de
vérité dans la souplesse, dans la dureté, dans l'intime
organisation des parties. En anatomie, nos sensations
doivent naître autant du toucher que de la vue : or, dans
les pièces en cire, tout est pour la seconde, et rien pour
le premier.

Laissons donc encore ce moyen d'instruction dans ces
cabinets que la curiosité enrichit à grands frais, où la
science ne s'embellit à sa superficie qu'en perdant de sa
profondeur, et qui, inutiles à celui qui sait, sont souvent
nuisibles à celui qui ne sait pas.

C'est dans les corps organisés qu'il faut étudier l'organisation : seuls ils nous présentent la vérité; le reste n'est
que prestige. Ici l'inspection est tout, comme dans la
plupart des sciences physiques : il faut voir la nature, et
non pas l'apprendre. Les images ne sont durables qu'autant qu'elles sont répétées : la première fuit; la seconde est
confuse; souvent la troisième n'est pas distincte. Les sens,
mieux que les livres, peuvent nous instruire. Je compare
les livres, en anatomie, à ces verres qui, placés entre notre
œil et les objets, les diminuent où les grossissent, les embel-
lissent ou les défigurent, et rarement nous les présentent
tels qu'ils sont dans la nature. Les livres peuvent diriger
nos recherches sur le cadavre, mais jamais suppléer à celui-
ci. Juger uniquement les parties d'après leurs descriptions,
c'est prononcer sur un tableau sans lever la toile qui le
couvre.

Disséquer en anatomie, faire des expériences en physiologie, suivre les malades et ouvrir les cadavres en médecine, c'est là une triple voie hors de laquelle il ne peut y avoir d'anatomiste, de physiologiste, ni de médecin. Voyez tous les grands hommes dont le nom est inscrit dans les fastes de ces sciences : ils ont constamment marché dans cette voie. Si je me trouve loin d'eux pour les succès, j'ose dire que je suis sur leurs pas pour les travaux. Jusqu'ici j'ai interrogé la nature plus sur le cadavre que dans les livres anatomiques ; plus dans les organes des animaux vivans que dans les livres physiologiques ; et, depuis que j'étudie la médecine, plus au lit des malades ou dans les ouvertures cadavériques que dans les livres des médecins.

Je suis loin cependant de ne pas attacher aux découvertes de chacun le prix qu'elles méritent, plus loin encore de garder sur ces découvertes un silence affecté, en écrivant sur des matières dont elles sont l'objet : mais, dans l'Anatomie descriptive, tout a été tant répété, on a cité si souvent l'auteur de chaque découverte, que ce qui était justice et devoir à une époque moins avancée de la science, n'est aujourd'hui que luxe superflu d'érudition. Ce n'est plus un monument historique qu'il faut, à notre époque, élever en écrivant : l'histoire de la science doit être mise à part ; c'est la science elle - même qu'on doit présenter. Or, si, pour atteindre ce but, il faut adopter un style précis et rigoureux, vérifier scrupuleusement chaque objet décrit, ne hasarder aucune phrase que la dissection n'ait justifiée, je crois n'en être pas éloigné. J'espère aussi que les volumes qui suivront ceux où je traite des os et des muscles prouveront que beaucoup de choses étaient encore à ajouter, avant cet ouvrage, à ce qu'on connaissait sur la structure intime des viscères.

J'ai toujours eu soin, dans mes dissections comme dans mes expériences, de ne pas m'en rapporter uniquement à moi. Je dois, sous ce rapport, des remercîmens à plusieurs personnes qui m'ont aidé dans les dissections nécessaires aux descriptions de cet ouvrage : je les leur ferai successivement dans chacun des volumes suïvans : je les fais pour celui-ci à M. Roux, qui a bien voulu me seconder.

ANATOMIE

DESCRIPTIVE.

PREMIÈRE PARTIE.

APPAREILS

DE

LA VIE ANIMALE.

PREMIÈRE PARTIE.

APPAREILS

DE

LA VIE ANIMALE.

CONSIDÉRATIONS GÉNÉRALES.

Les divers appareils de la vie animale se divisent, comme nous l'avons vu dans les Notions préliminaires, en cinq ordres, relatifs, le premier à la Locomotion, le second à la Voix, le troisième aux Sens externes, le quatrième aux Sens internes, le cinquième à la transmission du Sentiment et du Mouvement.

§ Ier. *Proportion des Appareils de la vie animale sur ceux de la vie organique.*

Ces cinq ordres d'appareils forment par leur ensemble une masse bien plus considérable que la masse des appareils de la vie organique, lesquels, concentrés spécialement dans la poitrine et dans l'abdomen, n'envoient dans les autres parties que des prolongemens très-inférieurs en volume à ceux qui appartiennent, dans ces parties, à la vie animale.

Toute la tête, la plupart des organes du cou, l'épine, le bassin en grande partie, et les quatre membres, dépendent de la vie animale d'une manière spéciale; les divisions des appareils vasculaire, absorbant, glanduleux, qui s'y trouvent, sont peu en comparaison des os, des muscles, du cerveau, des nerfs, des organes des sens, etc., et des dépendances de tous ces appareils.

Qu'on juge d'après cela ce qu'eussent été ces énormes végétaux qui s'élèvent du sein de la terre, si la nature leur eût ajouté des masses d'appareils de la vie animale proportionnées à celles de la vie organique qu'ils ont en partage; et si elle eût agrandi cette vie organique de tous les organes principaux qu'elle a, dans les animaux de plus que dans les végétaux, tels que ceux de la digestion, de la grande circulation, des grandes sécrétions, comme celle de la bile, de l'urine, etc.

§ II. *Caractères généraux des Appareils de la vie animale.*

Les appareils de la vie animale ont, dans presque toutes les espèces voisines de l'homme par leur conformation, des caractères distinctifs de ceux des appareils de la vie organique, et même des fonctions de la génération, caractères qui les isolent et les distinguent d'eux d'une manière remarquable. Il est essentiel d'indiquer ces caractères, qui, indépendamment de ceux des fonctions, servent à prouver que la classification des organes que nous adoptons ne porte point sur des attributs indiqués au hasard;

et puisés plutôt dans l'imagination que dans la nature.

Iᵉʳ *Caractère*. Tous les appareils organiques de cette vie sont symétriques, c'est-à-dire que ce qui lui appartient d'un côté de la ligne médiane, ressemble parfaitement à ce qui dépend d'elle de l'autre côté de cette ligne. Le premier ordre, composé des os, des muscles et de leurs dépendances, présente cette disposition d'une manière évidente; le second, que le larynx forme seul, l'a constamment en partage; le troisième, que tous les organes des sens composent, n'est dans aucun cas irrégulier; le quatrième et le cinquième, assemblages des nerfs cérébraux et du cerveau, ne le sont jamais non plus excepté quand le dernier envoie des prolongemens aux organes de la vie nutritive. C'est ainsi, par exemple, que les deux extrémités des nerfs de la huitième paire ne se ressemblent point exactement; que les distributions des mêmes nerfs aux poumons ne sont point exactement les mêmes, etc.

Dans tous ces ordres divers d'appareils, tantôt il n'y a qu'un seul organe, tantôt il y en a deux de même espèce. Dans le premier cas, l'organe unique est placé toujours sur la ligne médiane, et ses deux moitiés se ressemblent exactement. Dans le second cas, les deux organes sont plus ou moins éloignés de cette ligne, mais toujours ils s'en trouvent à des distances égales; ils ont la même direction, la même forme, la même structure, et jamais ils ne peuvent être divisés en deux moitiés semblables.

De cette loi de conformation de tous les appareils de la vie animale, il résulte que l'homme et les ani-

maux voisins peuvent être considérés comme résultant de deux moitiés symétriques adossées l'une à
l'autre sur la ligne médiane, et étant, jusqu'à un
certain point, indépendantes l'une de l'autre. On
voit cette indépendance d'une manière bien manifeste dans certaines paralysies, soit du mouvement,
soit du sentiment, qui frappent seulement un des
côtés partiellement ou en totalité, l'autre côté restant intact. Alors l'homme n'est d'un côté guère
plus que le végétal, tandis que de l'autre il conserve
tous ses droits à l'animalité. Les animaux qui,
comme l'huître et les espèces voisines, ne sont point
soumis à la ligne médiane, ne doivent point offrir,
d'une manière sensible au moins, ces affections
dans lesquelles le milieu du corps est le terme où
finit, et l'origine où commence la faculté de sentir
et de se mouvoir.

Je présume que cette loi de symétrie dans la conformation des organes extérieurs de l'homme, et des
espèces voisines de la sienne par la perfection, dépend essentiellement des nerfs, du cerveau, des
muscles; et que les autres organes, comme les os
les ligamens, etc., ne sont symétriquement disposés,
dans la vie animale, que pour s'accommoder à la
conformation des premiers. Ce qui me fait naître ce
soupçon, c'est que, 1° les maladies des nerfs présentent seules cette division bien réelle, où un côté
peut être affecté, l'autre restant intact : par exemple, il n'y a rien dans les maladies des os, des ligamens, des cartilages, etc., qui ressemble à ce phénomène remarquable des convulsions ou des paralysies, dans lesquelles la ligne médiane sépare un

côté où rien n'est altéré, d'un autre où rien n'est comme à l'ordinaire ; 2° lorsque les ligamens, les cartilages, servent à la vie organique, comme, par exemple, à l'extrémité de la trachée-artère, ils deviennent irréguliers ; 3° il est des organes communs aux deux vies, qui sont alternativement irréguliers ou symétriques, suivant qu'ils appartiennent à l'une ou à l'autre ; ainsi la surface muqueuse supérieure, symétrique aux fosses nasales, à la bouche, devient-elle irrégulière à l'estomac, aux intestins, etc.

Ce caractère de symétrie, attribut spécial de la vie animale, influe quelquefois d'une manière particulière sur les fonctions internes, lorsque les organes de la vie animale servent à les exécuter. Par exemple, la peau, à cause du tact, appartient à la vie externe ; aussi est-elle symétrique. Comme siége de l'exhalation de la sueur, elle dépend aussi de la vie interne ; or, souvent cette fonction est soumise à la ligne médiane : j'ai déjà vu deux hémiplégies remarquables, parce que la transpiration, qui souvent était très-abondante, n'avait lieu que d'un côté, et finissait exactement sur la ligne médiane. Barthez cite un ictère qui présentait le même phénomène.

II⁰ *Caractère.* Comme tous les organes de la vie animale se ressemblent de l'un et l'autre côté, leurs fonctions sont aussi analogues ; il y a entre elles une harmonie parfaite ; un œil voit, une oreille entend, une pituitaire sent, comme l'œil, l'oreille, la pituitaire opposés. Entre les deux hémisphères du cerveau, les deux côtés du système nerveux, des muscles, du larynx, il y a la même harmonie. Sans elle la vie animale ne pourrait s'exercer avec régularité : nous verrions mal, si un œil était plus fort que l'autre ; nous concevrions mal, si un hémisphère était plus régulièrement organisé ; la locomotion serait imparfaite, si les muscles d'un côté étaient plus forts que ceux du côté opposé, etc. C'est pour éviter cette discordance d'action que la nature se livre très-rarement dans la vie animale à des aberrations de structure, et à des variétés de position ; tandis que, dans la vie organique, nous voyons à chaque instant de ces sortes de variations, dans la rate, le foie, le rein, etc., qui non-seulement sont plus ou moins volumineux, plus ou moins denses, mais qui varient fréquemment dans leur situation, dans l'état de dilatation ou de resserrement où ils se trouvent. Le cerveau, les nerfs, les muscles, les sens, etc., conservent dans presque tous les temps les mêmes formes, les mêmes proportions, etc. Rien de plus rare que les variétés dans les organes de cette vie. Si des différences de volume, de forme, de force, se remarquent, à l'instant les fonctions s'en ressentent : le strabisme est l'effet de l'irrégularité des deux yeux ; l'ouïe fausse, celui de la discordance des deux oreilles ; on juge faux, quand les deux hémisphères ne sont pas d'accord, etc. Au contraire, les variétés du foie, de la rate, n'influent point sur leurs fonctions, etc.

Ce second caractère des organes de la vie animale dérive donc immédiatement du premier, c'est-à-dire de la symétrie de ces organes, symétrie nécessaire à leurs fonctions, et que le moindre changement de conformation troublerait.

IIIe *Caractère.* On peut considérer comme caractère général des appareils organiques de la vie extérieure, la rareté de leurs affections organiques,
c'est-à-dire des lésions de leur structure, comparée
à la fréquence de ces affections dans la vie nutritive.
Autant il est commun de voir le poumon, le cœur,
le foie, le rein altérés, autant il est extraordinaire
de voir le cerveau, les nerfs, les muscles, etc., être
le siége de ces sortes de maladies où le tissu de l'organe dénaturé prend un caractère tout différent de
celui qui lui est naturel. C'est une observation que
la pratique des hôpitaux confirme à chaque instant,
et que l'ouverture des cadavres, dans les amphithéâ-
tres, m'a prouvée d'une manière frappante : pour
un cerveau, par exemple, qu'on trouve affecté, il y
a vingt foies, plus peut-être de poumons, un peu
moins de cœur, de reins, etc., mais toujours assez
pour établir une disproportion manifeste avec les
organes de la vie animale. Je ne rechercherai pas ici
à quoi tient cette différence : j'ai donné sur ce point
divers aperçus dans l'*Anatomie générale* (1).

-----

(1) *Anatomie générale* appliquée à la Physiologie et à la Médecine, par Xav. Bichat. Nouvelle édition, avec des notes et additions par feu M. le professeur Béclard et par M. Blandin, ag-
grégé à la Faculté de médecine de Paris, 4 vol. in-8°. Paris,
1829. Chez J. S. Chaudé.

APPAREIL

DE

LA LOCOMOTION.

L'APPAREIL de la locomotion se divise, comme nous avons vu, en deux genres, l'un composé des organes passifs de cette fonction, l'autre des organes actifs : les os et leurs dépendances sont les premiers, les muscles et leurs annexes constituent les seconds.

Ces deux genres de l'appareil locomoteur ont les caractères communs de tous les appareils de la vie animale, la symétrie en particulier ; mais ils offrent, sous le rapport de cette dernière, quelques différences qu'il importe d'indiquer.

Ière *Différence.* La première de ces différences consiste en ce que beaucoup d'os sont uniques, placés sur la ligne médiane par conséquent, tandis que tous les muscles sont assemblés par paires. A la tête, le coronal, l'occipital, le sphénoïde, l'ethmoïde, le vomer, le maxillaire inférieur ; au tronc, les vertèbres, le sacrum et le coccyx existent seuls ; ils semblent être le moyen d'union des deux moitiés qui résultent de la division perpendiculaire du squelette ; par eux ces deux moitiés se tiennent de manière à ne pouvoir être séparées.

Dans les muscles, je ne connais guère que le diaphragme qui existe isolément sur la ligne médiane. Mais ce muscle, qui tient le milieu, pour ainsi dire, entre les deux vies, qui par les nerfs phréniques est sous l'influence cérébrale, et qui par ses usages appartient presque entièrement à la vie intérieure, participe, sous le rapport de sa conformation, aux caractères des muscles de cette vie : il est irrégulier, quoique sur la ligne médiane ; en sorte qu'il ne fait point exception à la remarque que nous venons d'indiquer.

Cette différence entre les deux genres de l'appareil organique de la locomotion tient sans doute à ce que le premier, ou les os, étant la base, le soutien du second, ainsi que de tous les autres, devait former un ensemble solide, un tout inébranlable ; avantage qu'il emprunte des os moyens, qui sont comme les clefs de l'édifice osseux : tandis que les muscles, étrangers à la solidité du corps, n'avaient pas besoin de former un ensemble aussi résistant.

Au reste, excepté les os, il n'y a dans les organes destinés surtout à la vie animale, que le cerveau, la peau, la langue, et quelques cartilages du larynx, qui existent ainsi seuls et symétriquement sur la ligne médiane : les nerfs, les autres organes des sens, sont tous placés sur les côtés, et disposés par paires. Dans le cerveau, cette disposition particulière tient à ce qu'il doit être le centre unique des sensations et des mouvemens, qui presque tous sont doubles ; dans le larynx, elle dépend de la même cause que dans le squelette, c'est-à-dire de la solidité nécessaire aux parois de cette cavité : on en sent facilement la raison pour la peau et pour la langue.

IIᵉ *Différence.* La seconde des différences générales qui caractérisent les deux genres de l'appareil locomoteur, c'est que les os, et même les organes qui forment leurs dépendances, sont en nombre bien plus exactement déterminé que les muscles. Les limites de chaque os se trouvent, en général, bien plus rigoureusement fixées que celles de chaque muscle.

L'art est souvent obligé d'établir entre les muscles des démarcations que la nature n'y trace point : par exemple, la plupart des muscles postérieurs du cou se tiennent tellement qu'ils sont très-difficiles souvent à débrouiller ; on pourrait décrire comme une masse commune le faisceau charnu qui naît de chacun des condyles externe et interne de l'avant-bras ; le droit antérieur est uni au triceps ; les adducteurs se confondent ; on ne peut trouver la moindre séparation dans l'épais faisceau placé aux lombes ; la plupart des muscles de la face se tiennent d'une manière intime ; le frontal, l'occipital, les auriculaires supérieurs et antérieurs ne font pour ainsi dire qu'un, au moyen de leur aponévrose commune, etc., etc. De là vient que les auteurs varient tant sur le nombre des muscles, que chacun les augmente ou les diminue à son gré. Au contraire, tous sont d'accord sur celui des os, parce que les limites de ces organes sont rigoureusement tracées, qu'ils ne se confondent point entre eux. On ne comptera jamais que huit os au crâne, quatre au bassin, vingt-quatre à la colonne vertébrale, etc.

La raison de cette différence est que les muscles peuvent entrer en fonction d'une manière isolée, quoiqu'ils tiennent ensemble. En effet, pour qu'un muscle de la vie animale se contracte, il faut que les nerfs qui lui correspondent lui transmettent l'influence cérébrale : or, si le cerveau n'agit, par le moyen des nerfs, que sur un muscle seul, celui-ci entre en action, celui auquel il est uni restant passif. Les portions diverses d'un même muscle peuvent même isolément se contracter, si les nerfs qu'elles reçoivent leur transmettent une influence isolée.

Les os, au contraire, étant les agens passifs du mouvement, si plusieurs tenaient ensemble, les uns ne pourraient agir sans les autres, comme il arrive dans les ankyloses, et leurs fonctions seraient nécessairement troublées par cette union; voilà pourquoi tous sont isolés, indépendans, et ne se tiennent que par des liens ligamenteux, cartilagineux, etc.

IIIe *Différence.* Je place ici comme une différence importante entre les deux genres de l'appareil qui nous occupe, le nombre différent des uns et des autres. Ce nombre est très-considérable pour les muscles, lorsqu'on le compare à celui des os. Il suffit de faire un parallèle de ces organes dans les membres, à la tête et au tronc, pour se convaincre de cette différence, qui dépend de deux causes : d'abord de ce que les usages des muscles de la vie animale, outre qu'ils se rapportent à la locomotion, ont encore d'autres buts auxquels les os ne concourent point;

en second lieu, et principalement, parce que un seul os est susceptible de se prêter à une foule de mouvemens, tandis que pour chacun de ces mouvemens il faut presque un muscle particulier : ainsi le fémur correspond-il, en avant, en arrière et sur les côtés, à divers muscles qui le meuvent en sens opposé.

IVᵉ *Différence*. La quatrième différence qui existe entre les deux genres locomoteurs, c'est celle de leur position. Les os occupent en général le centre ; et les muscles sont distribués autour de ce centre : ainsi les premiers forment-ils le milieu, et les seconds l'extérieur des membres, de la colonne épinière, etc. Cette différence tient à ce que l'appareil à substance calcaire n'est point destiné, dans l'homme et dans les espèces voisines, à former une enveloppe générale, comme dans plusieurs insectes qui ont cet appareil extérieur. Il constitue bien quelques enveloppes partielles, comme au crâne ; mais il est en général spécialement destiné à la locomotion : or, il est évident que la disposition la plus favorable à cette fonction est celle où les puissances sont distribuées à l'extérieur des leviers, qui par là présentent peu de volume, et se meuvent par conséquent avec plus de facilité.

Je n'indique point les autres différences générales de structure, de propriétés vitales, etc. ; elles l'ont été dans l'*Anatomie générale* (voyez précédemment la note de la page 9), et tout le monde en saisira facilement la raison.

DES OS

DES ORGANES QUI EN DÉPENDENT.

———

CONSIDÉRATIONS SUR LE SQUELETTE.

La réunion de toutes les parties du système osseux, et de quelques autres qui lui sont accessoires dans les fonctions qu'il remplit, comme les systèmes cartilagineux, ligamenteux, une partie du système séreux, savoir, les membranes synoviales, etc., constituent le *squelette*, espèce de charpente qui sert d'appui à tous les autres organes, et qui représente tantôt des leviers dont les muscles sont les puissances, tantôt des cavités destinées à loger les organes essentiels à la vie, et à les garantir de l'action des corps extérieurs.

§ Ier. *Des deux espèces de Squelette.*

Ainsi envisagé, le squelette s'appelle *naturel*; on le nomme *artificiel* lorsque, dépouillés de toutes les substances qui les entourent, les os sont unis entr'eux par des fils de métal propres à les assujettir dans leur position ordinaire.

La première espèce de squelette est nécessaire pour se former une idée de l'ensemble des os; la seconde pour connaître tous les détails de leur structure : d'où il suit que, les connaissances particulières devant précéder les générales, les os secs doivent être étudiés avant les os frais et revêtus de leurs annexes : c'est aussi la marche que nous suivrons.

§ II. *Division du Squelette.*

Le squelette se divise en plusieurs parties. La division la plus naturelle est en *tête*, *tronc* et *membres*.

La *tête* comprend le *crâne* et la *face*.

Le *tronc* renferme la *colonne vertébrale*, le *bassin* et la *poitrine*.

Les *membres*, déjà naturellement distingués en supérieurs et inférieurs, éprouvent aussi des divisions secondaires : les supérieurs résultent de *l'épaule*, du *bras*, de *l'avant-bras*, et de la *main*; la *cuisse*, la *jambe* et le *pied* composent les inférieurs.

On voit d'après cela que ces derniers ont une partie de moins que les autres, je veux dire l'épaule; mais elle est remplacée chez eux par le bassin, lequel appartient en même temps et à ces membres et au tronc. Le bassin est vraiment l'épaule des membres inférieurs, avec cette différence, qu'il est remarquable par sa solidité, tandis que l'épaule supérieure est caractérisée par sa mobilité. Cette différence tient aux usages respectifs des membres, dont les supérieurs devaient être très-mobiles, pour la préhension des corps extérieurs, et les inférieurs très-solides, pour soutenir, dans la station, la progression, etc., le poids de tout le corps.

Il importe peu de commencer la description du squelette par telle ou telle partie : nous suivrons l'ordre communément adopté.

DE LA TÊTE.

LA TÊTE surmonte le squelette; elle est formée du *crâne* et de la *face*. Le premier, qui en occupe toute la partie supérieure et la moitié postérieure, renferme dans sa cavité l'organe cérébral; la seconde, espèce de sculpture osseuse très-compliquée, n'en forme que la moitié antérieure, et a pour usage principal de servir de réceptacle à la plupart des organes des sens.

Les derniers anatomistes, envisageant le crâne et la face comme un seul tout, ont décrit la tête, en général, sans égard à la démarcation réelle qui existe entre ses deux parties; démarcation qui est tracée, soit par les fonctions respectives de l'une et de l'autre, soit par le mode de leur développement, qui se fait en sens inverse, soit enfin par le mécanisme de chacune. Autant vaudrait décrire ensemble les diverses parties qui composent le tronc. Nous examinerons donc isolément ces deux parties de la tête. Le crâne va d'abord nous occuper.

DU CRANE.

ARTICLE PREMIER.

CONSIDÉRATIONS GÉNÉRALES SUR LE CRANE.

LE CRANE, grande cavité ovalaire placée au-dessus et en arrière de la face, présente, à l'extérieur comme à l'intérieur, une figure assez irrégulière. Cette irrégularité de forme est un des caractères de toutes les cavités comme de tous les organes de l'économie animale, qui tendent en général aux formes arrondies, mais qui ne s'assujettissent jamais à ces courbes régulières, à ces dimensions précises qui sont l'attribut des figures de géométrie : aussi tout calcul rigoureux sur les capacités de nos parties est en général très-difficile, impossible même, sous le rapport des variétés qu'elles éprouvent. On peut bien estimer ces capacités dans un individu; mais il n'est pas de règles généralement applicables. En indiquant la capacité du crâne, nous ne voulons donc donner que quelques résultats approximatifs.

§ Ier. *Dimensions du Crâne.*

Pour se former une idée de cette capacité, il est nécessaire de faire à deux têtes deux coupes, l'une verticale dans le trajet de la ligne médiane, l'autre horizontale, allant de la protubérance occipitale à la bosse nasale. Or, en mesurant ces deux coupes, on y remarque trois diamètres principaux, l'un longitudinal, l'autre transverse, et le troisième vertical: ils mesurent la longueur, la largeur et la hauteur du crâne.

Le premier, qui s'étend du trou borgne à la protubérance occipitale interne, est le plus grand des trois. J'ai trouvé, sur divers sujets adultes, qu'il est de cinq pouces, et quelque chose en plus ou en moins.

Le grand diamètre transversal occupe l'espace qui sépare la base des deux rochers, entre le tiers postérieur et les deux tiers antérieurs de la cavité: il est de quatre pouces et demi à peu près. Les autres lignes tirées dans la même direction et sur le même plan diminuent successivement, soit en arrière, soit en devant. Celle qui correspond au-devant des fosses temporales, entre l'extrémité des deux petites ailes du sphénoïde, est de trois pouces neuf lignes environ.

Quant à la hauteur du crâne, le diamètre vertical le plus grand correspond à l'espace compris entre la partie antérieure du trou occipital et le milieu de la suture sagittale; il est de quelques lignes moindre que le grand diamètre transverse: puis toutes les autres lignes parallèles à celle-là diminuent progressivement jusqu'aux extrémités de l'ovale.

Il résulte de ce qui vient d'être dit, 1°. que la partie la plus ample du crâne se trouve à peu près à la réunion des deux tiers antérieurs avec le tiers postérieur, au niveau du trou occipital et de la

gouttière basilaire : c'est aussi là qu'est le centre
de réunion des diverses portions de l'organe cérébral, du cerveau, du cervelet et de la moelle
allongée; 2°. que la forme ovale est, comme nous
l'avons dit, celle dont le crâne s'approche davantage.

§ II. *Des variétés du Crâne.*

La forme du crâne n'est point rigoureusement
fixée; elle éprouve, ainsi que nous l'avons dit,
beaucoup de variétés qui donnent à cette cavité
une apparence différente, suivant le sens dans
lequel elle a le plus d'étendue. Les trois grands
diamètres sont, en effet, susceptibles de ces variations; mais j'ai observé que l'augmentation de l'un
ne se fait qu'aux dépens des deux autres : de sorte
que, malgré les changemens nombreux auxquels
le crâne peut être exposé, sa capacité générale n'é-
prouve pas des différences aussi grandes qu'il paraît
d'abord. Ces variations sont dues à l'influence d'un
assez grand nombre de causes.

1°. Il existe des différences remarquables dans
les crânes des divers peuples : on le voit en comparant les têtes des Européens, des Asiatiques,
des Africains, des Américains, etc., et parmi ces
grandes divisions des races humaines, les divisions
secondaires des nations, de certaines peuplades
même, comme l'ont fait divers savans, Sœmmering
en particulier.

2°. On ne peut méconnaître non plus des différences individuelles dans les crânes du même

peuple, de la même famille, etc. Le parallèle d'un
certain nombre de sujets suffit pour lever, à cet
égard, toute espèce de doute. Chez les uns, c'est
le diamètre transversal qui prédomine, au moins
proportionnellement, ce qui donne à la tête beaucoup de largeur, et une forme aplatie d'avant en
arrière ; dans d'autres, c'est la hauteur du crâne
qui est augmentée, d'où résulte une forme en pain
de sucre, forme qui est en général plus rare que la
précédente dans les divers crânes que j'ai observés.
Enfin, il est plusieurs sujets chez lesquels le diamètre longitudinal acquiert plus d'étendue : alors la
tête paraît aplatie transversalement, et elle s'allonge
plus ou moins d'avant en arrière. Ceux qui ont
l'habitude de voir beaucoup de crânes ont été frappés sans doute de ces différences, dans lesquelles
la prédominance du diamètre transversal est la plus
fréquente, celle du diamètre longitudinal tient le
milieu, celle du diamètre vertical est la plus rare.
Au reste, il est évident qu'en ne jugeant de la
capacité du crâne que sur les apparences extérieures,
nous tomberions souvent en erreur ; car souvent
les os qui le composent ont une telle épaisseur, les
sinus frontaux une telle largeur, etc., que cette
cavité paraît alors très-ample, tandis qu'elle n'a que
ses dimensions ordinaires.

3°. Le sexe influe peu sur les variations qui nous
occupent : je n'ai jamais vu que les femmes fussent
remarquables par la forme de leur crâne allongée
transversalement, longitudinalement, ou verticalement.

4°. Il en est de même de la stature : ce n'est que

relativement à la grandeur respective d'un nain et d'un géant, que la tête du premier nous semble si volumineuse, et que celle du second nous paraît si petite.

5°. Certaines maladies, comme l'hydrocéphale, le rachitisme, etc., augmentent beaucoup l'étendue du crâne.

6°. Enfin, les compressions exercées sur la tête à une époque où les os sont encore mous, flexibles, peuvent avoir quelque influence sur sa forme. On sait quelle était à cet égard la pratique de plusieurs peuples anciens sur les enfans nouveau nés. Ils leur comprimaient la tête d'avant en arrière, ou transversalement, suivant que, dans leur façon de voir, le front aplati ou le front saillant étaient regardés comme une beauté. Quelques peuples sauvages conservent encore cet usage. Pour avoir sur ce point quelques données, j'ai voulu, sur divers jeunes animaux, exercer pendant long-temps des compressions analogues, exagérer même les résultats en augmentant beaucoup la compression; mais jamais je n'ai pu parvenir à l'entretenir constamment; la forme de la tête des petits chiens, des chats, des cochons d'Inde, etc., s'y prête trop peu.

Au reste, de quelque manière mécanique que les variations dans les dimensions du crâne aient lieu, la voûte presque seule en est le siége. Formée d'os mous et presque encore cartilagineux chez les enfans nouveau nés, parsemée d'espaces plus ou moins grands où se trouve seulement une substance membraneuse, elle cède avec assez de facilité à la compression soit exercée à dessein, soit produite dans l'instant de l'accouchement par les os du bassin, etc., ou à l'extension déterminée par les maladies, etc.; tandis que la base, dont les os sont très-épais d'une part, et acquièrent d'autre part de très-bonne heure leur consistance naturelle, ne peut presque pas se prêter à ces changemens.

D'après les variétés qu'éprouvent les dimensions du crâne, on voit, comme je l'ai dit, que ce n'est jamais que par approximation que l'on indique la mesure de ces dimensions, et que celles établies plus haut ne doivent s'entendre que des crânes ordinaires, où la proportion des diamètres n'a souffert aucune altération.

ARTICLE DEUXIÈME.

DES OS DU CRANE EN PARTICULIER.

Huit os principaux composent le crâne : le coronal, l'occipital, le sphénoïde, l'éthmoïde, les deux pariétaux et les deux temporaux. Les quatre premiers sont symétriques, placés sur la ligne médiane par conséquent; les quatre derniers, irrégulièrement conformés, se trouvent sur les côtés de cette ligne. Quelques os accessoires s'y rencontrent aussi très-souvent : ce sont les os wormiens; ils seront examinés dans un autre article.

§ Ier. *Du Coronal.*

Os symétrique, obliquement situé entre le crâne et la face; plus que demi-circulaire, divisé en faces

frontale, orbito-ethmoïdale, cérébrale, et circonférence.

Face frontale. Elle est convexe; les muscles épi-
crâniens et surciliers la recouvrent. On y remarque :

1°. Sur la ligne médiane, et de haut en bas, une
ligne peu apparente, indice de la séparation primitive
des deux moitiés de l'os; la *bosse nasale*, dont la
saillie est en raison directe de l'âge, parce qu'elle est
formée à mesure que la lame antérieure des sinus
frontaux s'écarte de l'autre; une échancrure demi-
circulaire articulée dans le milieu avec les os du nez,
sur les côtés avec l'apophyse nasale du maxillaire;
l'*épine nasale*, sur laquelle s'appuient en devant les
os du nez, en arrière la lame ethmoïdale, et qui,
dans ce dernier sens, est creusée de deux petites
gouttières latérales appartenant aux fosses nasales;

2°. Sur chaque côté, et aussi de haut en bas, une
surface large et lisse; la *bosse frontale*, qui proémine
en raison inverse de l'âge; l'*arcade surcilière*, moins
saillante en dehors qu'en dedans où se fixe le surci-
lier; l'*arcade orbitaire*, qui offre, à son tiers interne,
un trou ou une échancrure complétée par un ligament, pour le passage des artères et nerf frontaux,
et qui se termine par deux apophyses, dont l'interne, plus large, s'articule avec l'unguis, et l'externe, plus saillante, se joint au malaire. De cette
dernière naît, en dehors, une ligne courbe qui
borne une petite surface concave appartenant à la
fosse temporale.

Face orbito-ethmoïdale. Elle est inégale; on y voit:

1°. Sur la ligne médiane, une échancrure quadrilatère logeant l'ethmoïde, et dont le contour offre;

en devant l'*épine nasale* et l'ouverture des sinus frontaux ; latéralement, des portions de cellules appartenant aux ethmoïdales, et deux ou trois petites échancrures, portions des trous orbitaires internes ;

2°. Sur chaque côté, une surface triangulaire, concave, dépendante de l'orbite, et où se voient, près la base de cette cavité, en dehors une fossette pour la glande lacrymale, en dedans un enfoncement pour la réflexion du grand oblique.

Face cérébrale. Elle est concave et tapissée par la dure-mère ; on y observe :

1°. Sur la ligne médiane, une gouttière qui commence la sagittale, dont les bords réunis forment en bas une crête saillante correspondant à l'extrémité de la faux, et que termine le *trou épineux*, espèce de cul-de-sac, ou quelquefois sorte d'échancrure borgne complétée par l'ethmoïde ;

2°. Sur chaque côté, des impressions cérébrales, sensibles surtout inférieurement ; divers sillons artériels ; les *fosses coronales*, qui reçoivent les lobes antérieurs du cerveau ; et les *bosses orbitaires*, sur lesquelles ces lobes appuient.

Circonférence. On remarque, dans ses deux tiers supérieurs, une coupe en biseau sur la lame interne d'abord et ensuite sur l'externe, par laquelle le frontal s'appuie en haut sur le pariétal qu'il supporte en bas ; au-dessous, une surface triangulaire, large, très-inégale, s'articulant avec le sphénoïde ; puis un bord mince où se termine la région orbitaire, et qui est coupé en biseau pour soutenir un des bords du sphénoïde ; enfin l'*échancrure ethmoïdale*.

. Le coronal, épais vers la bosse nasale, aux apophyses orbitaires externes, à la surface triangulaire qui est derrière, très-mince dans la région orbitaire, se développe par deux points d'ossification qui paraissent d'abord aux bosses frontales (1), qui ne se réunissent souvent que très-tard, et qui restent quelquefois toujours séparés par une suture existant alors sur la ligne médiane.

§ II. *De l'Occipital.*

Os symétrique, figuré en losange, situé à la partie postérieure et inférieure du crâne, divisé en faces occipitale et cérébrale, et en deux bords latéraux.

Face occipitale. Elle est convexe, revêtue par les muscles nombreux qui s'y fixent. On y voit :

1º. Sur la ligne médiane, et de haut en bas, l'*éminence occipitale externe*, qui occupe le milieu de cette face, au-dessus de laquelle il n'y a rien de remarquable, et dont la saillie est singulièrement variable ; la *crête* de même nom, où se fixe le ligament cervical, obliquement étendue entre cette éminence et le grand *trou occipital* ; ce trou, qui est ovalaire, à peu près horizontal, qui a son grand diamètre d'arrière en avant, et que traversent la moelle épinière, les membranes cérébrales, les artères vertébrales et les nerfs spinaux ; la *surface basilaire*, tapissée par la membrane muqueuse du pharynx, formant le haut de cette cavité, et don-

---

(1) Selon Ruysch et Béclard, c'est aux arcades orbitaires, au niveau du trou orbitaire supérieur. (*Note ajoutée.*)

nant attache, en arrière, aux grands et petits droits antérieurs;

2°. Sur chaque côté, et de haut en bas aussi, une surface triangulaire correspondant à l'épicrânien; la *ligne courbe supérieure*, très-superficielle, et d'où partent en dedans le trapèze, en dehors l'épicrânien, et sous lui le sterno-mastoïdien; des empreintes auxquelles s'insèrent dans le premier sens le grand complexus, dans le second le splénius; la *ligne courbe inférieure*, qui est plus saillante que l'autre; d'autres empreintes pour les petit et grand droits postérieurs et l'oblique supérieur; la *fosse condyloï-dienne* postérieure, et le *trou* du même nom, pour le passage de vaisseaux, mais dont l'existence n'est pas constante; le *condyle* articulaire, convexe, ovalaire, revêtu de cartilage, dirigé en avant et en dedans, unissant la tête avec la première vertèbre, raboteux en dedans pour l'attache d'un ligament de l'odontoïde, borné en dehors par une surface con-vexe où se fixe le grand droit latéral; enfin la *fosse* et le *trou condyloïdiens* antérieurs, que traverse la neuvième paire.

Face cérébrale. Elle est concave, inégale et revê-tue par la dure-mère. Elle présente:

1°. Sur la ligne médiane, et de haut en bas, une gouttière qui termine la sagittale et se déjette quel-quefois de l'un ou l'autre côté, le plus souvent du droit; l'*éminence occipitale interne*, assez saillante lorsqu'elle existe, mais qui manque quelquefois; une *crête* du même nom, à laquelle se fixe la faux du cervelet, et qui se bifurque en bas pour se per-dre sur les côtés de l'orifice interne du trou occi-

pital, lequel, situé au-dessous, est plus évasé que
l'externe ; la *gouttière basilaire*, disposée en plan
incliné, qui va en se rétrécissant en devant, soutient
la moelle allongée, et offre en arrière et en dedans
les orifices des trous condyloïdiens antérieurs, sur
les côtés et en dehors deux petites gouttières pour
les sinus pétreux inférieurs ;

b. 2°. Sur chaque côté, et de haut en bas, la *fosse
occipitale supérieure*, que remplissent les lobes postérieurs, et qui, par le déjettement de la gouttière
dont il a été parlé, a souvent plus d'étendue d'un
côté que de l'autre; le commencement de la *gouttière
latérale*, qui, partant de l'éminence occipitale, se
continue avec la sagittale, tantôt d'un seul côté,
tantôt des deux également, quelquefois de l'un plus
que de l'autre; la *fosse occipitale inférieure*, plus
large et plus profonde que la précédente, correspondant au cervelet; la fin de la gouttière latérale, où
est l'orifice interne du *trou condyloïdien postérieur*.

Bords. Chacun d'eux est divisé, dans sa partie
moyenne, par un angle plus ou moins saillant reçu
dans le rentrant que forment le pariétal et le temporal. La portion supérieure à cet angle est garnie de
dentelures pour articuler l'occipital avec le pariétal.
L'inférieure offre, de haut en bas, une coupe légèrement concave et dentelée, unie avec le temporal;
l'*éminence jugulaire*, revêtue de cartilage pour s'articuler avec le même os; une échancrure très-marquée, qui complète le *trou déchiré postérieur ;* une
surface allongée qui forme le côté de la surface
basilaire, et qui se joint au rocher. Ces deux bords
se réunissent en haut à un angle saillant, quelque-

fois remplacé par un os wormien, et qui est reçu
dans le rentrant né de l'union des pariétaux; en bas
à une surface carrée, inégale, unie par un cartilage
au sphénoïde, et quelquefois continue à cet os dans
le dernier âge.

L'épaisseur de l'occipital est moindre dans ses
fosses inférieures, où il est presque tout compacte,
que dans les supérieures; elle est très-marquée dans
tout le trajet de la ligne médiane, surtout à l'endroit
des éminences, autour du trou occipital, et à la
surface basilaire, où la portion celluleuse abonde
principalement. L'ossification de cet os commence,
1°. dans sa portion supérieure au trou occipital;
2°. dans la surface basilaire; 3°. à chaque condyle.
Ces deux éminences sont le point de réunion de
toutes ces ossifications partielles.

§ III. *Du Pariétal.*

Os irrégulier, occupant les parties latérale et
supérieure du crâne, quadrilatère, concave et convexe en sens opposé dans le milieu, divisé en faces
épicrânienne et cérébrale, et en quatre bords, qu'on
peut appeler, d'après leurs connexions, pariétal,
coronal, occipital et temporal.

Face épicrânienne. Elle est externe, convexe,
recouverte par l'épicrânien et le temporal; elle
offre, en haut et en arrière, un trou qui transmet
une artère et une veine, et dont la position et même
l'existence varient singulièrement; au milieu, l'*éminence pariétale*, dont la saillie est en raison inverse
de l'âge; en bas, une ligne courbe, portion de la

demi-circulaire temporale, et une surface appartenant à la fosse de même nom.

Face cérébrale. Elle est concave, et revêtue par
la dure-mère. On y observe, le long du bord pariétal, une demi-gouttière, portion de la sagittale, et
en arrière, l'orifice interne du trou indiqué ci-dessus; au milieu, la *fosse pariétale*, logeant les lobes
cérébraux moyens; en bas et en arrière, une portion de gouttière profonde dépendant de la latérale.
Cette face est parsemée d'impressions cérébrales, et
de sillons artériels, lesquels partent de deux ou trois
sillons communs; dont l'antérieur, plus considérable, toujours placé sur l'angle antérieur-inférieur,
quelquefois transformé en canal par une lame osseuse, loge l'artère méningée moyenne.

Bords. 1°. Le pariétal est supérieur; le plus long
de tous, dentelé, et articulé avec celui de l'os
opposé; 2°. le frontal, qui est antérieur, offre une
coupe en biseau sur la lame externe en haut, et sur
l'interne en bas, pour son articulation avec l'os qui
lui donne son nom; 3°. le temporal, inférieur, concave, coupé en dehors en large biseau, s'unit à une
partie de la circonférence de l'os des tempes; 4°. l'occipital, postérieur, garni d'inégalités très-saillantes,
se joint avec l'os dont il emprunte le nom.

Quatre angles séparent ces bords. Les deux supérieurs sont droits et s'unissent à ceux de l'os opposé.
Des deux inférieurs, celui de devant, remarquable
par sa saillie et par sa coupe oblique, s'articule avec
le sphénoïde; celui de derrière, manifestement tronqué, est reçu dans une échancrure du temporal.

Le pariétal est mince, un peu plus épais cependant en haut qu'en bas, principalement compacte, très-peu celluleux ; un seul point d'ossification, développé d'abord sur la bosse pariétale, lui donne naissance.

§ IV. *Du Temporal.*

Os très-irrégulier, occupant les parties latérale et inférieure du crâne, divisé en faces auriculaire et cérébrale, et circonférence.

Face auriculaire. Elle est externe, assez large, lisse en grande partie, presque toute recouverte par le muscle temporal, parsemée de quelques sillons artériels. On y voit, en haut et en devant, une surface large, convexe, portion de la *fosse temporale*, et à laquelle s'attache le muscle dont nous avons parlé ; plus bas, l'*apophyse zygomatique*, laquelle, née vers la cavité glénoïde, se porte horizontalement en devant, en s'écartant de l'os, et se contournant sur elle-même. Le milieu de cette apophyse est aplati, et donne attache, en haut à l'aponévrose temporale, en bas et un peu en dedans au masseter. En devant, elle se termine par une pointe taillée en biseau, pour s'unir à l'os malaire ; en arrière, elle se divise en deux branches, à la réunion desquelles est une empreinte pour l'insertion d'un ligament de la mâchoire, et dont l'une, supérieure, longitudinale, se bifurque encore, pour gagner d'une part la ligne courbe temporale qu'elle termine, et se perdre d'autre part entre la cavité glénoïde et le conduit auditif ; tandis que l'autre, inférieure, transversale, plus considérable, encroûtée de cartilage, borne en devant la *cavité glénoïde*, dont elle concourt à agrandir la surface articulaire. Cette cavité occupe donc l'intervalle des deux branches : elle s'articule avec la mâchoire inférieure, en devant; sa partie postérieure, non articulaire, remplie de tissu cellulaire, est séparée de l'antérieure par la *scissure glénoïdale*, que traversent le tendon du muscle antérieur du marteau et la corde du tympan.

Derrière la cavité glénoïde s'observe l'orifice du *conduit auditif*, garni inférieurement d'aspérités pour l'insertion du cartilage de la conque. Ce conduit, plus étroit au milieu qu'à ses extrémités, un peu courbé en bas, tapissé par un prolongement cutané, se termine au tympan : dans le fœtus, il est remplacé par un simple cercle osseux, creusé, en dedans, d'une rainure où s'attache la membrane du tympan. Derrière lui se trouve l'*apophyse mastoïde*, dont la saillie est en raison directe de l'âge, et à laquelle s'attache le sterno-mastoïdien; puis la *rainure digastrique*, où se fixe le muscle de même nom; et au-dessus le *trou mastoïdien*, pour le passage d'une artère et d'une veine. Une surface raboteuse, recouverte par les splénius, petit complexus et sterno-mastoïdien, surmonte ces dernières parties.

Face cérébrale. Elle est inégale, tapissée par la dure-mère, et offre, en devant, une surface concave assez considérable, garnie d'impressions cérébrales et de sillons artériels; en arrière, une fosse moins étendue, offrant l'orifice du trou mastoïdien, et remarquable par une gouttière qui la traverse en devant, et qui fait partie de la latérale.

Du milieu de cette face naît le *rocher*, grosse

apophyse à trois faces, pyramidale, obliquement dirigée en dedans, en avant et en bas, continue par sa base au reste de l'os, très-inégale à son sommet, qui fait partie du *trou déchiré antérieur*, et où se voit l'orifice interne du canal carotidien. Une de ses faces est supérieure; garnie d'impressions cérébrales très-marquées, creusée en devant par un léger sillon que termine l'*hiatus de Fallope*, où passe un rameau du nerf vidien. Une autre est postérieure: elle présente aussi des impressions cérébrales; de plus une légère scissure, située au milieu, et qui est la fin de l'aqueduc du vestibule; au-devant d'elle, l'orifice très-apparent du *conduit auditif interne*, lequel conduit, moins long que l'externe, se termine à une lame percée, pour le passage du nerf auditif, de plusieurs trous, et d'une petite fente où commence l'*aqueduc de Fallope*, qui reçoit le nerf facial, et qui est séparée des trous par une petite saillie osseuse. Enfin une troisième face, inférieure, très-inégale, placée hors du crâne, offre, de dehors en dedans, le *trou stylo-mastoïdien*, qui termine l'aqueduc et transmet le nerf facial; l'*apophyse styloïde*, qui ne tient long-temps à l'os que par un cartilage, qui est très-allongée, mince, obliquement dirigée en devant pour l'insertion de divers muscles; et qu'embrasse à sa base et en devant une lame saillante nommée *apophyse vaginale;* une facette cartilagineuse s'articulant avec l'occipital; une concavité profonde, portion du *trou déchiré postérieur*, et formant la *fosse jugulaire;* l'orifice externe du *canal carotidien*, canal dirigé d'abord perpendiculairement en haut, puis horizontalement en de-

dans, traversé par la carotide et par deux filets nerveux, enfin une surface raboteuse pour l'insertion
du muscle péristaphylin interne et du muscle externe du marteau.

Trois bords séparent ces faces. L'un, supérieur,
est creusé d'une gouttière superficielle pour le
sinus pétreux supérieur, et se déprime un peu en
devant pour le passage des nerfs trijumeaux : on y
voit, jusque dans l'âge adulte, un large cul-de-sac
dont peu d'auteurs ont encore parlé. Un autre,
postérieur, très-inégal, s'unit à l'occipital, présente
souvent en arrière une languette qui partage le
trou déchiré postérieur, et toujours au milieu un
petit trou où se termine l'aqueduc du limaçon. Un
troisième, antérieur, inégal, très-court, s'articule
avec le sphénoïde.

Circonférence. Elle s'articule en arrière, par un
bord épais et inégal, avec l'occipital; en haut, avec
le pariétal, d'abord par un bord inégal, coupé obliquement en dehors et horizontal, ensuite par un
large biseau presque demi-circulaire, pris sur la
lame interne, et formant une échancrure très-marquée avec le bord précédent; en devant, avec le
sphénoïde, par une coupe oblique qui intéresse la
lame externe. En bas elle est interceptée par le
rocher, et forme avec son bord antérieur un angle
rentrant qui reçoit l'épine du sphénoïde, et au fond
duquel se voient deux trous séparés par une
lame mince : l'inférieur, plus évasé, est l'orifice
d'un canal qui fait partie de la trompe d'Eustache,
le supérieur est un passage pour le muscle interne
du marteau.

Le temporal, assez mince en devant et en haut, très-épais partout ailleurs, celluleux à son apophyse mastoïde, principalement compacte dans ses autres parties, se forme et s'accroît par trois points d'ossification, distribués à sa partie antérieure, au rocher, et à l'apophyse mastoïde (1).

§ V. *De l'Ethmoïde.*

Os symétrique, placé au-devant de la base du crâne, de forme à peu près cubique, composé de trois parties, l'une perpendiculaire, moyenne et mince, deux latérales perpendiculaires aussi et plus épaisses, lesquelles sont unies en haut par une lame osseuse, et se trouvent séparées en bas par deux rainures profondes. Il est divisé en faces cérébrale, nasale, naso-maxillaire, sphénoïdale, et orbitaire.

Face cérébrale. Elle est tapissée par la dure-mère, et correspond aux nerfs olfactifs. On y observe :

1°. Sur la ligne médiane, l'*apophyse crista-galli*, presque triangulaire, perpendiculaire, aplatie, continue par sa base au reste de l'os, spécialement à la lame moyenne, donnant attache par son sommet à la faux, munie, en devant, de deux petites éminences pour son articulation avec le frontal ;

---

(1) D'après les recherches de Béclard sur l'ostéogénie, les points d'ossification du temporal sont plus nombreux que ne le pensaient Bichat et les anatomistes anciens. Cet os se développe par six points d'ossification, un pour le rocher, un pour le contour du conduit auditif externe, un pour la partie écailleuse, un pour la région mastoïdienne, un pour l'apophyse zygomatique, et un pour l'apophyse styloïde.

2°. Sur chaque côté, une goùttière percée, dans toute son étendue, de trous irrégulièrement disposés, qui transmettent à la pituitaire les branches du nerf olfactif, et en devant, d'une petite fente que traverse un rameau du nasal; plus en dehors, une surface allongée, garnie de portions de cellules complétées dans l'état ordinaire par celles qui bordent l'échancrure ethmoïdale du frontal, et de deux petites gouttières, formant avec deux analogues du même os les *trous orbitaires internes*.

Face nasale. Elle est recouverte par la pituitaire, et formée par deux rainures profondes, que l'on ne peut bien découvrir qu'en rompant l'os sur la lame criblée, de manière à séparer une de ses masses latérales. Cette face étant ainsi préparée, on y voit:

1°. Sur la ligne médiane, la *lame ethmoïdale* moyenne, quadrilatère, perpendiculaire, quelquefois un peu contournée d'un côté, recouverte sur ses faces latérales par la pituitaire, continue supérieurement à l'os, articulée en bas avec le vomer et le cartilage triangulaire, en devant avec l'épine nasale du frontal, en arrière avec la crête médiane de la face orbito-nasale du sphénoïde;

2°. Sur chaque côté, une rainure longitudinale très-profonde, bornée en haut par cette lame criblée de trous que nous avons vue former la face cérébrale de cet os, en dedans par la lame ethmoïdale, en dehors par une surface très-inégale où se voient de haut en bas les objets suivans, savoir : le *cornet supérieur*, qui est mince, court, recourbé sur lui-même, et que borne en devant une surface carrée qui n'a rien de particulier; le *méat supérieur*, sur le devant duquel se trouve l'ouverture des *cellules ethmoïdales postérieures*; le *cornet moyen*, bien plus long que le supérieur, recourbé comme lui, un peu incliné, mince et continu à l'os en haut, plus épais et libre en bas; articulé en arrière avec l'os palatin; une gouttière longitudinale, portion du *méat moyen*, présentant en devant l'ouverture des *cellules ethmoïdales antérieures*; diverses lames minces, variables par leur figure, qui bouchent l'orifice du sinus maxillaire, et qu'on voit bien lorsque le maxillaire est encore réuni à l'ethmoïde.

Face naso-maxillaire. Elle est là moins étendue et présente :

1°. Sur la ligne médiane, la partie antérieure de la lame ethmoïdale, articulée avec l'épine coronale;

2°. Sur chaque côté, la partie antérieure de la rainure décrite ci-dessus; puis des portions de cellules recouvertes par l'apophyse montante de l'os maxillaire.

Face sphénoïdale. Les objets qu'elle présente sont :

1°. Sur la ligne médiane, un angle rentrant et la partie postérieure de la lame ethmoïdale articulés avec l'angle saillant et la crête médiane de la face orbito-nasale du sphénoïde;

2°. Sur chaque côté, la portion postérieure des rainures de l'ethmoïde; une surface convexe correspondant aux cellules ethmoïdales postérieures, qui restent quelquefois ouvertes quand l'os a été séparé du corps du sphénoïde, avec lequel il s'articule en cet endroit ainsi qu'avec l'os du palais en bas.

Face orbitaire. Elle est irrégulière, forme un

carré allongé, un peu contourné sur lui-même, et présente, de devant en arrière, des portions de cellules très-marquées, qui sont complétées et recouvertes par l'os unguis ; une surface quadrilatère, lisse et polie, faisant une grande partie de l'orbite, et qui s'articule en haut avec le frontal, en bas avec les os palatin et maxillaire, en devant avec l'unguis, en arrière avec le sphénoïde.

L'ethmoïde, formé d'une foule de lames minces et repliées sur elles-mêmes, est presque tout compacte. La lame moyenne, l'apophyse crista-galli et les cornets sont seulement un peu celluleux. Trois points d'ossification servent à son développement : l'un paraît sur la ligne médiane, les deux autres sur les côtés.

§ VI. *Du Sphénoïde.*

Os symétrique, d'une figure très-bizarre, enclavé au milieu des os de la base du crâne, divisé en faces cérébrale, gutturale, orbito-nasale, occipitale, et zygomato-temporale.

Face cérébrale. Elle est tapissée par la dure-mère et très-inégalement concave. On y voit :

1°. Sur la ligne médiane, et de devant en arrière, une surface lisse, correspondant aux nerfs olfactifs ; une gouttière transversale où se réunissent les nerfs optiques, et qui aboutit aux trous de même nom ; la *fosse pituitaire*, qui est quadrilatère, profonde, et qui loge la glande du même nom ; une lame mince, carrée, inclinée en devant, un peu échancrée sur ses côtés pour le passage des nerfs de la sixième paire, et terminée en haut par deux *apo-*

physes latérales, appelées *clinoïdes postérieures;*
2°. Sur chaque côté et en devant, l'*apophyse d'In-grassias*, aplatie, triangulaire, transversale, pré-sentant en haut une surface lisse correspondant aux lobes antérieurs, répondant en bas à la fente sphénoïdale et à l'orbite. Elle offre, en devant, un bord coupé en biseau, pour s'articuler avec le fron-tal; en arrière un bord mousse, épais en dedans, et que reçoit la scissure de Sylvius. Angulaire à son sommet, elle est continue par sa base avec l'os, et présente en cet endroit d'abord le *trou optique*, qui se dirige en avant et en dehors, et transmet le nerf et l'artère du même nom, puis l'*apophyse clinoïde antérieure*, qui se prolonge quelquefois jusqu'à la postérieure. Au-dessous de cette apo-physe se voit une gouttière quelquefois convertie en trou par une languette osseuse, qui loge la caro-tide interne, et fait suite à une plus large gouttière, nommée *caverneuse*, laquelle occupe, pour le même usage, les côtés de la fosse pituitaire, et donne at-tache en devant à un tendon commun aux droits inférieur, interne et externe de l'œil. Derrière et sous l'apophyse d'Ingrassias, on remarque une sur-face concave, quadrilatère, parsemée d'impressions cérébrales et de quelques sillons artériels, présen-tant en dedans, et d'avant en arrière, les *trous maxillaire supérieur* dirigé en devant, *maxillaire inférieur* dirigé en bas, pour le passage des nerfs du même nom, *sphéno-épineux* pour l'artère mé-ningée moyenne, et quelquefois un ou deux petits trous accessoires pour des veines capillaires. Cette face se termine, en haut et en dehors, par une fa-

cette très-inégale, prise sur la lame interne, et articulée avec l'angle antérieur-inférieur du pariétal; en arrière par un bord concave taillé alternativement en biseau et sur la lame externe et sur la lame interne, pour s'unir à la circonférence du temporal; en avant par un bord libre faisant partie de la *fente sphénoïdale*. Celle-ci, plus large du côté interne que de l'externe, est traversée par les troisième, quatrième et sixième paires de nerfs, par une branche de la cinquième; la veine optique, un rameau artériel, et un prolongement des membranes cérébrales.

Face gutturale. Elle est très-inégale, recouverte par la pituitaire et par des muscles. On y voit :

1°. Sur la ligne médiane, une crête plus saillante en devant qu'en arrière, et qui se joint au vomer

2°. Sur chaque côté, et de dedans en dehors, une petite gouttière recouverte par une lame osseuse, pour l'articulation de l'os avec le vomer. Au fond de cette gouttière est l'orifice d'un canal très-marqué dans les jeunes sujets, dont je ne sache pas qu'on ait parlé, et qui, traversant obliquement les côtés de ce qu'on nomme *le corps* du sphénoïde, va s'ouvrir en dedans de la fente sphénoïdale, mais finit par s'oblitérer dans l'âge adulte. Il paraît que son existence est en raison inverse de celle des sinus sphénoïdaux, qui en se développant repoussent ses parois en dehors, et les appliquent les unes contre les autres. Tant qu'on trouve le tissu spongieux qui remplace les sinus sphénoïdaux, et qui forme au-dessus de la crête dont nous avons parlé, une saillie remarquable, le trou existe : on ne le voit point quand les sinus sont développés. Plus en dehors, on remarque une autre petite gouttière longitudinale, portion du *conduit ptérygo-palatin* : puis l'*apophyse ptérygoïde*, éminence considérable dirigée perpendiculairement en bas, et qui présente en dedans une surface étroite revêtue par la pituitaire et concourant à former l'ouverture postérieure des fosses nasales ; en dehors une surface plus large, portion de la fosse zygomatique, et donnant attache au ptérygoïdien externe ; en avant, l'orifice du *conduit vidien*, lequel traverse la base de cette apophyse pour transmettre les vaisseaux et nerfs de même nom, une surface triangulaire qui répond à la fosse zygomatique, et des inégalités articulées avec l'os palatin ; en arrière, la *fosse ptérygoïde*, où se fixent le muscle péristaphylin externe, le ptérygoïdien interne, et à sa lame interne, le constricteur supérieur ; en bas une bifurcation qui reçoit la tubérosité de l'os du palais, et dont la branche interne, plus petite, fait en dehors un crochet où se réfléchit le tendon du péristaphylin externe.

Face orbito-nasale. Elle soutient la plus grande partie de la face, qui s'appuie sur elle ; elle est plus élargie au milieu que de chaque côté. On y aperçoit :

1°. Sur la ligne médiane, un petit angle saillant, et au-dessous, une crête formée par la saillie de la cloison des sinus sphénoïdaux ; tous deux s'articulent avec la lame ethmoïdale ;

2°. Sur chaque côté, et de dedans en dehors, l'ouverture des *sinus sphénoïdaux*, laquelle est en grande partie bouchée par une lame de figure extrê-

mement variable, nommée *cornet sphénoïdal*, ou
de Bertin, qui l'a décrite, souvent isolée de l'os,
quelquefois, et surtout dans l'âge avancé, continue
à sa substance, rarement unie à l'ethmoïde, ce qui
arrive cependant; l'orifice antérieur du trou optique
et de la fente sphénoïdale; une surface triangulaire
dirigée en dedans et en devant, faisant partie de l'orbite, bornée en haut par la fente sphénoïdale, et par
une surface assez large, triangulaire, rugueuse, unie
à une semblable du coronal; en dehors, par un bord
garni de dentelures articulées avec l'os malaire;
en bas, par un bord libre et mousse qui concourt à
la fente sphéno-maxillaire; en dedans, par l'orifice
externe du trou maxillaire supérieur.

Face occipitale. Elle est la moins étendue. On y
voit :

1°. Sur la ligne médiane, une surface quadrilatère raboteuse, articulée avec une analogue de
l'occipital.

2°. Sur chaque côté, et de dedans en dehors, l'o-
rifice postérieur du conduit vidien, un bord garni
d'aspérités et qui s'articule avec le rocher; une *apophyse* nommée *épineuse*, que reçoit un angle rentrant du temporal.

Face zygomato-temporale. Elle est irrégulière,
latéralement située, et présente de haut en bas une
surface quadrilatère concave, portion de la fosse
temporale; une crête transversale, qui sépare cette
fosse de la zygomatique, et où s'attache une aponévrose ; une autre surface également concave, continue avec l'apophyse ptérygoïde, qui concourt avec
elle à la formation de la fosse zygomatique, et offre

en bas l'orifice externe des trous maxillaire inférieur et sphéno-épineux.

Le sphénoïde est épais et celluleux dans le milieu, surtout avant la formation des sinus, à la base des apophyses d'Ingrassias, et des apophyses ptérygoïdes, vers la surface triangulaire qui l'unit au frontal : il est ailleurs plus mince et plus compacte.

L'ossification du sphénoïde commence par cinq points : un pour chaque apophyse d'Ingrassias, un pour chacun des côtés vers la base des ptérygoïdes, un seul pour la partie moyenne de l'os (1).

ARTICLE TROISIÈME.

DES ARTICULATIONS DES OS DU CRANE.

L'IMMOBILITÉ parfaite est le caractère commun de toutes les articulations du crâne, qui, sous d'autres rapports, offrent des différences essentielles lorsqu'on les considère à la base ou à la voûte.

§ Ier. *Différences des articulations du Crâne à la base et à la voûte.*

Dans la première, les surfaces articulaires sont en général simplement juxta-posées, comme on le voit à la jonction du temporal avec l'occipital, du temporal avec le sphénoïde, de ce dernier avec

---

(1) Les anatomistes admettent de plus aujourd'hui un point d'ossification dans l'aile interne de chaque apophyse ptérygoïde, ce qui porte à sept le nombre de ces centres osseux primitifs.

l'occipital, etc. : il n'est que peu d'exceptions à cette disposition. Dans la seconde, au contraire, la réunion des os se fait par des dentelures plus ou moins profondes qui se reçoivent les unes les autres.

Articulations des os de la base. La simple juxtaposition des os de la base ne nuit point à sa solidité. En effet, cette solidité est assurée, 1° par la largeur des surfaces au moyen desquelles les os se correspondent; 2° par l'arrangement de ces os enclavés les uns dans les autres, arrangement qui est tel, que, dans les coups portés sur un point quelconque du crâne, le mouvement communiqué tend, dans tous les cas, à rapprocher les unes des autres les diverses pièces de sa base; 3° par une substance cartilagineuse interposée entre les surfaces osseuses, substance remarquable surtout à l'articulation du sphénoïde avec l'occipital, du temporal avec ces deux os, etc., et qui sert à tous de moyen d'union.

Articulations des os de la voûte. A la voûte, au contraire, l'étroitesse des surfaces eût, au moindre mouvement, favorisé la disjonction des sutures, si les aspérités et les enfoncemens des bords, en multipliant ces surfaces et en les entrelaçant, si je puis parler ainsi, n'eussent prévenu cet effet.

Au reste, les articulations de cette partie du crâne empruntent leur solidité de plusieurs causes. 1°. Chacune est fortifiée en dehors et en dedans par un prolongement membraneux qui se continue avec les deux tables des os, et auquel est ajoutée une espèce de cartilage intermédiaire adhérent au diploé de l'un et l'autre côté. 2°. Le mode articulaire par engrenures remplit aussi très-bien cet usage;

comme je viens de le dire. Ces engrenures offrent
beaucoup de variétés dans leur forme , leur grandeur, etc. Peu sensibles dans la suture frontale,
plus marquées dans la sagittale, elles paraissent très-
prononcées dans la lambdoïde. Elles sont aussi beaucoup plus apparentes à l'extérieur qu'au dedans, où
elles semblent souvent ne pas exister. On a cru que
cette disposition tenait à ce que, l'ossification ayant
un moindre trajet à parcourir à l'intérieur , les tables internes de deux os contigus doivent déjà se
presser fortement et se comprimer, lorsqu'à peine
les tables externes se touchent encore ; de là l'obstacle à la formation des engrenures dans le premier
sens. Mais cette explication mécanique ne s'accorde
point avec les lois de l'organisation , ni avec celles
du développement des organes : sans doute que
la nature arrête là l'ossification, comme elle le fait à
l'extrémité des os longs , des os courts , etc... Or,
nous ignorons ici le comment. 3°. Lorsque les engrenures sont peu marquées , alors la solidité de
l'articulation est avantageusement suppléée par les
soutiens que fournissent et les appuis que reçoivent
réciproquement les os : c'est ce qu'on voit dans
l'union des pariétaux avec le coronal, dans celle
de ce dernier os avec le sphénoïde, etc.

§ II. *Des os Wormiens.*

Quelques auteurs ont encore placé parmi les
moyens qui fortifient l'union des os de la voûte du
crâne, de petits *os* nommés *wormiens*, du nom
de celui qui les a décrits le premier. Ils sont com-

muns dans la suture lambdoïde, moins fréquens dans la sagittale et la coronale, très-rares dans la temporale ou écailleuse. Tantôt ils ne sont formés que dans la table externe, tantôt ils n'existent qu'au niveau de l'interne ; le plus souvent ils occupent les deux côtés de l'os.

Leur grandeur est infiniment variable : quelquefois ils forment une portion assez considérable de l'occipital, du pariétal, etc.; dans d'autres cas, ils sont si petits qu'on les enlève en écailles. Leur figure, très-irrégulière, est difficile à déterminer, mais au reste toujours analogue à la portion d'os qu'ils remplacent. Ils ont une structure semblable à celle des os du crâne. Leur pourtour est garni de dentelures pour leur union avec les os voisins.

Quant à la manière dont ils se développent, voici l'idée qu'on doit s'en former. On sait que les os du crâne se forment par un nombre déterminé de points qui s'étendent, en rayonnant, à la circonférence : or, si, avant que l'ossification soit parvenue à cette circonférence, il s'y développe de nouveaux germes, ceux-ci s'étendent aussi en rayonnant, vont en sens opposé des premiers, et là où ils les rencontrent, il se forme une suture, comme cela arrive dans les endroits où, suivant l'ordre ordinaire, un os large qui se développe en rencontre un autre qui se forme aussi. Ainsi, dans les os longs, tandis que l'ossification qui a commencé au milieu se propage vers les extrémités, il se manifeste dans celles-ci un ou plusieurs points osseux qui se réunissent avec celui du milieu ; en sorte qu'il y a cette différence entre un os long et un os plat, que les épiphyses du premier se confondent toujours et se réunissent parfaitement avec l'os, tandis que dans le second les épiphyses restent souvent séparées par une suture.

On voit, d'après ce qui vient d'être dit, que les os wormiens, qui n'existent jamais chez le fœtus, ne sont que le résultat d'une altération dans les lois naturelles de l'ossification des os du crâne. D'où il est facile de concevoir le peu de fondement de l'opinion des auteurs dont j'ai parlé plus haut, qui, leur attribuant un usage essentiel dans le mécanisme du crâne, les ont nommés les *clefs* de cette cavité. Observons qu'ils déterminent, dans la disposition ordinaire des sutures, certaines variétés sur lesquelles on doit être prévenu, pour éviter les méprises qu'elles pourraient faire naître dans le traitement des plaies de tête.

ARTICLE QUATRIÈME.

DU CRANE EN GÉNÉRAL.

APRÈS avoir exposé les moyens d'union des os du crâne, considérons ces os réunis et formant le crâne par leur assemblage. Cette cavité, dont nous avons déjà déterminé la position, la forme et les diverses dimensions, se divise en surface extérieure et en surface intérieure ou cérébrale. Chacune d'elles va être examinée. Nous ne ferons qu'indiquer, en les parcourant, les divers objets que les os nous ont offerts dans leur description particulière, et sur lesquels nous nous sommes appesantis; tandis que nous décrirons plus en détail ceux qui résultent des articulations nombreuses de ces os, et qui pour cela n'ont pu être envisagés.

§ Iᵉʳ. *Surface extérieure du Crâne.*

Elle offre quatre régions distinctes : une supérieure, une inférieure, et deux latérales.

Région supérieure. La région supérieure du crâne est étendue d'avant en arrière, de la bosse nasale au trou occipital, et bornée latéralement par les deux lignes courbes temporales. Les objets qu'on y remarque sont ceux-ci :

1°. Sur la ligne médiane, et d'avant en arrière, la trace d'union des deux moitiés du coronal; la *suture sagittale*, qui résulte de l'articulation des deux pariétaux, est étendue entre la frontale et la lambdoïde, offre des engrenures assez fortes, et se trouve traversée quelquefois par le *trou pariétal;* une légère dépression correspondant à l'angle supérieur de l'occipital; la protubérance externe de cet os; la crête du même nom, et le trou occipital :

2°. Sur chaque côté, et dans le même ordre, la plus grande partie de la région frontale du coronal; la *suture frontale*, transversalement dirigée, formée par l'union de cet os avec les pariétaux, courbée en devant, disposée de telle sorte que le frontal appuie en haut sur chaque pariétal, qui le supporte en bas, offrant des engrenures peu sensibles, et se terminant dans les fosses temporales par deux extrémités qui s'y bifurquent; la portion de la région épicrânienne du pariétal, située au-dessus de la ligne courbe temporale; une *suture* nommée *lamb-*

doïde, formée par la réunion de l'occipital avec les
pariétaux, laquelle, toujours très-saillante, offre des
engrenures profondes, très-souvent des os wormiens,
présente en haut ses deux moitiés réunies par un
angle rentrant qui reçoit l'occipital, se dirige en bas
vers le temporal où elle se bifurque, ou plutôt où
elle se réunit de chaque côté à deux petites sutures
qui résultent de l'articulation de cet os avec l'occipital et avec l'angle postérieur-inférieur du pariétal;
enfin, toute la partie des côtés de la région externe
de l'occipital placée au-dessus du grand trou.

Cette région est principalement recouverte par
les muscles occipito-frontaux.

Région inférieure. Elle s'étend d'arrière en avant,
de la partie postérieure du trou occipital à la racine
du nez, et se trouve bornée de chaque côté par une
ligne inégale qui passerait sur l'apophyse mastoïde,
sur la cavité glénoïde, sur la crête qui divise la région temporale du sphénoïde, et aussi sur l'articulation de l'os malaire avec le coronal.

Sa portion postérieure est à découvert; l'antérieure est confondue avec la face. Décrivons d'abord
la première, que borne en devant l'ouverture postérieure des fosses nasales.

On observe dans cette portion postérieure :

1°. Sur la ligne médiane, et d'arrière en avant, le
trou occipital, la surface basilaire, et une rainure
transversale, indice de l'union du sphénoïde avec
l'occipital;

2°. Sur chaque côté, et dans le même sens, la fin
de la face externe de l'occipital, dont nous avons vu
la plus grande partie sur la région supérieure; une

rainure profonde, obliquement dirigée en dedans et en avant, résultant de l'articulation du rocher avec le bord latéral de l'occipital. Cette rainure est terminée en arrière par la *fosse jugulaire*, cavité assez profonde, communément plus ample à droite, quelquefois égale des deux côtés, rarement plus élargie à gauche, formée aussi par le rocher et par l'occipital : elle loge le *golfe de la jugulaire*, et communique dans le crâne par le *trou déchiré postérieur*, qui est très-inégal, et qu'une petite lame naissant du rocher ou de l'occipital divise en deux parties; l'antérieure, plus petite, est traversée par la huitième paire et par son accessoire; la postérieure, plus grande, transmet la veine jugulaire. Un autre trou, appelé *déchiré antérieur*, termine en devant cette rainure : il est formé par la réunion du sphénoïde, de l'occipital et du sommet du rocher; une substance cartilagineuse le bouche entièrement. La face inférieure du rocher s'observe ensuite; puis une autre rainure, qui résulte de l'articulation de son bord antérieur avec le sphénoïde, et qui se continue avec la scissure glénoïdale. Enfin cette moitié de la région inférieure se termine, sur les côtés, par la portion inférieure de la face zygomato-temporale du sphénoïde, et par une suture qui, tombant à angle sur la rainure précédente, unit cette portion au temporal.

La moitié antérieure de la région inférieure est, comme je l'ai dit, confondue avec la face; en sorte qu'en la décrivant, il faut indiquer des objets qui appartiennent aussi à cette dernière. On y distingue :

1.º Sur la ligne médiane, et d'arrière en avant, la

suture transversale qui unit l'occipital au sphénoïde ;
la jonction de ce dernier avec le vomer ; son union
avec la lame ethmoïdale ; la partie supérieure de
cette lame, qui se confond avec la lame criblée ;
enfin son articulation avec l'épine nasale ;

2°. Sur chaque côté se trouvent divers objets. En
les examinant de dedans en dehors, 1°. on voit toute
la paroi supérieure des fosses nasales, formée en
arrière, où elle est déprimée, par le sphénoïde ; en
devant, où elle s'élève, par la lame criblée ; et offrant une suture qui résulte de la réunion des deux
os. 2°. Plus en dehors, on aperçoit sur une même
ligne, et d'arrière en avant, la base des apophyses
ptérygoïdes, l'union de l'os palatin au sphénoïde,
le trou sphéno-palatin qui en résulte, la jonction
du sphénoïde et du palatin avec l'ethmoïde, l'articulation des masses latérales de ce dernier avec le
coronal, enfin la réunion de celui-ci avec l'unguis et
l'os du nez. 3°. Tout-à-fait en dehors, cette partie
antérieure de la région inférieure du crâne présente
une surface concave qui forme la voûte de l'orbite,
et se termine par une ligne où se joignent le coronal, le malaire et le sphénoïde. A l'extrémité de cette
ligne, la surface externe du crâne communique
avec l'interne par la fente sphénoïdale. Pour bien
voir toute cette portion de la région inférieure, il
faut l'examiner principalement sur une coupe verticale de la tête.

Région latérale. La région latérale est irrégulière,
étendue d'arrière en avant, de la suture lambdoïde
à l'apophyse orbitaire externe. Elle est partagée en
deux portions :

La première, qui est postérieure et plus petite, offre, d'arrière en avant, le trou mastoïdien, la rainure digastrique, l'apophyse mastoïde, l'orifice du conduit auditif externe, la cavité glénoïde, et l'apophyse transverse qui en dépend.

La seconde portion, qui est plus étendue, porte le nom de *fosse temporale;* elle est concave en devant, plane et même convexe en arrière, remplie par le muscle crotaphyte, et formée en haut par le pariétal et le coronal, en bas par le temporal, le sphénoïde et l'os malaire. On y voit plusieurs sutures : la coronale s'y termine en tombant sur le tiers antérieur d'une autre, qui traverse la face temporale dans toute son étendue, qui est recourbée en arrière, transversale en devant, et qui unit dans le premier sens le temporal au pariétal, de telle manière que celui-ci soutient l'autre qui fait souvent saillie en dehors ; dans le second sens, le sphénoïde au pariétal et au coronal, et ce dernier à l'os malaire. De cette suture en naissent, en bas, deux autres perpendiculaires, qui joignent, l'antérieure le temporal au sphénoïde, la postérieure ce dernier os au malaire. La fosse temporale est bornée en haut par la ligne courbe qui est formée d'abord sur le coronal, puis sur le pariétal, enfin sur le temporal ; elle se continue en arrière avec une des branches de la racine de l'apophyse zygomatique, en avant avec le bord postérieur du malaire ; elle donne insertion à l'aponévrose du crotaphyte, et se termine en bas et en dedans par une crête transversale appartenant au sphénoïde, en bas et en dehors par l'*arcade zygomatique*. Celle-ci, très-écartée du crâne, convexe en dehors où elle est sous-cutanée, concave en dedans où elle répond au crotaphyte, résulte de l'union de l'apophyse de même nom avec le malaire. On voit sur son tiers antérieur la trace de cette union, qui est telle que le second soutient la première. L'aponévrose temporale en haut, le masseter en bas, se fixent à cette arcade, qui se bifurque comme nous l'avons vu, en arrière, et se confond en avant avec la face, par le malaire.

§ II. *Surface intérieure du crâne.*

Elle est concave, un peu moins étendue que l'externe, et comprend deux parties, la voûte et la base, séparées l'une de l'autre par une coupe du crâne, qui, de la partie inférieure de la crête coronale, se porterait, en passant au-dessus de la base des rochers, à la protubérance occipitale.

Voûte du Crâne. La voûte du crâne est revêtue par la dure-mère, ainsi que la base, et parsemée d'impressions cérébrales et de sillons artériels. On y voit

1°. Sur la ligne médiane, et d'avant en arrière, la crête coronale; la *gouttière sagittale*, étendue de cette crête à la protubérance occipitale interne, logeant le *sinus longitudinal supérieur*, et offrant l'union des deux pièces du coronal; le côté interne de la suture sagittale, qui est moins prononcé que l'externe; la partie supérieure du milieu de l'occipital;

2°. Sur chaque côté, et dans le même ordre, la région cérébrale du frontal; les fosses orbitaires exceptées; la suture coronale, la région cérébrale du pariétal; une partie de la suture lambdoïde, les fosses occipitales supérieures.

Base du Crâne. La base du crâne, très-élevée en devant, devient de plus en plus profonde en arrière, et forme ainsi une espèce de plan incliné extrêmement inégal.

1°. Sur la ligne médiane, les objets qui se remarquent sont, d'avant en arrière, le trou borgne ou épineux; l'apophyse crista-galli et les gouttières ethmoïdales criblées de trous, que bornent deux lignes, indices de l'union du coronal avec l'ethmoïde, et sur lesquelles on voit l'orifice des trous orbitaires internes; une suture transversale formée par l'ethmoïde et le sphénoïde; la surface plane de ce dernier os, sur laquelle reposent les nerfs olfactifs; la gouttière transversale destinée aux nerfs optiques; la fosse pituitaire; la lame carrée du sphénoïde, une ligne transverse répondant à l'articulation de l'occipital avec le sphénoïde, la gouttière basilaire; le grand trou occipital; la crête occipitale interne, et la protubérance du même nom;

2°. Sur chaque côté, et en devant, se remarque une surface convexe servant d'appui aux lobes antérieurs, formée et par les bosses orbitaires et par la partie supérieure des apophyses d'Ingrassias, bornée en arrière par un bord mousse que reçoit la scissure de Sylvius. Une suture transversale sépare les deux parties qui forment cette surface.

On voit au milieu une fosse large en dehors, très-rétrécie en dedans, formée par le sphénoïde qui est en devant, et par le temporal qui est en arrière,

bornée dans le premier sens par la fente sphénoïdale, dans le second par le bord supérieur du rocher. Cette fosse, traversée par deux sillons artériels
naissant du trou sphéno-épineux, offre là tracé,
1°. de la grande suture que nous avons vue traverser
la fosse temporale; 2°. de celle qui, naissant inférieurement de celle-ci, unit le sphénoïde au temporal;
3°. d'une troisième formée par l'union du bord antérieur du rocher avec le sphénoïde : le trou déchiré
antérieur termine en devant cette dernière. On voit
de plus, dans cette fosse, l'orifice des trous maxillaire supérieur, maxillaire inférieur, et sphéno-
épineux, et celui de l'hiatus de Fallope.

En arrière, s'observe une autre fosse plus profonde que la précédente, résultant de l'assemblage
de la face postérieure du rocher, d'une très-petite
portion du pariétal, et d'une grande partie de la
face cérébrale de l'occipital, bornée en avant par le
bord supérieur du rocher, en arrière par la gouttière latérale. Au fond sont deux sutures qui unissent l'occipital, l'une avec la circonférence du temporal, l'autre avec le bord postérieur du rocher:
elles sont continues et dans la même direction;
elles se trouvent interrompues par le trou déchiré
postérieur; l'antérieure est dans un petit enfoncement qui reçoit le sinus pétreux inférieur. La *gouttière latérale*, dont une partie borne en arrière
cette fosse, est communément plus grande du côté
droit; quelquefois c'est du côté gauche; variété qui
tient à la manière différente dont se divise le sinus
longitudinal. L'occipital en haut, le pariétal et le
temporal au milieu, l'occipital de nouveau en ba

concourent à la former. Elle se dirige d'abord horizontalement depuis la protubérance occipitale interne jusqu'au rocher, derrière la base duquel elle
descend ensuite, pour remonter légèrement, et se
terminer à la fosse jugulaire, près de laquelle le
trou condyloïdien postérieur vient ordinairement
s'y ouvrir. Elle loge le *sinus latéral.* Le trou auditif
interne et l'orifice de l'aqueduc du limaçon en devant, les fosses occipitales inférieures et le trou condyloïdien antérieur en arrière, sont les autres objets
que nous présente cette face.

ARTICLE CINQUIÈME.

DÉVELOPPEMENT DU CRANE.

Dans la description particulière des os du crâne,
nous avons indiqué le mode de développement de
chacun d'eux. Suivons maintenant la marche de la
nature dans la formation générale de cette cavité.

§ Ier. *État du Crâne avant son ossification complète.*

Dans l'embryon susceptible d'être observé, la tête
forme une espèce de vésicule ovale, qui fait une
grande partie du corps. On ne saurait presque, à
cette époque, distinguer le crâne d'avec la face : peu
à peu cette dernière commence à paraître, et on
voit manifestement alors que le crâne, par son volume proportionnellement très-marqué, forme une
grande partie de la tête. Ses parois sont une mem-

brane mince, continue dans toutes ses parties, où
la dure-mère et le périoste semblent tellement confondus dans leur juxta-position, qu'il est impossible
de les séparer avec précision. Elle devient, par la
dessiccation, transparente comme tous les organes
blancs.

A un terme qu'il est difficile de fixer avec précision, les points osseux se développent d'abord à la
base, qui s'ossifie la première, puis sur diverses
parties de la voûte, c'est-à-dire dans les endroits
correspondant au centre des os qui doivent la composer. Ces points, lents à s'étendre, restent long-
temps isolés les uns des autres par des espaces membraneux qui vont toujours en diminuant. Alors se
forment les os wormiens, par le mécanisme indiqué
plus haut. On sent quel avantage résulte, pour l'accouchement, de l'extrême mobilité et de la souplesse
que donnent aux os du crâne ces membranes intermédiaires.

Si l'on examine un crâne à la naissance, voici
l'état où on le trouve: la base est entièrement
ossifiée, à l'exception des parties les plus saillantes,
les plus éloignées par conséquent des centres primitifs d'ossification, comme la lame carrée du sphénoïde, les apophyses clinoïdes antérieures, etc. La
même disposition s'observe aussi dans l'ethmoïde,
dont les usages ne sont que tardifs, et qui ne forme
presque à cette époque qu'une masse cartilagineuse,
dans laquelle on ne voit que très-peu de traces de
l'organisation celluleuse qui doit suivre. Au reste,
remarquons que toutes les parties que l'ossification
n'a point encore envahies ne supportent aucun

effort dans les pressions extérieures que la tête peut éprouver pendant l'accouchement, pressions qui se passent surtout sur le corps des os sphénoïde et occipital, sur le rocher, et sur une partie du coronal, qui, se trouvant osseux, résistent efficacement ; en sorte que la tête ne peut céder au-delà des diamètres de sa base.

Alors les sutures manquent entièrement à la voûte. Il y a entre chaque os un espace membraneux composé de deux lames qui se continuent avec les deux tables, lesquelles se plongent inégalement dans leur épaisseur. Si l'on isole un os de ces deux lames, on distingue parfaitement à sa circonférence de petites dentelures plus ou moins prononcées, et qui ne sont que l'extrémité des rayons osseux inégaux qui du centre osseux se portent, en divergeant, à cette circonférence.

Des Fontanelles.

Comme les angles d'un os plat sont les points les plus éloignés de son centre, on conçoit que les rayons osseux ne peuvent y parvenir que tard, et qu'en conséquence, dans les endroits où plusieurs de ces angles tendent à se réunir, il doit y avoir des espaces membraneux plus grands : c'est ce qui forme les *fontanelles*. On en distingue six, deux en haut sur la ligne médiane, et deux en bas sur chaque côté.

Des deux d'en haut, l'antérieure, assez large, se trouve à la réunion des pariétaux et du coronal : elle a la forme d'un losange dont l'angle antérieur serait très-allongé. La postérieure, qui est bien plus petite et de forme triangulaire, résulte du concours de l'occipital avec les pariétaux.

Les deux que chaque côté offre en bas sont très-irrégulières dans leur forme : l'une est au-dessus de l'apophyse mastoïde, à l'extrémité de la suture lambdoïde, et sépare le pariétal, l'occipital et le temporal; l'autre est dans la fosse temporale, là où doivent s'unir le pariétal, le coronal et le sphénoïde. A travers toutes ces fontanelles, on sent aisément les battemens du cerveau.

Par des progrès successifs de l'ossification, le crâne, qui augmente d'une manière absolue, diminue proportionnellement à la face et aux autres parties, qui prennent un accroissement plus marqué. Cependant il prédomine encore long-temps, et ce n'est qu'à une époque avancée qu'il se trouve, avec la face, dans le rapport qu'il doit constamment garder.

Formation des Sutures.

En même temps que la face se développe, les parties de la base qui n'étaient que cartilagineuses s'ossifient. A la voûte, les bords correspondans se rapprochent, et les sutures se forment, non par une pression mécanique, comme on l'explique communément, mais de la manière suivante: les dentelures qui, comme nous l'avons dit plus haut, existent primitivement, cachées dans l'épaisseur de la membrane qui est séparée par elles, se rencontrant alors, se reçoivent, s'entre-croisent mutuellement. Cela est si vrai, qu'on ne trouve ces dentelures très-marquées, avant la fin de l'ossification, que sur

les os qui par leur réunion doivent constituer des
sutures; et qu'on n'en voit que de très-peu sensibles sur les bords correspondans des pièces osseuses
qui doivent se réunir, comme sur celles du coronàl.
Il est bien possible qu'en se rencontrant, les
pointes saillantes qui forment les extrémités des
rayons osseux se dévient un peu, et changent quelquefois de direction : de là même vient sans doute
que ces pointes, qui étaient toutes droites avant la
formation des sutures, nous présentent quelquefois
des courbures dans ces sutures elles-mêmes; mais
c'est là la seule influence mécanique qu'éprouvent
les phénomènes de leur formation.

§ II. *État du Crâne après son ossification.*

Dans l'adulte, le crâne, qui jusque-là avait spécialement crû en largeur, et qui a alors toute sa capacité, continue à augmenter en épaisseur, comme il
arrive en général à tout le corps, dont la hauteur est
déterminée à cette époque, mais qui continue à
prendre de l'accroissement en grosseur. Les sutures
sont complétées, et il n'existe entre les engrenures
que le reste à peine sensible des deux lames
membraneuses, dont l'ossification s'opère avec
l'âge.

Enfin dans le vieillard, plusieurs os de la base du
crâne se soudent ensemble, comme le sphénoïde
avec l'occipital, le premier avec l'ethmoïde, etc.; la
voûte acquiert une épaisseur considérable par l'ac-
cumulation du phosphate calcaire. On remarque
que cette épaisseur toujours croissante des os est

une différence entre eux et les autres systèmes, qui, chez le vieillard, se resserrent, se racornissent, deviennent plus petits. Les sutures s'effacent d'abord en dedans; puis en dehors, et le crâne finirait par n'être qu'une seule pièce, si la mort ne prévenait ce phénomène.

Rien de plus facile que de s'assurer par une expérience de la diminution, toujours plus sensible avec l'âge, des restes de la substance membraneuse qui a servi primitivement à l'ossification, et qui depuis l'âge adulte n'est destinée qu'à l'union des os du crâne. Cette expérience consiste à soumettre à une très-longue ébullition des crânes de divers âges: cette substance se fond et disparaît en gélatine, ainsi que tous les organes blancs soumis à la même expérience; mais comme, dans ceux des enfans, elle a plus d'étendue, plus de largeur en proportion, elle laisse entre les os un espace vide plus grand, en sorte que, dans le premier âge, rien de plus facile que de désarticuler les têtes qui ont ainsi bouilli. Dans les âges suivans, au contraire, la substance s'étant rétrécie, l'espace qu'elle laisse est presque nul, les os se tiennent par leurs engrenures, quoique la substance ait disparu, et la désarticulation est très-difficile. A cette cause il faut en ajouter une autre, savoir, que les mêmes organes blancs fondent bien plus difficilement chez l'adulte et le vieillard que chez l'enfant; et que, tandis que dans les crânes de celui-ci toute substance intermédiaire aux os a disparu, il reste dans les crânes des autres, même après une plus longue ébullition, des fibres qui ne se sont point fondues.

ARTICLE SIXIÈME.

DU MÉCANISME DU CRANE.

DESTINÉ à garantir le cerveau, le crâne devait jouir d'une grande solidité pour résister à l'action des corps extérieurs : or, le mécanisme de cette résistance diffère dans l'âge tendre et chez l'adulte.

§ Ier. *Résistance du Crâne dans l'enfant.*

Dans l'enfance, la base du crâne, entièrement ossifiée, comme nous avons vu, résiste efficacement aux pressions extérieures, qui, de cette manière, ne peuvent agir sur la partie du cerveau correspondante ; disposition essentielle, puisque cette partie est la plus importante de l'organe cérébral, comme le prouve la promptitude avec laquelle ses lésions déterminent la mort.

La voûte résiste, à cet âge, d'une manière différente de la base : c'est en cédant aux divers efforts exercés sur elle qu'elle garantit le cerveau de leur influence, ou plutôt qu'elle évite les secousses trop fortes qui pourraient lui être imprimées, et les fractures dont elle-même pourrait devenir le siége. Les os qui la composent, séparés par des espaces membraneux qui en favorisent le rapprochement, se meuvent les uns sur les autres, s'affaissent et ne se rompent pas. Il peut même en résulter la compression médiocre de l'organe cérébral, compression peu à craindre, puisque c'est la partie la-

moins importante qui correspond à cette voûte. On
sait que, dans l'accouchement, la tête change quelquefois sensiblement de forme, sans résultat funeste,
en traversant le bassin : or, une foule d'accouchemens seraient mortels pour le fœtus, si le concours
du cerveau, de la moelle allongée et du cervelet,
correspondait à la voûte, ou si la base présentait la
mollesse de celle-ci.

§ II. *Résistance du Crâne dans les âges suivans.*

Dans l'adulte, l'ossification des os du crâne étant
complète, les sutures se trouvant entièrement formées, le mode de résistance change entièrement à
la voûte, car celui de la base reste le même, c'est-à-dire que dans les pressions antérieures, postérieures
ou latérales, plus ou moins fortes, qui peuvent
s'exercer sur elle, cette base résiste par l'appui réciproque que se prêtent les os qui la composent.

La voûte étant susceptible de recevoir des chocs
dans tous les sens, en haut, sur les côtés, en avant
et en arrière, examinons ce qui s'y passe dans
chacun de ces cas :

Supposons d'abord un coup porté sur le sommet,
par la chute d'un corps grave, par le choc de la tête
contre un corps dur, etc., ou bien encore par une
pression exercée perpendiculairement, par un fardeau placé sur la tête, etc. Voici ce qui arrive dans
ces cas : le mouvement se divise et se propage sur
tous les points, sur les côtés, en avant et en arrière ;
la portion qui agit latéralement tend à écarter en
dehors les pariétaux ; mais la suture longitudinale

qui unit ces os au sphénoïde et au temporal est
telle, que les deux derniers forment de chaque côté
une espèce d'arc-boutant qui résiste à cet écartement, lequel ne peut avoir lieu sans qu'ils éprouvent eux-mêmes un mouvement de bascule qui tend
à rapprocher les rochers, et à affermir par conséquent
leur articulation avec l'occipital et le sphénoïde ;
en sorte que tout l'effort latéral vient se concentrer
sur la ligne médiane de la base du crâne. C'est aussi
le point où aboutit la portion postérieure du mouvement, qui suit la direction de l'occipital, et qui se
concentre sur l'apophyse basilaire et le corps du
sphénoïde. Quant à la portion antérieure, c'est le
frontal qui la transmet : une partie se perd dans la
face, au moyen des articulations de cet os avec ceux
qui la composent; l'autre partie, par l'intermède de
la région orbitaire, vient se perdre sur le sphénoïde.

C'est donc, en dernier résultat, au milieu de la
base du crâne, sur la ligne médiane, c'est-à-dire sur
le corps du sphénoïde et sur l'apophyse basilaire,
que se concentre tout l'effort exercé sur le sommet
de la tête ; et même on peut dire que tout ce qui est
à la base se trouve généralement ébranlé, quoique
la voûte seule ait été affectée. Il ne faut pas s'étonner,
d'après cela, que, malgré la perte qu'a éprouvée le
mouvement dans sa propagation, on observe si fréquemment des fractures à la base du crâne et surtout au rocher, dans les coups violens portés sur
la voûte : c'est en effet un phénomène qui frappe
tous ceux qui ouvrent des cadavres morts de plaies
de tête, de voir le rocher, qui est si dur, être si
souvent fracturé par contre-coup. Lors même qu'il

n'y a pas de fracture, des saignemens d'oreilles, de nez, d'yeux, sont produits fréquemment par la secousse dont les organes de l'ouïe et les fosses nasales et orbitaires sont le siége, à l'instant où elles propagent le mouvement.

La manière dont le mouvement se communique lors des chocs latéraux, antérieurs ou postérieurs, n'est pas aussi facile à déterminer que dans le cas précédent, et le mécanisme du crâne est ici plus obscur. Cette difficulté tient à la mobilité dont jouit alors la tête; tandis que, dans le choc supérieur, elle trouve un soutien opposé au coup sur la colonne vertébrale. Mais si nous supposons la tête appuyée contre un corps résistant pendant un choc latéral, antérieur ou postérieur, alors la surface par laquelle la voûte appuie représente, à l'égard de ces divers chocs, ce qu'était la base du crâne dans le supérieur. D'où l'on voit que le mécanisme doit être très-différent, suivant le lieu où le coup est porté, suivant la surface du crâne qui sert de point d'appui, suivant que l'opposition est directe ou indirecte entre ces deux points, etc.

Chez le vieillard, la soudure de presque tous les os met le crâne dans une disposition encore plus favorable à la communication du mouvement; mais, sous un autre rapport, l'augmentation d'épaisseur de ces os fait qu'ils opposent une plus grande résistance aux solutions de continuité.

D'après cette exposition succincte du mécanisme du crâne, on peut facilement se rendre raison des fractures par contre-coup qui surviennent lorsque certains endroits du crâne offrent moins de résistance que celui qui est frappé, au mouvement qui se distribue généralement.

Il est à remarquer que jamais cette distribution générale du mouvement, et par conséquent les contre-coups, n'ont lieu que dans les cas où le corps dont le crâne est frappé a une certaine surface : car, lorsqu'il est aigu, le mouvement se concentre dans l'endroit même, et la fracture s'y opère directement. Un exemple rendra ceci plus sensible : placez une main à l'extrémité d'une poutre ; qu'à l'autre extrémité on frappe avec un marteau pointu ; l'instrument enfoncera, et aucune secousse ne sera imprimée à votre main : qu'ensuite la même expérience soit répétée avec un marteau à tête largement convexe, la secousse sera violente. L'application de ce fait est facile.

DE LA FACE.

ARTICLE PREMIER.

CONSIDÉRATIONS GÉNÉRALES SUR LA FACE.

La face, située au-dessous et au-devant du crâne, est bornée en haut par cette cavité, latéralement par les arcades et les fosses zygomatiques, en arrière par une excavation considérable qui correspond au haut du pharynx. Sa forme est assez parfaitement symétrique, mais chacun de ses côtés à une figure très-irrégulière.

§ Ier. *Figure de la Face.*

Pour se former une idée exacte de cette figure, il faut examiner la face non-seulement en devant, mais encore dans toutes ses dimensions : or, on peut ainsi embrasser du même coup d'œil presque toute la masse des os qui la forment, en l'examinant dans la coupe perpendiculaire de la tête, que l'on fait sur la ligne médiane. Alors on voit qu'elle se trouve embrassée dans un espace triangulaire, dont le côté supérieur, le plus long, est formé par une ligne inégale qui sépare le crâne de la face, le côté antérieur correspond à la face proprement dite, et le côté inférieur passe par la voûte palatine.

Ce triangle ne comprend pas la mâchoire inférieure, qui dépend, il est vrai, de la face, mais qui en forme une partie toute distincte, et qui peut être envisagée isolément.

Le côté inférieur du triangle facial est à peu près de niveau avec le trou occipital ; en sorte qu'en plaçant la tête sur un plan horizontal, ce trou et la voûte palatine se trouvent également appuyés, tandis qu'entre eux reste un espace triangulaire vide, qui est occupé dans l'état naturel par le haut du pharynx.

Ce niveau qui existe entre le trou occipital et la voûte palatine dépend de ce que le crâne descend bien plus en arrière qu'en devant ; en sorte que, dans la coupe perpendiculaire de la tête, lui seul forme la partie postérieure de cette coupe, tandis qu'il ne représente que la moitié de la partie antérieure, la face représentant l'autre moitié.

§ II. *Dimensions de la Face.*

La hauteur de la face est très-sensible en devant. La ligne qui, dans ce sens, mesure cette dimension est celle qui s'étend de la bosse nasale à l'extrémité de la symphyse du menton. Cette hauteur va ensuite toujours en diminuant en arrière, en sorte que la ligne qui de la base du corps du sphénoïde descend à l'épine nasale postérieure, et mesure cette hauteur dans ce dernier sens, est beaucoup plus courte que l'autre.

La largeur de la face, considérée en devant, est très-marquée dans son tiers supérieur ; elle diminue sensiblement dans ses deux tiers inférieurs. En général, l'étendue transversale la plus marquée est entre les deux os de la pommette. Tout ce qui est au-dessus est assez large ; tout ce qui est au-dessous est beaucoup plus rétréci. A mesure qu'on examine en arrière les dimensions transversales de la partie supérieure de la face, on voit qu'elles vont en diminuant : l'intervalle des deux apophyses ptérygoïdes en est la partie la plus étroite. Quand les branches du maxillaire inférieur s'y trouvent, cette région de la face est plus élargie.

La longueur de la face, considérée en haut, est plus marquée qu'en bas : dans le premier sens, la plus longue dimension est celle qui est comprise entre la partie inférieure du corps du sphénoïde et la racine du nez ; dans le second, la plus courte se trouve entre l'épine nasale antérieure et la postérieure.

§ III. *Direction de la Face. Angle facial.*

Examinée antérieurement, la face n'a pas une direction perpendiculaire : son inclinaison est sensible en avant, mais à des degrés très - variables suivant les divers peuples, et même suivant les individus. C'est ce degré d'inclinaison que la plupart des anatomistes, depuis Camper, ont cherché à déterminer par la mesure de l'*angle facial*, lequel résulte de la réunion de deux lignes, dont l'une est supposée être tirée de la bosse nasale au milieu de la mâchoire supérieure, et l'autre s'étend du niveau du conduit auditif externe au même point ; ou plutôt, dans le triangle dont nous avons parlé, l'angle facial se trouve au concours des côtés antérieur et inférieur.

Dans les têtes européennes, il est en général de 80 degrés; chez les nègres, il n'est que de 70 degrés. D'autres peuples paraissent tenir le milieu entre ces deux extrêmes ; chez eux on le trouve de 75 degrés, plus ou moins.

On remarque un rapport assez constant entre la grandeur de cet angle, la capacité du crâne, et celle des fosses nasales et palatine. Plus il s'approche de l'angle droit, plus le crâne prend d'étendue en avant, plus le cerveau est considérable. Au contraire, chez les peuples où il devient plus aigu, la face s'allonge, les cavités du goût et de l'odorat se développent en devant, le crâne se rétrécit, le cerveau devient plus petit ; en sorte qu'on pourrait établir que le développement des organes du goût et de l'odorat est, en général, en raison inverse de celui de la cavité du crâne, du cerveau par conséquent, et, jusqu'à un certain point, de l'intelligence.

Cette idée est exacte en général ; mais la mesure qui sert à établir ce rapport est loin d'être précise : en effet, les deux lignes qui forment l'angle facial sont sujettes à de très-grandes variations. La portion du crâne sur laquelle passe la ligne antérieure offre souvent des variétés indépendantes de la capacité de cette cavité. C'est ainsi que l'épaississement des os qui la composent, et en particulier du frontal, le développement extraordinaire des sinus de cet os, qui donne plus de saillie à la bosse nasale, font proéminer le front, tendent à rendre perpendiculaire cette ligne antérieure, quoique la face ne change nullement dans sa direction, et peuvent donner lieu à des erreurs très-grandes. Le défaut de proportion du crâne avec la face, naturel chez l'enfant, fait varier la ligne antérieure au point qu'à cet âge l'angle facial est de 85 et même de 90 degrés. Là dépression des alvéoles à la suite de la chute des dents peut aussi diminuer l'obliquité de la ligne antérieure. Au contraire, la saillie des alvéoles, en faisant proéminer inférieurement la mâchoire supérieure, augmente quelquefois cette obliquité. En sorte que tantôt l'angle facial peut s'agrandir sans que la cavité cérébrale se prolonge plus en devant, et que la face s'approche davantage de la perpendiculaire; tantôt il peut devenir plus aigu sans que la totalité de celle-ci se porte plus en avant.

La ligne inférieure n'est pas sujette à de moindres variations que l'antérieure. Il faudrait donc, pour obtenir des résultats plus exacts, avoir une mesure prise sur la face seulement, et encore y aurait-il de nombreuses exceptions à cette mesure qui détermine les rapports respectifs de la capacité du crâne et des fosses nasales et palatine. En général la structure, non plus que les phénomènes de la vie des animaux, ne s'astreignent point à ces rapports précis de grandeur et de forme qui sont les objets du calcul dans les sciences physiques. M. Cuvier, à qui nous devons beaucoup de remarques sur l'angle facial, et des mesures de cet angle chez divers animaux, a très-bien fait observer combien, dans l'Anatomie comparée, ces mesures étaient loin de donner avec précision, dans la série des animaux, la série des rapports des crânes avec les faces.

Dans la partie postérieure, la face s'incline aussi un peu en devant; mais le degré d'inclinaison est-il

sujet à changer dans les variations de sa partie antérieure ? Je n'ai point fait assez de recherches pour
décider cette question. Au reste, si, à mesure que la
face se porte en devant, les apophyses ptérygoïdes
ne s'inclinent point dans ce sens en proportion, les
narines acquièrent plus d'étendue : si l'inclinaison
de ces apophyses suit celle de la partie antérieure de
la face, c'est le pharynx qui est augmenté ; car le
trou occipital reste toujours à peu près dans la même
position.

§ IV. *Remarque sur les Os de la Face.*

Il est une remarque assez essentielle relativement
à la face, c'est que, parmi les os qui la forment,
quoiqu'ils soient plus nombreux que ceux du crâne,
on en trouve à proportion bien moins qu'au crâne
de placés sur la ligne médiane, d'impairs par conséquent ; il n'y a en effet que le maxillaire inférieur
et le vomer. Tous les autres sont irréguliers et pairs ;
et même ces deux os placés sur la ligne médiane ne
peuvent être considérés comme moyen d'union
des autres, comme servant à empêcher leur écartement, puisque l'un, très-mobile, est étranger au
mécanisme de la mâchoire supérieure, et que l'autre, immobile et placé dans cette mâchoire, est trop
mince pour remplir cet usage, auquel le rendent
d'ailleurs impropre et sa position et ses connexions.

La solidité de la face ne dépend donc point de ces os
moyens qui sont comme la clef des parties où ils se
trouvent ; elle ne tient qu'à l'espèce d'enclavement
où se trouvent ses os.

ARTICLE DEUXIÈME.

DES OS DE LA FACE EN PARTICULIER.

La face contient plus d'os que le crâne : ils y sont au nombre de treize. Ce nombre est nécessité par les cavités nombreuses et les éminences fréquentes qui s'y trouvent, par la complication de sa structure. Douze de ces os appartiennent à la mâchoire supérieure, laquelle représente une masse osseuse qui soutient les efforts de la mâchoire inférieure. Celle-ci n'est formée que d'un seul os.

§ Ier. *Du Maxillaire supérieur.*

Os irrégulier, occupant le milieu de la face, concourant à former la bouche, le nez et les orbites, divisé en faces zygomato-faciale, orbitaire, et palato-nasale.

Face zygomato-faciale. On y observe, de devant en arrière, un petit bord saillant articulé avec l'os opposé, terminé en haut par une épine, moitié de l'*épine nasale antérieure*, et surmonté d'une échancrure large en bas, rétrécie en haut, qui concourt à l'ouverture antérieure des fosses nasales ; une fossette pour l'insertion du myrtiforme ; la *fosse canine*, où se trouvent, en haut, l'orifice du canal sous-orbitaire ; plus bas, l'attache du canin, et un bord très-saillant, arrondi, séparant les fosses zygomatique et canine ; la *tubérosité maxillaire*, très-inégale, plus saillante avant l'éruption de la der-

nière dent, et percée par les conduits dentaires posté-
rieurs-supérieurs, pour les vaisseaux du même nom.

Face orbitaire. C'est la moins étendue; elle fait
partie de la paroi orbitaire inférieure, est lisse, tapissée par le périoste, et traversée par le *canal sous-
orbitaire*, lequel, simple gouttière en arrière, loge
les vaisseaux et le nerf sous-orbitaires, et se divise,
en avant, en deux parties : l'une, suivant sa direction primitive, s'ouvre dans la fosse canine; l'autre,
très-petite, descend dans la paroi antérieure du sinus maxillaire, où elle s'ouvre quelquefois, et va
transmettre des vaisseaux et des nerfs aux dents incisives et aux canines.

Cette région concourt en arrière à la fente sphéno-
maxillaire, s'articule en dedans avec l'unguis, l'ethmoïde et le palatin, et présente en devant un bord
appartenant à la circonférence de l'orbite. Ce bord
est terminé en dehors par une *éminence* nommée
malaire, triangulaire, très-raboteuse, unie à l'os de
même nom; en dedans, par l'*apophyse nasale*. Celle-
ci, pyramidale, aplatie, est lisse en dehors, où se
voïent les orifices de quelques trous vasculaires, et
l'insertion de l'élévateur commun; plus inégale en
dedans, elle y est parsemée de sillons artériels, et y
offre, de bas en haut, une crête horizontale unie au
cornet inférieur; une surface concave, portion du
méat moyen; une autre surface inégale contiguë à
l'ethmoïde. Elle se termine, en devant, par un bord
mince à coupe oblique, qui appuie sur l'os du nez;
en arrière, par une gouttière, portion de la lacrymale en haut, du canal nasal en bas, unie par sa
lèvre postérieure, qui est mince, avec l'unguis et le

cornet inférieur, concourant au rebord orbitaire par l'antérieure, où s'attachent quelques fibres de l'orbiculaire. Le sommet de l'apophyse nasale, tronqué, garni de dentelures, se joint au coronal.

Face naso-palatine. Elle est revêtue en haut par la pituitaire, en bas par la palatine. On y observe, en bas, une surface concave, sillonnée pour les vaisseaux et nerfs palatins, inégale, appartenant à la région palatine de la face, et séparée de la région zygomato-faciale par l'arcade alvéolaire supérieure. Celle-ci, plus mince en devant qu'en arrière, où elle donne attache au buccinateur, présente en bas les *alvéoles*, dont la figure et la grandeur sont en rapport avec l'espèce de dents qu'ils logent : ceux des molaires sont divisés comme les racines de ces dents. En dedans et en dehors de ce bord, se voient des saillies et des enfoncemens correspondant aux alvéoles et à leurs cloisons.

Au tiers interne de cette région, on remarque l'*apophyse palatine*, éminence large, aplatie, horizontale, très-épaisse en devant, correspondant d'un côté à la bouche, de l'autre au nez, bornée par l'arcade alvéolaire dans sa partie antérieure, où se voit une gouttière appartenant au *conduit palatin antérieur*, en arrière par une coupe oblique qui soutient l'os palatin, en dedans par un bord épais uni à celui de l'os opposé, et surmonté d'une petite crête qui forme la moitié d'une rainure où est reçu le vomer.

Au-dessus de l'apophyse palatine, cette région est verticale, et présente, de devant en arrière, la partie interne de l'apophyse nasale ; une gouttière dépendant du *canal nasal* ; l'ouverture du sinus maxillaire, très-large sur un os isolé et surmontée de portions de cellules qui s'unissent aux ethmoïdales; enfin une surface raboteuse qui s'articule avec l'os palatin, et sur laquelle on voit une gouttière obliquement dirigée en devant, faisant partie du *conduit palatin postérieur*.

L'os maxillaire supérieur, épais et celluleux à l'arcade alvéolaire, vers les apophyses malaire, nasale, palatine, etc., est plus mince, plus compacte dans ses autres parties, surtout lorsque son sinus est développé. Un seul point d'ossification lui donne naissance (1).

§ II. *Du Malaire.*

Os irrégulier, quadrilatère, situé sur les côtés de la face, divisé en faces cutanée, orbitaire, et temporale, et en quatre bords, deux supérieurs, et deux inférieurs.

Face cutanée. Elle est convexe et lisse, présente, au milieu, un ou plusieurs trous nommés malaires, que traversent des ramifications nerveuses et vasculaires, et donne inférieurement attache aux mus-

---

(1) Le développement de l'os maxillaire supérieur n'est pas, à beaucoup près, aussi simple que le pensait Bichat. Car, il résulte des recherches faites par Béclard qu'il paraît d'abord plusieurs noyaux osseux pour l'arcade alvéolaire, puis un ou deux points d'ossification pour le corps de l'os, un point particulier pour l'apophyse palatine, un pour l'apophyse malaire, et un pour l'orbitaire. Souvent aussi un noyau osseux isolé forme la partie supérieure du canal nasal.

cles zygomatiques, qui la recouvrent, ainsi que les tégumens.

Face orbitaire. On la voit sur une grosse apophyse recourbée naissant à angle de l'os. Elle est concave et peu étendue; elle fait partie de l'orbite, offre l'orifice des trous malaires, et se termine en arrière à un bord inégal, articulé en haut avec le coronal et le sphénoïde, en bas avec le maxillaire supérieur, et correspondant au milieu à la fente sphéno-maxillaire.

Face temporale. Elle est concave, et offre, en devant, une surface raboteuse qui s'unit au maxillaire supérieur, et que surmonte la portion postérieure de l'apophyse indiquée plus haut; en arrière, une surface lisse faisant partie de la fosse temporale, et où se voit souvent l'orifice postérieur d'un des trous malaires.

Bords supérieurs. Il y en a deux: l'un, en devant, lisse, concave, portion de la base de l'orbite; l'autre, en arrière, contourné sur lui-même, et auquel s'implante l'aponévrose temporale. Au milieu, ils sont séparés par un angle très-saillant, articulé avec l'apophyse orbitaire externe du frontal.

Bords inférieurs. Il y en a aussi deux: celui de derrière donne attache au masseter; celui de devant, très-inégal, raboteux, se joint à l'os maxillaire. Au milieu, on voit un angle peu saillant.

Les bords supérieurs et inférieurs de l'os malaire se réunissent à deux angles, dont le postérieur, allongé, coupé en biseau, soutient l'apophyse zygomatique, et l'antérieur s'appuie sur l'os maxillaire.

L'os malaire, épais et un peu celluleux en devant,

à la racine de son apophyse, principalement compacte ailleurs, se développe par un seul point.

§ III. *De l'Os du Nez.*

Os irrégulier, placé au milieu et au haut de la
face, quadrilatère, divisé en faces cutanée et nasale,
et en bords.

Face cutanée. Elle est recouverte par le muscle
pyramidal et par la peau, un peu concave en haut,
plane ou convexe en bas, percée au milieu d'un trou
vasculaire très-marqué, et souvent d'autres plus
petits.

Face nasale. Elle est concave, raboteuse en haut,
lisse en bas, parsemée de sillons artériels, tapissée
par la pituitaire.

Bords. L'os du nez s'unit, en haut par un bord
court, épais et dentelé, à l'échancrure nasale du
frontal; en bas, par un autre bord mince, inégal et
dirigé obliquement, au cartilage latéral; en dedans,
par une coupe oblique et large supérieurement, à
l'os opposé, en formant avec lui une rainure qui
reçoit la lame ethmoïdale et l'épine nasale du coronal; en dehors, par un bord taillé en biseau sur la
lame externe, à l'apophyse nasale de l'os maxillaire.

Cet os est épais et celluleux en haut, mince et
tout compacte en bas. Un seul point d'ossification
lui donne naissance.

§ IV. *De l'Unguis.*

Os irrégulier, quadrilatère, placé à la partie interne et antérieure de l'orbite, offrant deux faces, l'une orbitaire, et l'autre nasale, et quatre petits bords.

Face orbitaire. Elle présente, en devant, une gouttière criblée de petits trous, concourant à former la lacrymale, et tapissée par une membrane fibro-muqueuse; en arrière, une surface lisse, légèrement concave, revêtue du périoste; dans le milieu, une crête saillante, où s'attache l'orbiculaire.

Face nasale. On y voit, en devant, une surface inégale, portion du méat moyen; au milieu, une rainure longitudinale assez profonde; en arrière, une surface rugueuse qui bouche les cellules ethmoïdales antérieures.

Bords. L'unguis est articulé en haut avec l'apophyse orbitaire interne du coronal; en bas, d'une part, avec le cornet inférieur, par une petite languette qui se jette en dedans et concourt au canal nasal, de l'autre avec l'os maxillaire, en devant avec l'apophyse nasale de ce dernier os, en arrière avec l'ethmoïde. Toutes ces articulations se font par autant de bords.

Cet os, extrêmement mince, presque tout compacte, se développe par un seul point.

§ V. *Du Vomer.*

Os symétrique, situé dans la partie postérieure de

la cloison nasale, mince, aplati, quadrilatère, divisé en faces latérales et en bords.

Faces latérales. Elles sont ordinairement planes, quelquefois cependant convexes et concaves en sens opposés, toujours lisses et tapissées par la pituitaire.

Bords. Ils sont au nombre de quatre, et peuvent être dénommés d'après leur position. Le sphénoïdal, qui est le plus supérieur, offre deux lames dont l'écartement forme une gouttière pour son articulation avec le sphénoïde, et qui sont reçues dans deux rainures de cet os. Le maxillaire, le plus inférieur et le plus long, inégal, est adapté à la rainure née de l'union des os palatins et maxillaires. Le guttural, qui est postérieur, libre, incliné en arrière, tapissé par la pituitaire, sépare les ouvertures postérieures des fosses nasales. L'ethmoïdal, antérieur, obliquement dirigé, inégal, s'unit en arrière avec la lame ethmoïdale, et en devant avec le cartilage de la cloison.

Le vomer, mince, presque tout compacte, seulement un peu celluleux et épais en arrière, se développe par un seul point.

§ VI. *Du Cornet inférieur.*

Os irrégulier, situé au bas des fosses nasales, recourbé sur lui-même, de forme allongée, divisé en faces nasale et maxillaire, en bord articulaire et en bord libre.

Faces nasale et maxillaire. La première est convexe; la seconde, concave, fait partie du méat

inférieur : toutes deux sont très-rugueuses et recouvertes par la pituitaire.

Bords. Celui qui est libre est épais, convexe, séparé du plancher des fosses nasales par un intervalle
qui varie, revêtu d'un repli de la pituitaire. L'articulaire, très-inégal, offre, d'avant en arrière, un petit
bord mince, pour se joindre à l'apophyse nasale du
maxillaire ; une légère éminence pyramidale, aplatie, articulée par son sommet avec l'unguis, par ses
deux bords avec les deux lèvres de la gouttière de
l'apophyse nasale ; une ou plusieurs saillies très-va-
riables, qui s'unissent à l'ethmoïde ; une lame recourbée, dirigée en bas, qui s'applique sur l'orifice
du sinus maxillaire et en diminue l'étendue ; un
petit bord mince appuyé sur une petite crête de l'os
palatin.

Le cornet inférieur a peu d'épaisseur dans toute
son étendue. Sa structure offre une disposition particulière : le tissu celluleux occupe l'extérieur, le
compacte étant au centre. Un seul point d'ossification sert à son développement.

§ VII. *De l'Os Palatin.*

Os irrégulier, situé à la partie postérieure des
fosses nasales, formé par deux lames réunies angu-
lairement, divisé en faces nasale, palatine et zygomato-maxillaire, en bords palatin, sphénoïdal,
maxillaire et palato-ptérygoïdien.

Face nasale. C'est la plus étendue des trois. Elle
est revêtue par la pituitaire, et présente deux portions : l'une, transversale, quadrilatère, lisse, fait

partie du plancher des cavités nasales; l'autre, verticale, offre de bas en haut, une gouttière appartenant au méat inférieur, une crête horizontale unie au cornet inférieur, une autre gouttière, portion du méat moyen.

Face palatine. Elle est très-petite, revêtue par la membrane de la bouche, un peu concave en devant, pourvue en arrière d'une crête transversale pour l'insertion du péristaphylin externe.

Face zygomato-maxillaire. Elle est très-inégale, concourt en haut à former le fond de la fosse zygomatique, s'applique en devant sur l'os maxillaire, présente en arrière une rainure, portion du *conduit palatin postérieur.*

Bords. Le palatin est inférieur, épais, très-inégal; uni à celui de l'os opposé, avec lequel il forme une rainure pour recevoir le vomer. Le sphénoïdal est le plus supérieur, et correspond presque partout au sphénoïde : on y voit deux éminences très-saillantes, séparées par une échancrure presque circulaire, formant en grande partie le *trou sphéno-palatin*, qui quelquefois se trouve tout entier sur cet os. L'une de ces éminences, antérieure, plus considérable, inclinée en dehors, est soutenue par un col étroit, et surmontée de cinq facettes, dont trois sont articulaires. Parmi celles-ci, l'interne, qui est concave, s'unit à l'ethmoïde, la postérieure au sphénoïde par des inégalités bordant une cellule qui y est creusée; l'antérieure à l'os maxillaire. Des deux facettes inarticulaires, l'une, supérieure et lisse, fait partie de l'orbite; l'autre, externe, portion de la fosse zygomatique, est séparée de la précédente par un petit bord appartenant à la fente sphéno-maxillaire. L'éminence postérieure, moins grosse, plus large, surtout à sa base, fait partie en dedans des fosses nasales, appartient en dehors à la fosse zygomatique, et s'articule avec le sphénoïde en haut, où elle est creusée d'une rainure qui complète le canal ptérygopalatin.

Le bord maxillaire est antérieur, et présente deux portions : l'une, horizontale, s'unit par une coupe rugueuse avec l'apophyse palatine du maxillaire ; l'autre, verticale, très-inégalement conformée, rétrécit en arrière l'orifice du sinus de cet os, et présente une languette allongée reçue dans une fente placée au bas de cet orifice.

Le bord palato-ptérygoïdien est postérieur. Il a, comme le précédent, deux portions : l'horizontale, concave, libre, donne attache au voile du palais, et se termine à une espèce d'*épine*, moitié de la *nasale postérieure ;* la verticale, mince, s'appuie sur l'apophyse ptérygoïde, et présente, à sa réunion avec l'autre, une éminence très-saillante, pyramidale, déjetée en dehors, enclavée dans la bifurcation de cette apophyse. On y voit en haut trois gouttières, dont la moyenne fait partie de la fosse ptérygoïdienne, et les latérales reçoivent les branches de sa bifurcation ; en bas, une surface étroite où sont souvent les orifices des conduits accessoires du canal palatin postérieur ; en dehors, une surface inégale, articulée d'une part avec le maxillaire, libre de l'autre, répondant à la fosse zygomatique, et donnant attache à quelques fibres du ptérygoïdien externe.

L'os palatin, plus épais et plus celluleux dans ses

apophyses que partout ailleurs, est encore peu connu dans son développement, que l'on croit commencer par un seul point.

§ VIII. *Du Maxillaire inférieur.*

Os symétrique, situé au bas de la face, aplati, recourbé, à peu près parabolique, divisé en faces cutanée et linguale, en bords inférieur, supérieur ou dentaire, et parotidien ou postérieur.

Face cutanée. Elle est convexe, surtout en devant, recouverte par divers muscles et par la peau. On y voit :

1°. Sur la ligne médiane, la symphyse du menton, indice de la division primitive de l'os, et que termine en bas une surface triangulaire un peu saillante;

2°. Sur chaque côté, et d'avant en arrière, un enfoncement pour la houppe du menton; le *trou mentonnier*, qui est l'orifice externe du canal maxillaire; la *ligne maxillaire externe*, qui traverse obliquement cette région pour se porter en haut à l'apophyse coronoïde, et donne insertion aux muscles peaucier, triangulaire et carré; une surface quadrilatère correspondant au masseter.

Face linguale. Elle est concave, embrasse la langue en devant et sur les côtés, se trouve principalement revêtue par la membrane muqueuse palatine, et présente :

1°. Sur la ligne médiane, la partie postérieure de la symphyse, terminée par l'*apophyse géni*, à laquelle s'insèrent les muscles génio-glosses et génio-hyoïdiens;

2°. Sur chaque côté, et en avant, une surface recouverte par la membrane palatine, sous laquelle se voient la *fosse sublinguale*, enfoncement superficiel pour la glande de ce nom, et une empreinte pour l'insertion du muscle digastrique. Au milieu est la *ligne maxillaire interne*, analogue par son trajet et sa terminaison à l'externe, plus saillante seulement, surtout en arrière, vers les dernières molaires, et qui donne attache aux muscles mylo-hyoïdien et constricteur supérieur. En arrière est une dépression oblongue correspondant à la glande sous-maxillaire, et au-dessus l'orifice du canal maxillaire, offrant plusieurs inégalités pour l'insertion du ligament interne de la mâchoire, surmontant l'insertion très-raboteuse du ptérygoïdien interne, et un petit sillon qui loge un rameau des vaisseaux et nerfs dentaires. Le *canal maxillaire* transmet leur tronc principal, traverse obliquement l'épaisseur de l'os jusqu'aux dents incisives, revient ensuite un peu sur lui-même, et se termine par un coude au trou mentonnier, après avoir fourni par des conduits secondaires des vaisseaux et des nerfs à chaque alvéole.

Bords. L'inférieur, très-épais, surtout au milieu, ne donne attache qu'au muscle peaucier : un petit sillon s'y voit quelquefois à son tiers postérieur, pour le passage de l'artère faciale. Le supérieur, ou dentaire, offre d'abord l'*arcade alvéolaire* inférieure, creusée, pour les racines des dents, de cavités dont la capacité, différente suivant l'espèce de dents, donne à cette arcade moins d'épaisseur en avant qu'en arrière, où elle se déjette un peu du côté de la bouche; en sorte qu'elle fait une courbe à part dans la courbe générale que représente ce bord. Les alvéoles et leurs cloisons forment en dedans, et surtout en dehors, des saillies et des dépressions assez sensibles. La forme des uns et des autres est accommodée à celle des racines des dents : les alvéoles des incisives sont plus aplatis, ceux des autres plus arrondis; plusieurs cloisons séparent ceux des molaires ; tous sont percés pour les nerfs et vaisseaux dentaires. Derrière l'arcade se voit l'*apophyse coronoïde*, triangulaire, et à base large : elle donne attache par son sommet au muscle temporal, et en dehors à quelques fibres du masseter, offre en dedans la terminaison de la ligne maxillaire interne ; et une gouttière superficielle qui fait suite à l'arcade alvéolaire et fournit des attaches au buccinateur. Cette apophyse se continue en devant avec la ligne maxillaire externe, et concourt en arrière à former une grande *échancrure* nommée *sigmoïde*, que traversent quelques vaisseaux et nerfs, et qui la sépare du *condyle*. Celui-ci est une éminence oblongue, dirigée un peu obliquement en dedans, encroûtée de cartilages pour son union avec le temporal, et soutenue par un col étroit, un peu concave en dedans pour l'attache du ptérygoïdien externe.

Le bord parotidien, libre, mousse, correspond à la glande dont il emprunte le nom; il forme avec la base de l'os un *angle* d'autant plus près de 90 degrés qu'on avance plus en âge ; et qui reçoit l'insertion du ligament stylo-maxillaire.

L'os maxillaire inférieur, partout très-épais, compacte à l'extérieur, celluleux dans son centre, se développe et s'accroît par deux points osseux qui se réunissent à la symphyse.

§ IX. *Des Dents.*

Petits os durs, compactes, disposés sur deux rangées qui se correspondent l'une à l'autre, occupant les deux arcades alvéolaires, contenus en partie dans les cavités qui s'y rencontrent, et formant par leur portion libre deux espèces d'arcades de forme parabolique, dont la supérieure est un peu plus évasée que l'inférieure, ce qui fait que celle-ci se trouve comme embrassée par la première, surtout en devant, lorsque les mâchoires se rapprochent.

Le nombre des dents varie suivant l'âge : sous ce rapport, elles diffèrent beaucoup de tous les autres os. En effet, non-seulement ceux-ci, à l'époque de la naissance, sont aussi nombreux qu'ils doivent l'être par la suite, mais encore ils subsistent pendant toute la vie, et n'éprouvent d'autres changemens que ceux qui résultent de leur accroissement et de leur nutrition. Au contraire, d'une part, le nombre des dents n'est pas le même à toutes les époques de notre existence; d'une autre part, celles qui existent pendant les premières années après la naissance sont bientôt remplacées par d'autres, qui sortent aussi en plus grand nombre, ce qui donne lieu de distinguer une première et une seconde dentition. Au reste, cet objet a été exposé au long dans l'*Ana-*

tomie générale (1), à l'article du *Système osseux* : il est en conséquence inutile d'y revenir.

Il nous suffit de rappeler ici que dans l'adulte, quand la seconde dentition est terminée, les dents sont au nombre de trente-deux, seize à chaque mâchoire, huit sur chacun des côtés de la ligne médiane. Ce nombre est cependant sujet à varier en certaines circonstances, soit en plus, soit en moins. Il augmente quand, dans la seconde dentition, il reste des *sur-dents*, c'est-à-dire des dents de la première qui ne tombent pas, tandis que de nouvelles poussent à côté. Il est rare qu'un développement contre nature produise d'une autre manière plus de seize dents à chaque mâchoire, appartenant réellement à la seconde dentition. Quant à la diminution du nombre naturel des dents, elle dépend ordinairement de ce que la dent de sagesse reste cachée dans son alvéole, et presque jamais de ce que le nombre des germes n'est pas complet.

Les dents ont, en général, une longueur uniforme ; si quelques-unes étaient plus saillantes, on conçoit que, la rangée dentaire ne se correspondant plus généralement, la mastication deviendrait difficile : c'est ce qui arrive quelquefois. Elles sont toutes disposées sur le plan de la courbe que forme chaque mâchoire, ou plutôt que chaque arcade alvéolaire représente, de manière qu'elles ne dépassent point leur niveau réciproque. Lorsqu'il y a déviation des dents en avant ou en arrière, la mastication est moins parfaite, parce que le rapport des

---

(1) *Voyez* précédemment la note de la page 9.

deux rangées qui se meuvent l'une contre l'autre est moins exact. En général, nous attachons l'idée du beau à une rangée de dents bien uniforme; et cette idée s'allie avec celle de l'utile.

Les intervalles dentaires sont très-petits, et même, en général, les dents se touchent par leurs côtés respectifs. Quand ces intervalles augmentent, la mastication devient moins précise.

Les dents ont une forme assez irrégulière, qui cependant, dans la plupart, se rapproche de celle d'un cône dont la base est tournée vers l'ouverture de la bouche, et dont le sommet, tantôt simple tantôt divisé en plusieurs portions, correspond au sommet des alvéoles. On divise ces petits os en quatre classes : en incisives, canines, petites molaires et grosses molaires. Chacune d'elles offre deux portions distinctes à examiner, 1°. la *couronne*, qui déborde l'arcade alvéolaire, qu'on voit à l'extérieur, et que revêt l'émail; 2°. la *racine*, qui, tantôt simple, tantôt divisée en plusieurs branches, est contenue dans l'intérieur de l'alvéole. Ces deux portions ont, dans les diverses classes de dents, des différences assez tranchées pour exiger un examen particulier dans chacune.

Des Incisives.

Ce sont les plus antérieures; il y en a quatre à chaque mâchoire; elles sont fort allongées; les supérieures sont, en général, plus fortes et plus grandes que les inférieures. Leur grosseur n'est pas non plus uniforme dans la même mâchoire. En haut, les deux plus grosses occupent le milieu; les latérales sont

plus petites. En bas, une disposition inverse se remarque. Leur couronne est aplatie d'avant en arrière, cunéiforme, à peu près quadrilatère, plus
étroite cependant et en même temps, plus épaisse
près de la racine que dans la partie opposée. En devant, elle est lisse, polie, légèrement convexe; en
arrière, elle est sensiblement concave et a un peu
moins d'étendue transversale. De chaque côté, elle
offre une petite surface triangulaire contiguë à la
dent voisine. Du côté de la bouche, cette couronne
se termine par un bord tranchant, coupé obliquement sur la surface postérieure dans les supérieures,
et d'une manière opposée dans les inférieures, où il
est plus épais. La racine des incisives est unique,
fort allongée, conique, cependant un peu aplatie
transversalement et terminée en une pointe très-
marquée; de chaque côté on y voit un petit sillon
perpendiculaire. Le sommet présente une ouverture
qui communique dans l'intérieur de la dent, et y
transmet les vaisseaux et le nerf qui lui sont destinés. La base est distincte de la couronne par un petit rétrécissement qu'on désigne communément sous
le nom de *collet*, auquel se fixe la membrane muqueuse des gencives, et qui ici décrit deux lignes
courbes très-distinctes, l'une en devant, l'autre en
arrière.

Des Canines.

Il n'y en a que deux à chaque mâchoire, une de
chaque côté des incisives. Elles ont un peu plus de
longueur que celles-ci, surtout les supérieures. La
couronne offre un véritable cône, dont le contour

est arrondi, excepté en arrière où il est un peu concave, et dont le sommet, ordinairement terminé en
pointe mousse, est quelquefois tuberculeux. La racine est simple comme celle des incisives, dont elle
présente de tous les côtés la conformation, et dont
elle ne diffère absolument que par un peu plus d'é-
paisseur et de longueur. Sa base est aussi unie à la
couronne par un rétrécissement qui décrit deux
courbes antérieurement et postérieurement.

Des Petites Molaires.

Elles sont au nombre de quatre à chaque mâchoire, deux de chaque côté des canines, derrière
lesquelles elles se rencontrent. Leur couronne est irrégulièrement cylindrique. En dehors et en dedans,
elle est lisse et convexe. En avant et en arrière elle
est presque plane, et contiguë aux dents voisines.
Le sommet offre deux tubercules, l'un interne,
plus petit, l'autre externe, plus gros, séparés par
une rainure assez profonde. La racine est quelquefois simple, d'autres fois double; dans d'autres circonstances son sommet est bifurqué. Mais lors
même que cette racine est unique, on y voit en
devant et en arrière une rainure plus profonde que
dans les dents précédentes, en sorte qu'elle paraît
résulter de deux cônes adossés. Enfin le sommet de
chacune de ces divisions, lorsqu'elles existent, offre un trou, qui est unique lorsqu'elles ne se remarquent point. Le rétrécissement qui sépare les deux
portions des dents petites molaires est assez régulièrement circulaire.

Des Grosses Molaires.

Elles terminent en arrière les arcades dentaires : il y en a trois de chaque côté, et à chaque mâchoire. Elles sont remarquables par leur volume, excepté cependant la dernière, ou la *dent de sagesse,* qui en général est plus petite. La couronne est à peu près quadrilatère dans tous les sens, cubique par conséquent. En dehors et en dedans, elle est légèrement arrondie, plus manifestement plane en devant et en arrière, côtés par lesquels ces dents se correspondent.

La surface opposée à la racine est aussi large que les autres. On y voit quatre ou cinq tubercules arrondis, taillés à facettes, séparés par des rainures très-prononcées dans la jeunesse, mais qui disparaissent presque entièrement avec l'âge. Toutes ces dents présentent plusieurs racines ; le nombre le plus ordinaire est de trois, le plus petit est de deux, le plus grand de cinq. Elles s'écartent les unes des autres en divergeant, sont en général droites, quelquefois cependant courbées en divers sens, rarement anguleuses, ce qui arrive cependant. Chacune a dans l'alvéole général un alvéole particulier, et présente à son sommet un trou, origine d'un petit canal qui va avec les autres se réunir dans la cavité commune, où il transmet les vaisseaux et le nerf.

Je ne parle point ici de la structure des dents, qui les différencie spécialement des autres os : cet objet a été traité dans l'*Anatomie générale.*

ARTICLE TROISIÈME.

DES ARTICULATIONS DES OS DE LA FACE.

La face est composée de deux parties distinctes : l'une immobile, supérieure, assemblage de plusieurs os ; l'autre mobile, inférieure, formée d'un seul os, et trouvant son appui sur la première.

§ Ier. *Des Articulations de la partie supérieure de la Face.*

Le mode articulaire de chacune est accommodé à ses usages. C'est par juxta-position et par engrenures que les pièces de la première se joignent ; la seconde offre une espèce d'énarthrose : examinons chacune.

Il y a dans les engrenures et les juxta-positions de la partie supérieure de la face une disposition remarquable. Toutes les engrenures se trouvent autour d'elle, la circonscrivent pour ainsi dire : ainsi, sur les côtés, les ailes du sphénoïde avec l'os malaire, ce dernier avec la tubérosité malaire du maxillaire d'une part, de l'autre avec l'apophyse zygomatique, en haut les os du nez avec le coronal, celui-ci avec les apophyses d'Ingrassias d'une part, de l'autre avec les apophyses nasales, présentent des enfoncemens et des inégalités qui se reçoivent réciproquement. Au contraire, toutes les articulations par juxta-position se trouvent au milieu, comme on le voit entre les apophyses palatines des maxillaires, entre les portions horizontales des palatins, entre ces os et les maxillaires, etc.

On conçoit la raison de cette disposition. Naturellement très - solides, les engrenures forment dans toute la circonférence de la face des limites qui empêchent tout déplacement de ces os du milieu, qui, n'étant unis que par juxta-position, seraient très-susceptibles de se déranger, et qui sont soutenus plus par le mécanisme de la partie que par leur mode articulaire. Au reste les engrenures, comme les juxta - positions, ont pour moyen d'union une substance cartilagineuse, reste de celle qui composait, avant l'ossification, la face en totalité.

§ II. De l'Articulation temporo-maxillaire.

La partie inférieure de la face n'étant formée que d'un seul os, du maxillaire, ses articulations se réduisent à une seule qui diffère des précédentes par sa mobilité. C'est elle qui est le centre de tous les mouvemens qu'exerce la mâchoire inférieure. Cette articulation a lieu entre la cavité glénoïde, l'apophyse transverse du temporal d'une part, et le condyle de la mâchoire de l'autre. Deux cartilages assez minces recouvrent ces diverses surfaces; l'un est commun à l'apophyse transverse et à la portion de la cavité glénoïde antérieure à la scissure de Glaser; l'autre appartient au condyle.

Trois ligamens assurent la solidité de cette articulation, dont deux membranes synoviales et un fibro cartilage assurent la mobilité.

Ligament externe. Inséré, en haut, au tubercule

placé à la bifurcation de l'apophyse zygomatique, il descend obliquement en arrière, et se fixe au côté externe du col du condyle du maxillaire inférieur. Il correspond en dehors à la peau et à la parotide, en dedans aux deux membranes synoviales et à la substance inter-articulaire. Il est composé de fibres parallèles, unies par un tissu cellulaire dense.

Ligament interne. Il naît de l'apophyse épineuse du sphénoïde et de ses environs par un faisceau de fibres assez marquées, se porte de là obliquement en bas et en devant, en s'épanouissant et s'élargissant, jusqu'à l'orifice du canal dentaire inférieur, auquel il s'attache. Il occupe l'intervalle des deux ptérygoïdiens, et se trouve appliqué en bas contre les vaisseaux et les nerfs dentaires. Sa texture est analogue à celle du précédent, un peu plus déliée cependant, surtout en bas, où il est comme membraneux, et où sa largeur est quelquefois très-remarquable.

Ligament stylo-maxillaire. Il est presque étranger à l'articulation ; c'est un simple cordon aponévrotique mince, appartenant plutôt au muscle styloglosse, qui s'y insère en grande partie. Il est étendu entre l'apophyse styloïde et le sommet de l'angle de la mâchoire inférieure, où il se fixe entre le masseter et le ptérygoïdien interne. Sa disposition fait que, dans l'élévation de la mâchoire, où il est tendu, le stylo-glosse trouvant un appui solide, élève bien plus fortement la base de la langue.

Membranes synoviales. Des deux synoviales, celle qui est supérieure se déploie, d'une part sur la cavité glénoïde et l'apophyse transverse, de l'autre sur la

surface supérieure du fibro-cartilage, en se réfléchissant de l'une vers l'autre. L'inférieure appartient
d'un côté à la surface inférieure de cette substance,
d'un autre côté au condyle, qu'elle tapisse en s'y
prolongeant un peu plus en arrière qu'en avant. Il y
a donc dans cette articulation deux sacs adossés sans
communication. Leur surface externe, libre à l'endroit où ils se réfléchissent du fibro-cartilage sur les
surfaces articulaires, y correspond en dehors au ligament externe, et de tous les autres côtés à beaucoup de tissu cellulaire.

Fibro-cartilage. Il sépare les deux synoviales ; sa
forme est ovalaire. Convexe et concave en haut
pour s'accommoder et à la cavité glénoïde et à
l'apophyse transverse, il est seulement concave en
bas, où il s'applique sur le condyle. Ses deux surfaces adhèrent fortement aux synoviales. Sa circonférence est libre entre le repli de ces deux membranes, excepté en dehors où elle adhère un peu
au ligament externe, et en devant où plusieurs des
fibres du ptérygoïdien externe s'y implantent ; elle
laisse pénétrer quelques petits vaisseaux qui se distribuent dans son intérieur. Ce fibro-cartilage est
plus épais à sa circonférence qu'à son milieu ; et en
arrière, où il remplit la cavité glénoïde, qu'en devant, où il répond aux deux surfaces convexes de
l'apophyse transverse et du condyle. Il est quelquefois percé d'un trou : alors les deux synoviales communiquent ou plutôt ne font qu'une seule membrane,
un seul sac sans ouverture. Sa structure ne diffère
point de celle des fibro-cartilages articulaires ; ses
fibres sont concentriques, plus apparentes en dehors.

ARTICLE QUATRIÈME.

DE LA FACE EN GÉNÉRAL.

La face, formée par l'assemblage des divers os dont nous venons de considérer le mode d'union, a bien moins d'étendue que le crâne : chez l'adulte elle ne constitue guère qu'un tiers de la tête, le crâne formant les deux autres. Cette proportion est encore bien moindre chez l'enfant, comme nous le verrons.

Considérée dans son ensemble, la face est, comme nous l'avons vu, une espèce de pyramide triangulaire, solide, tronquée en arrière, et où l'on peut distinguer six régions : une supérieure ou crânienne, une inférieure ou palatine, une antérieure ou faciale (c'est la *face* proprement dite), une postérieure ou gutturale, et deux latérales ou zygomatiques. Les quatre premières sont symétriques, les deux autres irrégulières.

Région crânienne. Entièrement confondue avec le crâne, elle n'offre aucun objet distinct. On ne pourrait qu'indiquer ici la manière dont se confondent ces deux parties de la tête. Nous nous en sommes occupés en traitant de la première : nous n'y reviendrons pas.

Région palatine. Elle correspond à la bouche, et présente deux parties, l'une horizontale, l'autre verticale. Les os maxillaires supérieurs et palatins concourent à former la première, qui est parabolique, revêtue de la membrane de la bouche, et qui présente :

1°. Sur la ligne médiane, et d'avant en arrière, l'orifice inférieur du canal palatin antérieur, qui se bifurque en haut, et remonte dans chaque os maxillaire, pour aboutir dans chaque fosse nasale ; une suture longitudinale formée par les maxillaires supérieurs en devant, et par les palatins en arrière ; l'épine nasale, où se fixe le muscle azygos (palato-staphylin.)

2°. Sur chaque côté, une surface très-inégale, concave, traversée par une suture qui tombe à angle sur la première, et qui unit l'apophyse palatine du maxillaire avec le palatin, lesquels concourent par leur réunion à former la surface qui nous occupe. On voit en arrière l'orifice du *conduit palatin postérieur*, lequel, formé par ces deux os, remonte obliquement dans la fosse sphéno-maxillaire, transmet les vaisseaux et nerfs de son nom, et donne naissance, dans son trajet, à deux ou trois petits conduits accessoires qui se terminent sur l'apophyse pyramidale.

La portion verticale présente, tant au milieu que sur les côtés, l'arcade alvéolaire supérieure ; la rangée dentaire correspondante ; l'ouverture de la bouche ; la rangée dentaire et l'arcade alvéolaire inférieures ; enfin toute la partie déjà décrite de la face linguale de l'os maxillaire inférieur qui est au niveau de son arcade alvéolaire.

Région faciale. Elle s'étend longitudinalement des arcades surcilières et de la bosse nasale à la base du maxillaire inférieur ; latéralement, elle est bornée par les apophyses orbitaires externes, par les os malaires, par la ligne saillante située sous l'éminence malaire, et par la fin de la ligne maxillaire externe. On y voit :

1°. Sur la ligne médiane, et de haut en bas, la bosse nasale; une suture transversale formée par l'os frontal et les os du nez; le *nez*, éminence saillante, convexe, étroite en haut, transversalement élargie en bas, divisée par une suture qui unit ses deux os, et bornée de chaque côté par une autre qui les joint à l'apophyse nasale; l'orifice antérieur des cavités nasales, à peu près triangulaire, ayant sa base inférieurement; l'épine nasale antérieure, à laquelle correspond le frein de la lèvre supérieure; la suture d'union des deux maxillaires supérieurs; le milieu des rangées alvéolaires et dentaires, et de l'ouverture de la bouche; enfin la symphyse du menton;

2°. Sur chaque côté, et de haut en bas aussi, la bosse coronale, l'arcade surcilière, l'ouverture des orbites, obliquement dirigée en dehors, représentant un carré irrégulier, et offrant en haut le trou orbitaire supérieur, en bas l'articulation du malaire avec le maxillaire supérieur, en dehors une suture étroite qui unit le premier de ces os avec l'apophyse orbitaire externe, en dedans une autre suture qui, joignant l'apophyse nasale avec l'orbitaire interne, se continue avec la transversale du nez; la fosse canine, que borne en dehors une suture oblique qui appartient au malaire et au maxillaire supérieur; les deux rangées alvéolaires et les deux dentaires, que sépare l'ouverture de la bouche; enfin la partie externe du maxillaire inférieur.

Région gutturale. Elle correspond au pharynx, et s'étend transversalement d'un bord parotidien du maxillaire au bord opposé, verticalement du corps du sphénoïde à la paroi inférieure des fosses nasales. On y voit:

1°. Sur la ligne médiane, l'articulation du sphénoïde avec le vomer; le bord postérieur de celui-ci, qui divise l'ouverture postérieure des cavités du nez; l'épine nasale postérieure;

2°. Sur chaque côté, l'ouverture postérieure des fosses nasales, pour leur communication avec le pharynx, ouverture quadrilatère, plus allongée verticalement que transversalement, bornée en haut par le corps du sphénoïde, lequel, se réunissant là à l'apophyse sphénoïdale du palatin, forme le *canal ptérygo-palatin*, ouvert d'autre part dans la fosse sphéno-maxillaire, et transmettant les vaisseaux et nerfs de son nom, en bas par le palatin, en dedans par le vomer, en dehors par l'apophyse ptérygoïde; la *fosse ptérygoïde*, que complète l'éminence pyramidale du palatin, dont on voit en bas la suture de réunion; un espace compris entre l'apophyse ptérygoïde et la mâchoire inférieure, espace que remplit le ptérygoïdien externe; enfin la partie postérieure du maxillaire inférieur, ou son bord parotidien.

Région zygomatique. Elle est bornée en haut par l'arcade zygomatique et la crête transversale de la région temporale du sphénoïde. On y voit en dehors la partie postérieure du maxillaire inférieur;

ou ce qu'on nomme ses *branches*, qui, étant abaissées ou enlevées, laissent à découvert une cavité assez profonde, bornée en devant par la tubérosité maxillaire, en arrière par le côté externe de l'apophyse ptérygoïde. Ces deux portions osseuses sont séparées par une fente qu'on peut nommer, à cause des os qui la forment, *ptérygo-maxillaire*, qui est large en haut, étroite en bas, terminée dans ce dernier sens par deux petites sutures verticales, unissant une lame mince du palatin, en avant avec le maxillaire, en arrière avec l'apophyse ptérygoïde, sur laquelle, de cette manière, le premier os n'appuie pas directement. Supérieurement, cette fente s'unit à angle presque droit avec la fente *sphéno-maxillaire*, qui est plus large à ses extrémités qu'au milieu, et que forment le sphénoïde en haut, le maxillaire en bas, le malaire en avant, le palatin en arrière; quelques rameaux vasculaires et nerveux la traversent. Cet angle de réunion conduit à une fosse profonde, qu'on peut nommer aussi *sphéno-maxillaire*, qui est placée derrière et un peu sous l'orbite, et qui se trouve formée par le palatin en dedans, le sphénoïde en arrière, le maxillaire supérieur en avant. Outre la fente sphénoïdale, dont une petite portion occupe la partie supérieure de cette fosse, cinq trous s'y rencontrent: l'un est en dedans, c'est le sphéno-palatin; un autre en bas, c'est l'orifice du canal palatin postérieur; les trois autres, en arrière, sont, de haut en bas, le maxillaire supérieur et les orifices des conduits vidien et ptérygo-palatin. Tous ces trous donnent passage à des rameaux vasculaires et nerveux qui en empruntent leurs noms.

ARTICLE CINQUIÈME.

DES CAVITÉS DE LA FACE.

DIVERSES cavités occupent l'intérieur de la face. L'orbite et les fosses nasales forment les principales. Tous les sinus viennent aboutir dans ces dernières, en sorte qu'on peut les considérer comme étant leurs dépendances. Ces cavités, en laissant à la face un volume assez considérable, diminuent singulièrement sa pesanteur. En effet, beaucoup de ces cavités sont d'une part absolument vides; d'une autre part, celles que remplissent des parties molles, comme les orbites, contiennent une quantité de graisse qui leur donne beaucoup de légèreté. Cette substance se rencontre aussi à la face en abondance dans les intervalles musculaires; en sorte qu'on peut dire qu'elle prédomine dans cette partie de la tête, tandis que la partie postérieure, que le cerveau occupe tout entière, a sous ce rapport une cause de pesanteur bien plus marquée.

§ Ier. *Des Orbites.*

Ils sont au nombre de deux, un de chaque côté de la face, avec l'extérieur de laquelle ils communiquent par l'ouverture décrite dans la région faciale (page 99). L'un ressemble parfaitement à l'autre, et cette symétrie est accommodée à celle des yeux. Chacun représente une pyramide quadrangu-

laire dont la base est en devant et le sommet en
arrière. Leurs axes sont obliquement dirigés, de
manière que si on les prolongeait, ils se rencon
treraient à peu près sur la fosse pituitaire en arrière,
et ils divergeraient indéfiniment en devant. Cependant il faut observer que la paroi interne de l'orbite est étrangère à cette direction : elle est droite,
et celle d'un côté est à peu près parallèle à celle du
côté opposé.

Le diamètre transversal des orbites, considéré à
leur base, est disposé de telle manière que son extrémité externe est plus en arrière que l'interne ;
d'où résulte une inclinaison marquée dans ce diamètre, inclinaison qui fait que l'œil se trouve bien
plus à découvert en dehors qu'en dedans, où d'ailleurs le nez le garantit ; et qu'il peut recevoir avec
plus de facilité, dans le premier que dans le second
sens, l'impression des corps extérieurs.

Le diamètre vertical, considéré aussi à la base,
est à peu près perpendiculaire, à moins que, par le
développement très-grand des sinus frontaux, la
saillie des arcades surcilières ne lui donne une
légère obliquité. D'où il suit que l'œil est à peu
près également protégé supérieurement et inférieurement.

Chaque cavité orbitaire résulte de quatre régions
triangulaires, une supérieure, une inférieure, et
deux latérales, lesquelles sont réunies par quatre
angles rentrans. Les régions orbitaires offrent la
disposition suivante :

Région supérieure. Elle est concave, formée par
la fosse orbitaire du frontal et par une petite portion

du sphénoïde; elle présente en arrière une suture qui les réunit, et de plus le trou optique, en avant la fossette lacrymale et l'enfoncement où se réfléchit le grand oblique.

Région inférieure. Elle est obliquement dirigée en dehors. En arrière, la facette orbitaire de l'apophyse antérieure du palatin, la face orbitaire du maxillaire supérieur au milieu, une partie de l'os malaire en devant, concourent à la former. Deux sutures qui unissent ces trois portions osseuses s'y distinguent, ainsi que le canal sous-orbitaire.

Région externe. Elle est presque plane. Formée par le sphénoïde en arrière, et l'os malaire en devant, elle présente au milieu la suture de ces deux os.

Région interne. C'est la plus étroite. Le sphénoïde en arrière, l'ethmoïde au milieu, l'unguis en devant, la composent. Elle offre deux lignes perpendiculaires, indices de l'union de ces trois os, et se termine en avant par la gouttière lacrymale. Celle-ci est formée par l'unguis et l'apophyse nasale. Elle donne naissance au *canal nasal*, lequel, large et court, descend obliquement dans la paroi externe des fosses nasales, où il vient s'ouvrir sous le cornet inférieur. Cette gouttière et ce canal sont tapissés d'une membrane muqueuse, qui fait communiquer la conjonctive et la pituitaire.

Des deux angles rentrans supérieurs, l'externe offre en arrière la fente sphénoïdale, en devant l'articulation du frontal avec le sphénoïde et avec l'os malaire; l'interne présente la suture qui unit l'ethmoïde et l'unguis avec le frontal; il est traversé par les trous orbitaires internes, au nombre de deux,

quelquefois de trois. Le trou antérieur transmet un
filet de l'ophthalmique de Willis, une artère et une
veine ; le postérieur ne reçoit que des vaisseaux.

L'interne des angles inférieurs offre la suture des
os palatin et maxillaire supérieur avec l'ethmoïde et
l'unguis. L'externe, dans sa partie postérieure, offre
la fente sphéno-maxillaire dont nous avons parlé ; sa
partie antérieure se trouve sur l'os malaire.

Au sommet des orbites se réunissent trois fentes,
la sphénoïdale, la sphéno-maxillaire, et la ptérygo-
maxillaire. Nous avons décrit la base de ces cavités.

§ II. *Des Narines et de leurs sinus.*

Elles occupent la partie moyenne de la face, et
sont séparées l'une de l'autre par une cloison
moyenne, ordinairement perpendiculaire, quelquefois cependant déjetée à droite ou à gauche,
que la lame ethmoïdale en haut, le vomer en arrière et en bas, un cartilage en avant, concourent
à former. Ces cavités sont très-irrégulières, à peu
près quadrilatères, cependant plus larges en bas
qu'en haut. On distingue à chacune quatre régions,
une supérieure, une inférieure, et deux latérales.

Région supérieure. Elle s'étend d'une ouverture
à l'autre, et décrit une courbure dont la concavité
est en bas. Elle est formée en devant par la région
nasale de l'os du nez, au milieu par le fond des rainures ethmoïdales, en arrière, où elle se déprime
beaucoup, par le sphénoïde. La trace des sutures
qui unissent ces os s'y distingue ; de plus, postérieurement on y voit une ouverture ronde, de deux

lignes de diamètre, qui communique dans les *sinus sphénoïdaux.*

Ceux-ci, au nombre de deux, creusés dans le milieu de l'os dont ils portent le nom, sont séparés par une lame moyenne, qui quelquefois manque, ou est percée. Chacun offre assez communément plusieurs cloisons secondaires. Ils sont revêtus par la pituitaire.

Région inférieure. Etendue aussi d'une ouverture à l'autre, elle est concave transversalement; plus large que la précédente, légèrement inclinée en arrière. Elle résulte de la réunion de l'apophyse palatine du maxillaire avec la portion transversale du palatin. En devant, et près de la cloison, se trouve l'orifice d'une des branches du canal palatin antérieur, qui s'ouvre par un seul orifice dans la région palatine de la face.

Région interne. Elle est représentée par la cloison ; on y voit la trace de la suture qui unit la lame ethmoïdale avec le vomer, et leur jonction avec le cartilage.

Région externe. Elle est très-inégale. L'ethmoïde, l'os palatin, le maxillaire supérieur, le cornet inférieur et l'unguis se réunissent pour la former. Elle est obliquement inclinée en dehors. Examinée de haut en bas, elle présente le cornet supérieur, borné en devant par une surface inégale et quadrilatère; le méat supérieur, dans lequel se trouve, en arrière, le trou sphéno-palatin, en avant l'ouverture des *cellules ethmoïdales postérieures.*

Celles-ci communiquent toutes ensemble, et par là même avec les fosses nasales, dont la membrane les tapisse. Elles occupent le derrière des masses latérales de l'ethmoïde, sont en nombre variable, se trouvent découvertes en partie dans un os isolé, mais sont, dans une tête entière, complétées par le coronal en haut, par le palatin et le sphénoïde en arrière, par le maxillaire en bas.

Le cornet moyen, placé plus bas, borne le méat supérieur. Au-dessous de lui se voit le méat moyen, qui est plus étendu que le précédent, et où deux ouvertures se rencontrent.

L'ouverture postérieure aboutit au *sinus maxillaire*, qui est creusé dans l'épaisseur de l'os du même nom. Ce sinus, de forme à peu près conique, ayant sa base en dedans, son sommet en dehors, correspond en haut à l'orbite par une lame mince dans l'épaisseur de laquelle passe le canal sous-orbitaire, en bas aux alvéoles des molaires, quelquefois des canines, dont il se trouve séparé par une légère cloison qui quelquefois est percée, en devant à la fosse canine, dont le sépare une lame osseuse sur laquelle est une saillie longitudinale quelquefois double, formée par le conduit dentaire antérieur, en arrière à la tubérosité maxillaire. L'éminence malaire couvre son sommet, dont la cloison est si mince qu'en enlevant le malaire on la rompt souvent. Sa base correspond aux fosses nasales, et présente l'ouverture indiquée plus haut, laquelle, très-large sur un os isolé, est singulièrement rétrécie par les articulations des os voisins ; savoir : par l'ethmoïde en haut, le cornet inférieur en devant et en bas, l'os du palais en arrière.

L'autre ouverture du méat moyen, qui est en devant, conduit dans les *cellules ethmoïdales antérieu-*

rés. Celles-ci n'ont aucune communication avec les précédentes, sont formées dans le devant des masses ethmoïdales par diverses cloisons qui se croisent en tous sens, et complétées en-dehors par l'unguis, en haut par le coronal, en bas par le maxillaire. L'une d'elles, plus large et en forme d'entonnoir (*infundibulum*), va s'ouvrir dans les *sinus frontaux*.

Ceux-ci occupent l'épaisseur du frontal. Larges en bas, ils se rétrécissent à mesure qu'on les examine supérieurement. Leur étendue, infiniment variable, est quelquefois prolongée jusqu'aux apophyses orbitaires externes. Une cloison moyenne, souvent déjetée d'un côté, quelquefois percée, les sépare l'un de l'autre.

Le cornet inférieur, puis le méat inférieur, terminent la région qui nous occupe. Au devant de ce dernier se voit l'orifice inférieur du canal nasal.

Les ouvertures des fosses nasales ont été décrites dans les régions de la face auxquelles elles correspondent.

ARTICLE SIXIÈME.

DÉVELOPPEMENT DE LA FACE.

Suivons dans l'histoire de ce développement le même ordre que dans l'exposition générale de la face, en considérant d'abord la marche de la nature à l'extérieur, et en l'envisageant ensuite dans les cavités intérieures de cette partie de la tête.

§ Ier. *Développement des diverses régions de la Face.*

Chez le fœtus, tout le haut de la région antérieure ou faciale, très-développé, offre sous ce rapport une remarquable prédominance sur le bas. Or, cette prédominance tient à deux causes, 1° au développe-ment précoce du coronal, qui, faisant partie du crâne et de la face, devait, à cause du premier, avoir beaucoup de largeur à cet âge, 2° à la capacité des orbites, alors très-grande proportionnellement à ce qu'elle sera par la suite.

Ce qui doit former un jour la partie moyenne de la face est très-peu marqué à cette époque. Les maxillaires supérieurs, presque entièrement solides, offrant à peine la trace de leurs sinus, ont leur bord alvéolaire confondu pour ainsi dire avec la base des orbites. Ce bord est arrondi, à cause des germes dentaires qu'il renferme.

Quant à la mâchoire inférieure, les germes qu'elle contient aussi lui donnent une forme analogue, et font que son étendue de haut en bas est propor-tionnellement moindre que lorsque, sortis de leurs alvéoles, ces germes auront permis son aplatisse-ment et son allongement. Tout tend donc, à cet âge, à rétrécir le diamètre perpendiculaire de la face dans sa partie inférieure.

Quant à l'étendue transversale de cette région, elle est proportionnellement bien plus grande en haut qu'elle ne le sera par la suite : ainsi, entre les apophyses orbitaires externes du frontal, entre les os malaires, etc., l'espace est très-marqué. En bas, si l'absence des sinus tend à rétrécir cette étendue, là saillie des dents, encore toutes contenues dans leurs alvéoles, l'augmente un peu; en sorte que la proportion est à peu près la même que dans l'adulte.

Mais tout change à mesure qu'on avance en âge. La partie supérieure de la face croît moins à proportion que l'inférieure. Le développement des sinus, l'éruption des dents, donnent à celle-ci des dimensions qui agrandissent surtout le diamètre perpendiculaire, et amènent peu à peu la totalité de la face à l'état sous lequel nous l'avons décrite.

Chez le vieillard, la face éprouve des changemens dans sa partie antérieure : le diamètre perpendiculaire diminue par la chute des dents; les alvéoles se rétrécissent; ils disparaissent au bout d'un certain temps. J'ai disséqué plusieurs sujets chez lesquels la substance des os maxillaires était si serrée, qu'il ne restait aucune trace des cavités primitivement creusées dans leur épaisseur. L'os maxillaire inférieur se déjette en devant par sa partie inférieure; le menton s'allonge, se rapproche du nez, semble quelquefois vouloir le toucher, lorsque celui-ci se dirige naturellement en bas.

Comme, par la chute des dents, les lèvres sont à proportion plus larges que l'espace inter-maxillaire qu'elles remplissent, le vieillard, lors de la mastication, présente dans ces deux parties un mouvement remarquable et souvent singulier, qui dépend de ce que l'inférieure repousse en haut la supérieure, et qui de cette manière se communique quelquefois au nez. Ce mouvement ne saurait évidemment exister lorsque les dents, se rencontrant, laissent plus d'intervalle entre les mâchoires, et empêchent cette pression des lèvres, qui sont alors exactement proportionnées, par leur longueur, au lieu qu'elles occupent. J'observe à ce sujet que, dans l'enfant nouveau-né, l'absence des dents produit également une disproportion dans la longueur des lèvres, disproportion favorable à l'allongement qui leur est nécessaire pour former l'espèce de gouttière où se place le mamelon à l'instant de la succion du lait.

La région postérieure ou gutturale de la face présente chez le fœtus et l'enfant une obliquité très-remarquable. Le bord parotidien du maxillaire inférieur, situé sur le côté de cette région qu'il borne en dehors, s'incline sensiblement en devant, en sorte que l'angle qui l'unit à la base de l'os est très-obtus. Au milieu, le défaut de développement des sinus maxillaires donne également lieu à l'inclinaison en devant des apophyses ptérygoïdes, et par là même à l'obliquité très-grande de l'ouverture des fosses nasales, obliquité d'où résulte un avantage réel pour le mode de préhension de l'aliment de l'enfant, qui se fait, comme nous venons de le dire, par succion. En effet, le voile du palais ayant, par cette disposition, moins de chemin à parcourir pour boucher cette ouverture en se relevant contre elle, que si elle était perpendiculaire, remplit cette fonction avec plus de facilité, peut faire un vide plus parfait dans la bouche, et par conséquent y rendre l'ascension du lait plus active. Il est évident que cette disposition dans le fœtus coïncide avec celle que nous venons d'indiquer plus haut.

A mesure que l'accroissement se fait, d'un côté le sinus maxillaire qui se développe repousse en arrière l'apophyse ptérygoïde ; d'un autre côté le bord parotidien de l'os maxillaire se redresse, l'angle devient plus droit ; enfin cette région prend la direction qu'elle doit conserver dans la suite. Il est à observer que le redressement de l'apophyse se fait toujours dans la même proportion que celui du bord de l'os maxillaire ; en sorte que l'espace qui les sépare est toujours proportionnellement le même, et que les muscles ptérygoïdiens, qui remplissent cet espace, ont constamment le même degré de tension et de longueur.

Remarquons que la grande obliquité du bord parotidien de la mâchoire des enfans est, à cet âge, un obstacle à la luxation. En effet, pour cette luxation, il faut que le condyle se porte en devant et l'angle en arrière, par un mouvement de bascule : or, ce mouvement devient très-difficile chez l'enfant ; car le condyle se trouvant très en arrière et l'angle très en avant, à raison de l'obliquité dont je viens de parler, l'un et l'autre, pour exécuter ce mouvement, ont un trajet bien plus long à parcourir que chez l'adulte ; et plus le trajet est long, plus le déplacement éprouve d'obstacle. La direction du condyle en forme aussi un très-sensible : dans l'adulte, lorsque la mâchoire est fermée, il est dirigé en haut ; dans l'enfant, il regarde alors en arrière ; dans tous deux, lors de la luxation, il est dirigé en devant par l'espèce de bascule qu'il éprouve nécessairement : donc chez l'adulte il ne change qu'une fois de direction pour se déplacer, tandis que chez l'enfant il

faudrait qu'il se dirigeât d'abord en-haut, puis en
avant. Observons que cette disposition de la mâchoire de l'enfant remédie efficacement à la disposition qui naîtrait pour la luxation du peu de profondeur de la cavité glénoïde, laquelle chez le fœtus est
très-peu marquée, ainsi que l'apophyse transverse.

La région palatine a peu d'étendue chez le fœtus
d'avant en arrière, ce qui tient en partie à l'inclinaison dont nous venons de parler; transversalement
son diamètre est plus proportionné à celui de l'a-
dulte.

Quant aux régions zygomatiques, elles sont principalement formées, comme nous l'avons vu, par la
tubérosité maxillaire : or, la saillie que cette tubérosité doit chez l'adulte au développement des sinus,
y est en partie remplacée, dans le fœtus et l'enfant,
par les dents qu'elle contient; en sorte que son volume est dans le premier âge assez proportionné
à celui qu'il aura dans la suite, et que cette région
présente peu de différences.

§ II. *Développement des cavités de la Face.*

Les deux grandes cavités de la face ont une disposition inverse pour leur développement : l'une est
très-formée chez le fœtus, l'autre y paraît encore à
peine.

Nous avons déjà indiqué plus haut combien le développement des cavités orbitaires était avancé chez
le fœtus. Cette capacité s'accorde avec le volume de
l'organe qu'elles contiennent, et dont l'organisation

se trouve entièrement complète à la naissance. L'orbite est chez l'enfant beaucoup plus arrondi que chez l'adulte, où il est quadrilatère ; ce qui tient à ce que le peu de hauteur de l'ethmoïde en rapproche alors les surfaces supérieure et inférieure du côté interne, et même les confond presque l'une avec l'autre. Les trous sont plus marqués proportionnellement avant la naissance, et même encore long-temps après, ce qui a rapport au volume plus développé des nerfs à cette époque. Le grand développement de l'orbite tient principalement au coronal et au sphénoïde ; le malaire et le maxillaire y concourent bien moins évidemment.

Les fosses nasales sont singulièrement rétrécies chez le fœtus, moins cependant dans le sens transversal que dans tout autre. Celui-là même est quelquefois accidentellement augmenté, comme on le voit dans les becs-de-lièvre compliqués de diduction des os maxillaires et palatins ; mais quelques mois après la naissance, ces cavités se développent, s'étendent en tous sens ; bientôt les divers sinus qui en dépendent, et dont jusqu'alors on avait à peine trouvé les traces, se forment, et de leur développement résultent divers effets secondaires.

Dans l'expansion des sinus frontaux, c'est presque toujours la table externe ou antérieure qui se porte en avant, ce qui ne peut se faire sans que les os du nez, qui s'articulent avec elle, n'éprouvent une espèce de bascule qui diminue d'autant plus la dépression de la racine qu'on avance plus en âge. Cette dépression est très-manifeste dans les têtes de fœtus. Il paraît que, chez les personnes où cette dépres-

sion reste après le développement complet de la
face, c'est par le déjettement en arrière de la lame
interne que s'est développé le sinus frontal. C'est
presque uniquement de cette manière que la portion osseuse du nez influe sur les formes variées de
cette partie considérée dans sa totalité. Toutes les
autres causes de ces variétés existent dans les parties
molles.

A mesure que les sinus maxillaires se développent,
la face s'élargit ; elle augmente aussi dans son diamètre perpendiculaire. C'est plus du côté de la bouche que du côté de l'orbite que son expansion a
lieu. Alors la partie inférieure de la face commence
vraiment à se mettre en proportion avec la supérieure. Les rebords alvéolaires supérieurs qui n'é-
taient point formés, qui se trouvaient presque au
niveau de la voûte palatine, se prononcent en même
temps d'une manière sensible ; les dents sortent ; la
face perd cette expression particulière qui était l'attribut de l'enfance, et prend celle qui caractérise
l'adulte.

La production des sinus sphénoïdaux est beaucoup plus tardive que celle des autres cavités analogues. C'est leur lame inférieure qui se déprime
surtout alors en s'écartant de la supérieure. Par là le
vomer s'abaisse, ainsi que les apophyses ptérygoïdes.
La voûte palatine, jusque là presque horizontale,
est poussée en bas dans sa partie supérieure. Alors
naît le plan incliné le long duquel le mucus des fosses
nasales coule dans le pharynx.

Les cellules ethmoïdales en se formant n'élargissent pas la partie supérieure des fosses nasales ; car

l'ethmoïde, dans l'état cartilagineux, présente une
largeur égale en proportion à celle qu'il prend dans
l'état osseux; en sorte qu'il ne fait que se creuser des
cavités, que prendre la forme laminée, sans augmenter dans sa dimension de largeur : il diminue
même plutôt un peu proportionnellement. Quant à
sa hauteur, elle augmente; ce qui commence à déterminer la forme quadrilatère de l'orbite, qui dans
le fœtus a bien plus d'étendue transversalement que
de haut en bas.

ARTICLE SEPTIÈME.

MÉCANISME DE LA FACE.

Le mécanisme de la face peut évidemment se considérer sous deux rapports, 1° dans les os dont l'assemblage forme ce qu'on nomme la mâchoire supérieure; 2° dans celui qui constitue la mâchoire
inférieure. En haut, tout est relatif à la solidité; en
bas, tout se rapporte à la mobilité.

§ Ier. Mécanisme de la Mâchoire supérieure.

Les efforts que la mâchoire supérieure a à supporter peuvent s'exercer sur elle, 1° de bas en haut:
c'est l'effort le plus ordinaire, puisque c'est celui de
la mastication; 2° de devant en arrière; 3° d'un côté
à l'autre. Il est rare qu'elle puisse recevoir un choc
de haut en bas de la part des corps extérieurs.

Lorsque la mâchoire inférieure s'élève et vient
frapper l'autre, c'est principalement au niveau du

rebord dentaire que le mouvement est transmis et
que le choc est plus fort; aussi c'est à ce rebord que
correspondent les points de résistance, les soutiens
de la mâchoire. La cloison qui sépare le nez d'avec
la bouche, et qui se trouve derrière ce rebord, n'é-
tant point heurtée en bas dans son milieu, n'est
presque pas soutenue en haut dans ce sens. La cloison nasale est plutôt destinée à séparer les cavités
dont elle porte le nom qu'à concourir au soutien de
la mâchoire supérieure : son épaisseur est trop faible
pour ce dernier usage ; d'ailleurs, comme elle correspond en haut à la lame criblée, qui est très-
mince, le mouvement qu'elle propagerait avec trop
de violence pourrait devenir funeste à l'organe cérébral. C'est donc sur le bord dentaire qu'il faut spécialement examiner la résistance de la mâchoire supérieure : or, ses points d'appui dans ce sens sont en
devant les deux apophyses nasales des os maxillaires,
en arrière les os malaires, qui eux-mêmes trouvent
dans le coronal un autre appui, ainsi que les apophyses précédentes ; d'où il résulte que c'est dans la
ligne de direction de ces deux parties que l'os maxillaire résiste le plus efficacement. Entre elles se trouvent des intervalles où la résistance est nulle : ces
intervalles sont l'ouverture du nez et celles des orbites. Remarquons à ce sujet que la situation des
dents est parfaitement accommodée à cette inégalité
de résistance du rebord alvéolaire. Les incisives, qui,
par leur forme aplatie, ne peuvent diviser que des
alimens mous, peu résistans, comme des fruits, etc.,
se trouvent précisément correspondre à un espace
vide, à l'ouverture du nez. Les canines, qui déchi-

rent les alimens fibreux, sont soutenues par l'apophyse nasale. Les grosses molaires, destinées à rompre, à briser les corps durs, se trouvent à la partie
la plus résistante du rebord alvéolaire, à celle que
soutient l'os malaire. Quant aux petites molaires,
lorsqu'elles font un effort un peu violent, ce sont
ces deux soutiens réunis qui résistent à leur effort.

D'après tout ce que nous venons de dire, on concevra facilement la propagation du mouvement dans
la mastication. Le mouvement communiqué au rebord dentaire supérieur par l'os maxillaire d'en bas,
est en effet transmis au coronal en dedans et en dehors, à ses apophyses orbitaires internes et externes.
L'ethmoïde peut en transmettre aussi une portion ;
car il est, comme l'apophyse nasale et le malaire,
intermédiaire à cet os et au maxillaire supérieur. Le
malaire, qui dans ce mouvement tend à être poussé
en haut, trouve aussi en arrière, dans l'apophyse zygomatique du temporal, un point de résistance ; et
ici l'on conçoit l'avantage de son articulation avec
cette apophyse, dont le biseau est supérieur au sien.

Il est donc évident, d'après cela, que tout l'effort
que la mâchoire supérieure reçoit de l'inférieure est
en dernier résultat communiqué au crâne, dans lequel le mouvement vient se perdre. C'est à cela
qu'il faut rapporter les phénomènes suivans : si,
dans une fracture du crâne, le malade tient un corps
résistant dans ses dents, comme un mouchoir, et
qu'on agite ce corps, ou qu'il casse un corps dur avec
les molaires, il éprouve une vive douleur à l'endroit
de la fracture, qui est ébranlé ; ce signe a même été
long-temps pris comme un indice certain des frac-

tures; mais il est vague, en ce qu'une simple contu-
sion, une lésion quelconque de l'os produit le même
phénomène. Tout le monde sait qu'en exerçant un
grand effort de mastication, la secousse s'en ressent
jusque dans le crâne, etc.

Remarquons, au sujet des efforts de mastication,
que les dents inférieures et supérieures se rencontrent différemment alors. Les incisives glissent les
unes contre les autres, à la manière des lames de ci-
seau ; leur forme aplatie favorise ce mouvement, qui
tend à couper les alimens qui leur sont soumis. Les
canines glissent aussi un peu, mais moins, et elles
tendent à se heurter perpendiculairement pour dé-
chirer. Les molaires, qui sont destinées à briser les
corps solides, se rencontrent directement, et se heur-
tent exactement en sens opposé.

Les chocs qui peuvent être imprimés d'avant en
arrière à la mâchoire supérieure, ne viennent que
de la part des corps extérieurs : par exemple, lorsqu'on tombe perpendiculairement sur la face, lorsqu'un coup est reçu par elle dans cette direction.
Or, alors les apophyses ptérygoïdes, et plus en dehors les arcades zygomatiques, sont les deux points
résistans qui, en arrière, soutiennent presque tout
l'effort. C'est sur ces points résistans que toute la
partie supérieure de la face est presque appuyée : or,
comme ils appartiennent à des os du crâne, on voit
manifestement que ce mouvement, comme celui
de la mastication, va en dernier résultat se perdre dans les parois de cette cavité. On a cru que,
dans un choc de la partie antérieure du nez, la cloison, articulée avec lui d'une part, et tenant d'autre

part à la lame criblée, pouvait transmettre un mouvement dangereux au cerveau. Mais elle est trop faible pour propager un fort mouvement, et d'ailleurs l'expérience ne prouve point que ce résultat ait lieu.

Quant aux chocs latéraux qu'éprouve la face, il n'est pas facile de bien estimer la transmission du mouvement, attendu qu'il n'y a point d'appui opposé à l'endroit frappé. Le mouvement se perd généralement dans les os de cette partie de la tête.

Quoique tout soit presque relatif à la solidité dans la mâchoire supérieure, cependant dans l'ouverture de la bouche elle s'élève un peu, tandis que l'autre s'abaisse : mais ce mouvement est général; le crâne y participe aussi. C'est toute la tête, excepté la mâchoire inférieure, qui exécute une espèce de bascule, par laquelle sa partie postérieure s'abaisse, et l'antérieure s'élève : l'articulation occipito-atloïdienne est le centre du mouvement.

§ II. *Mécanisme de la mâchoire inférieure.*

Nous avons dit que tout se rapporte à la mobilité dans le mécanisme de la mâchoire inférieure, à cause de son usage principal, qui est de servir à la mastication. Or, les mouvemens que cet os exécute sont ceux d'abaissement et d'élévation, ceux en avant, en arrière et de côté.

1°. Dans l'abaissement qui détermine l'ouverture de la bouche, le condyle commence d'abord à tourner un peu sur lui-même dans la cavité glénoïde, de manière que la partie supérieure devient un peu

antérieure; les angles se portent en arrière et l'apophyse coronoïde en bas. Les choses se bornent là,
si l'abaissement est léger. S'il devient considérable,
le condyle passe sous l'apophyse transverse par un
mouvement brusque, comme subit, et qu'on peut
même sentir en appliquant la main sur lui, ou en le
mettant à découvert dans un cadavre dont on remue
ensuite la mâchoire. En même temps que ce mouvement en avant a lieu, mouvement dans lequel le
fibro-cartilage est entraîné avec le condyle; la rotation de celui-ci continue; sa partie postérieure vient
s'appuyer sur l'apophyse transverse. L'angle se porte
de plus en plus en arrière; car, dans le mouvement
de bascule qui détermine l'abaissement, il est constamment en opposition avec le condyle. Le ligament
externe est assez tendu, ainsi que la partie postérieure de la synoviale supérieure, qui, étant très-
lâche, peut facilement se prêter à cette extension.
Quant à la synoviale inférieure, elle reste dans le
même état, puisque le fibro-cartilage et le condyle
ne changent presque pas de rapport. Le ligament
stylo-maxillaire est relâché; l'interne reste à peu
près dans le même état; parce qu'il s'insère à une
distance presque égale du condyle qui se jette en devant, et de l'angle qui se porte en arrière. Quand
l'abaissement est très-considérable et se combine
avec un fort mouvement en devant, alors le condyle
déchire la synoviale supérieure, passe avec le fibro-
cartilage sur le petit espace qui est devant l'apophyse
transverse, et la luxation survient. Comment les muscles, qui sont presque exclusivement les agens de ce
déplacement, concourent-ils à le produire? Je ne sache

pas que cette question ait été jusqu'ici exactement
éclaircie.

2°. Dans l'élévation, les choses se passent en sens
opposé de l'abaissement. Si celui-ci a été considérable, le condyle, placé sous l'apophyse transverse,
commence à y exécuter un mouvement de rotation
qui dirige en haut la partie qui regardait en devant
pendant l'abaissement. En même temps cette éminence revient dans la cavité glénoïde. Arrivée dans
cette cavité, elle continue à y tourner sur elle-
même, jusqu'à ce que les dents supérieures, venant à rencontrer les inférieures, arrêtent l'élévation. Celle-ci ne consiste qu'en cette dernière portion de mouvement exercée dans la cavité glénoïde,
lorsque l'abaissement a été peu marqué. L'obstacle
né des dents ou des alvéoles supérieurs empêche
toujours que l'élévation ne s'étende assez haut pour
produire un déplacement en arrière, déplacement
qui, du reste, serait prévenu par la partie antérieure du conduit auditif et par l'apophyse vaginale.
Dans l'élévation, le ligament interne ne change
point; l'externe est relâché; le stylo-maxillaire est
un peu tendu; la partie postérieure de la synoviale
d'en haut, qui est très-lâche, se reploie sur elle-
même dans l'espace celluleux qui est derrière la
scissure de Glaser.

3°. Dans le mouvement en avant, il n'y a point
de bascule, comme dans celui d'abaissement; le
condyle et l'angle ne se portent point en sens inverse; tout l'os se meut horizontalement : aussi
tous les ligamens sont-ils également tendus. La synoviale supérieure se distend aussi en arrière; l'in-

férieure reste dans le même état, car le fibro-cartilage accompagne le condyle, et cela parce que le
ptérygoïdien externe, qui est l'agent du mouvement en avant, s'attachant et au condyle et au fibro-cartilage, les tire tous deux en même temps.
Cette insertion commune est essentielle pour conserver toujours le même rapport à ces deux parties.
L'apophyse coronoïde, si ce mouvement est très-
prolongé, heurte la partie antérieure de la fosse
temporale, et s'oppose nécessairement alors à la
luxation, pour laquelle il faut toujours que cette
apophyse s'abaisse sous l'arcade zygomatique. Il est
à remarquer que le mouvement horizontal en devant exige toujours un abaissement préliminaire
du condyle, pour mettre celui-ci au niveau de l'a-
pophyse transverse sous laquelle il doit passer. Au
reste, comme par le fibro-cartilage la cavité glénoïde est singulièrement diminuée dans sa profondeur, cet abaissement préliminaire est presque nul.

4°. Le mouvement en arrière est l'inverse du précédent. Le condyle, l'angle, l'apophyse coronoïde,
toute la mâchoire en un mot, reviennent par un
mouvement horizontal en arrière, où ils trouvent,
dans les saillies osseuses indiquées plus haut, des
obstacles qui empêchent ce mouvement de se porter
plus loin et de produire la luxation. Les ligamens
reprennent leur degré de tension ordinaire.

5°. Le mouvement latéral n'est point horizontal
comme le précédent. Il faudrait, en effet, pour
qu'un condyle se portât horizontalement en dehors,
que l'autre condyle se dirigeât en dedans : or, l'é-
pine sphénoïdale et la fin de la crête vaginale s'y op-

posent; en sorte que toute luxation interne et externe est visiblement impossible. Quand le menton est porté à droite, voici ce qui arrive : le condyle gauche reste dans la cavité glénoïde, s'y enfonce même, devient comme une espèce de pivot autour duquel toute la mâchoire tourne ; l'autre condyle, qui est la partie la plus éloignée du centre de ce mouvement, est aussi celle où il est le plus sensible. Ce condyle sort de sa cavité, se porte sous l'apophyse transverse, peut même se luxer isolément si l'effort est considérable. Alors tout est presque disposé dans l'articulation à laquelle il répond comme dans le mouvement d'abaissement : il est inutile d'y revenir. Lorsque le menton se porte à gauche, le mouvement latéral est l'inverse du précédent.

DU TRONC.

Le *tronc* est la seconde partie du squelette; il en est aussi la plus considérable. Envisagé exclusivement dans sa portion osseuse, il est l'assemblage de la *poitrine*, du *bassin* et de la *colonne vertébrale*. Ces deux dernières parties composent, avec les membres inférieurs, une espèce de charpente osseuse, dont les pièces, situées les unes au-dessus des autres et presque dans la même ligne, forment un tout continu qui est le grand levier de la station. C'est sur ce levier, sur cette base commune et générale, qu'est soutenue la tête. C'est autour d'elle que sont comme suspendus et fixés la poitrine, les membres supérieurs, les viscères gastriques, etc., qui n'entrent point dans le mécanisme général de la station. Il résulte de là que le tronc, considéré avec ses parties molles, appartient principalement dans ses portions postérieure et inférieure à l'histoire de la mécanique animale, tandis que dans sa partie antérieure il nous offre à étudier toutes les grandes fonctions de la vie organique, la digestion, la circulation, la respiration, les grandes sécrétions, etc. Sa disposition osseuse est accommodée en devant à celle des parties molles qu'il contient. Au milieu se trouve, dans ce sens, un grand intervalle entre le bassin et la poitrine, pour les viscères gastriques; en haut et en bas sont les cavités de ces deux dernières parties; en sorte qu'au-devant de l'épine on aperçoit une suite d'espaces très-considérables pour les viscères principaux de la vie intérieure.

Cette forme du tronc dans le squelette, qui détermine la position des viscères, coïncide et avec la position de la face, qui est en devant, et avec la direction des membres, dont tous les grands mouvemens sont aussi antérieurs. Par là les organes des sens situés à la face, qui nous avertissent de la présence des corps extérieurs, et ceux de la locomotion, qui nous servent à les repousser ou à les fuir, étant dans la même direction que toutes les parties essentielles de la vie intérieure, peuvent plus efficacement veiller à leur conservation. Aussi la nature, en assurant à ces parties ces moyens de protection en devant, leur a ménagé dans ce sens des abris moins puissans qu'en arrière, où la colonne vertébrale, et de plus les épais faisceaux charnus couchés sur elle, les garantissent puissamment de l'impression des corps extérieurs, dont l'homme ne peut avoir que des sensations moins nombreuses, et à laquelle il ne saurait se soustraire aussi efficacement dans ce dernier sens que dans le premier.

Les trois grandes divisions de la portion osseuse du tronc ont, dans la forme de leurs os, des dispositions accommodées à leur destination. La colonne vertébrale, qui réunit à l'usage indiqué pour la station, celui d'être le centre des grands mouvemens du tronc, réunit aussi, par le nombre et par la petitesse de ses os, qui sont de la classe des courts, la mobilité à la solidité. Le bassin, qui n'a que des mouvemens de totalité, qui est surtout destiné à garantir divers organes et à servir dans la station, est composé d'os peu nombreux et larges. La poitrine, qui a des mouvemens partiels dans chacune de ses portions, qui protège en même temps des viscères, résulte de plusieurs os allongés et étroits, placés les uns au-dessus des autres.

DE LA COLONNE

VERTÉBRALE.

ARTICLE PREMIER.

CONSIDÉRATIONS GÉNÉRALES SUR LA COLONNE VERTÉBRALE.

LA *colonne vertébrale*, placée à la partie postérieure du tronc, unit la tête au bassin, soutient l'une et se trouve supportée par l'autre; mais elle n'est pas avec tous les deux dans le même rapport. En effet, il y a derrière elle une portion assez considérable de la tête; c'est au-devant de son tiers postérieur qu'elle s'articule : au contraire, c'est avec la partie la plus reculée du bassin qu'elle se trouve jointe. Ce rapport avec le bassin est très-favorable à la station. Dans cette position le tronc tend, en effet, bien plus à s'incliner en devant qu'en arrière. Or, comme toute l'excavation du bassin lui forme dans le premier sens une large base où le centre de gravité est soutenu, ces inclinaisons ne sont point à craindre. D'ailleurs, tous nos grands mouvemens du tronc s'exécutant aussi en devant, et imprimant par conséquent une impulsion antérieure à cette partie du squelette, cette base prévient les chutes, qui seraient fréquentes dans ces mouvemens, si le centre de gravité porté par eux en devant ne se trouvait point alors soutenu dans ce sens.

§ Ier. *Dimensions de la Colonne vertébrale.*

La longueur de la colonne vertébrale éprouve en général peu de variation. Les différences de stature tiennent ordinairement bien plus aux membres qu'à elle, dans les différens individus. Ce n'est guère que dans les vices de conformation où elle se trouve courbée en différentes directions, qu'elle peut influer sur la stature : elle la diminue alors sensiblement, et les membres, quoique de grandeur ordinaire, paraissent proportionnellement bien plus longs. L'affaissement des substances inter-vertébrales diminue un peu, après une longue station, la hauteur de l'épine, qui s'allonge ensuite et reprend ses dimensions par une position horizontale quelque temps continuée. Cet effet est beaucoup moins marqué chez le vieillard, où les substances inter-vertébrales sont plus denses, plus serrées, moins susceptibles, par conséquent, de céder à la pression. L'épaisseur de la colonne vertébrale va, en général, en augmentant de la partie supérieure à l'inférieure; et, sous ce rapport, on peut dire qu'elle forme une pyramide générale dont la base est en bas et le sommet en haut. Cette disposition est relative aux efforts plus grands qu'elle a à soutenir, et qui sont d'autant plus grands qu'on avance plus inférieurement. Cependant son augmentation d'épaisseur n'est pas graduelle; et même on peut la considérer comme résultant de trois pyramides secondaires. La pre-

mière, inférieure, a sa base au sacrum et son sommet
à la cinquième dorsale, qui est aussi le sommet de
la seconde pyramide, dont la base se trouve à la
première dorsale. La troisième confond sa base avec
la précédente, et présente son sommet à l'axis; ce som
met est surmonté par l'atlas, qui a plus de largeur.

§ II. *Direction de la Colonne vertébrale.*

La colonne vertébrale ne décrit point une ligne
droite: diverses inflexions s'y rencontrent. Celles qui
ont lieu en devant et en arrière sont les plus sensibles. Une convexité au cou, une concavité au dos,
une seconde convexité aux lombes, se voient antérieurement. Trois courbures en sens opposé se rencontrent postérieurement. Cette disposition dépend
manifestement des degrés divers d'épaisseur du corps
et des fibro-cartilages, qui déterminent une concavité là où ils sont les plus minces, et une convexité
là où leur épaisseur est plus grande. Or, cette inégalité dans les dimensions du corps et des fibro-cartilages est un résultat de l'organisation, et non du
poids des différentes parties sur la colonne vertébrale, comme on l'a dit.

Différentes causes font varier les courbures : le
gonflement des vertèbres dans un sens et non dans
l'autre, leur carie, leur usure, des dépôts formés
au-devant d'elles, etc., toute cause en un mot pro-
venant d'un vice interne, comme le rachitisme; ou
externe, comme les coups, les chutes, etc., et qui
fait que l'un des côtés antérieur ou postérieur de
la colonne vertébrale prend plus d'épaisseur que

l'autre, augmente ces courbures d'une manière sensible. Souvent les attitudes long-temps continuées
suffisent pour produire cet effet. C'est ainsi que le
tronc offre une courbure bien plus précoce dans
ceux que leur état oblige à s'incliner continuellement en devant. Dans ceux, au contraire, qui sont
continuellement penchés en arrière, comme les
marchands qui portent au-devant d'eux le fardeau
habituel d'objets à vendre qu'ils promènent partout, le tronc conserve une rectitude qu'il doit à la
colonne vertébrale. On ne se méprend pas entre le
soldat qui a vieilli dans les rangs, et le laboureur qui
a passé sa vie penché sur sa charrue. En général, il
est à observer que l'inclinaison de l'épine née d'un
vice interne porte plutôt sur la région dorsale, tandis que celle qui provient d'une attitude habituelle
affecte plus particulièrement l'endroit de réunion
de cette région avec la lombaire, endroit où tous
les grands mouvemens de flexion et d'extension
générales se rapportent surtout.

Outre les courbures antérieure et postérieure de
l'épine, il y en a assez ordinairement une latérale,
au niveau de la partie postérieure de la poitrine, et
du côté gauche. On attribue communément cette
courbure à la présence de l'aorte. Mais d'où vient
que, la cause étant permanente, l'effet ne se rencontre pas toujours? Je crois plutôt que, comme
tous les efforts se font avec le bras droit, et comme
dans ces efforts nous sommes obligés de nous pencher un peu en sens opposé pour offrir à ce membre un point d'appui solide, l'habitude de répéter
souvent cette inflexion finit par en perpétuer l'exis-

tence. Je n'ai pas cependant assez de faits pour assurer d'une manière générale que tous ceux qui sont gauchers, comme on dit, ont la courbure à droite; cela serait nécessaire cependant pour mettre hors de doute cette assertion.

Il y a des courbures latérales vicieuses, comme des antérieures : or, ces courbures présentent un phénomène remarquable ; c'est que, dès qu'il en existe une dans un sens à une région, les autres régions en présentent bientôt d'autres en sens alternativement inverses. Supposez, par exemple, qu'un dépôt, une bride, etc., forcent à incliner la portion cervicale de l'épine à droite, bientôt, pour soutenir le centre de gravité, la région dorsale se courbe à gauche, et par suite la région lombaire à droite ; en sorte que tout le tronc se ressent bientôt de la vicieuse attitude d'une partie isolée de l'épine.

ARTICLE DEUXIÈME.

DES OS DE LA COLONNE VERTÉBRALE EN PARTICULIER.

Les *vertèbres* sont 24 petits os placés les uns au-dessus des autres, et formant l'*épine* par leur assemblage. Leur forme est constamment symétrique ; mais chaque portion située sur les côtés de la ligne médiane est extrêmement irrégulière. Leur volume, très-considérable dans la région lombaire, diminue en général d'autant plus qu'elles sont plus supérieures ; mais cependant, comme nous l'avons vu, avec des inégalités. Toutes se trouvent horizon-

talemént situées dans la station ; leurs diverses parties, comme les apophyses épineuses, éprouvent
seulement des inflexions diverses. Le nom numérique sert à les désigner dans chaque région, excepté la première et la seconde cervicales, qui
s'appellent, l'une l'*atlas*, l'autre l'*axis*. La conformation des vertèbres est en général la même ; elles
sont faites sur un type commun : mais, suivant les
diverses portions de l'épine où on les examine, cette
conformation générale varie ; c'est même en grande
partie ce qui les a fait rapporter à trois classes, que
la position sert à dénommer, mais que les formes
extérieures servent surtout à caractériser : ce sont
les vertèbres cervicales au nombre de sept, dorsales
au nombre de douze, lombaires dont il n'y a que cinq.

Les formes générales des vertèbres vont d'abord
être examinées ; leurs formes particulières nous
occuperont ensuite.

§ Ier. *Formes générales des Vertèbres.*

Tous ces os sont l'assemblage de diverses portions
irrégulières et saillantes, séparées par divers intervalles, unies par diverses lames. Ces portions saillantes, ces intervalles, ces lames forment les objets
communs de conformation ; or, voici quels sont ces
objets :

1°. Sur la ligne médiane, on voit d'avant en arrière, 1° le *corps* de la vertèbre, portion considérable de leur ensemble, de forme cylindrique ou
ovalaire, épais, large, donnant attache en haut et
en bas aux fibro-cartilages qui occupent les espaces

inter-vertébraux, plus ou moins convexe en devant
où se voit une espèce d'enfoncement transversal
que bornent deux rebords assez saillans, et dans lequel sont divers trous nourriciers très-sensibles,
plane ou concave dans sa partie postérieure, qui répond au canal vertébral, et qui présente aussi des
ouvertures vasculaires très-marquées, continu sur
les côtés avec le reste de l'os par une espèce de pédicule; 2° le *trou vertébral*, ovale ou triangulaire
suivant les régions, et concourant à former le canal
de même nom; 3° l'*apophyse épineuse*, saillante
en arrière au-delà du niveau de l'os, de forme et de
direction variées suivant les régions, laissant entr'elle et la suivante un espace rempli par des muscles ou par des ligamens.

2°. Sur chaque côté, on distingue aussi d'avant en
arrière, 1° deux échancrures, l'une en haut assez
superficielle, l'autre en bas toujours plus profonde,
destinées à former les *trous de conjugaison*, et creusées sur le pédicule qui se joint au corps; 2° deux
apophyses articulaires, distinguées aussi en supérieure et inférieure, revêtues de cartilages et d'une
synoviale, pour correspondre à celles des deux vertèbres voisines; 3° une *apophyse transverse*, dirigée
comme son nom l'indique, servant d'attache à divers muscles, et plus ou moins prolongée; 4° une
lame aplatie, plus ou moins large et épaisse, se
réunissant avec celle du côté opposé, pour donner
naissance à l'apophyse épineuse.

§ II. *Formes particulières des Vertèbres.*

Les différens objets communs à la structure vertébrale éprouvent de singulières modifications, suivant les régions où on les considère : or, c'est principalement dans la partie moyenne de chaque région qu'il faut examiner ces modifications, qui, vers les extrémités, prennent peu à peu les caractères de la région voisine : car, ici comme partout ailleurs, la nature ne fait rien brusquement; elle passe par gradation d'une forme à une autre : et comme ce n'est que dans les extrêmes que les différences sont tranchantes, ce n'est qu'au milieu que les attributs propres sont bien prononcés.

Vertèbres cervicales.

Ce sont celles où les particularités de forme sont le plus marquées. L'*atlas* et l'*axis* s'éloignent surtout beaucoup des autres : l'une est plus évasée, plus large, par la grande étendue de son trou; l'autre, plus petite, est remarquable par une grosse apophyse qui surmonte son corps. La comparaison des vertèbres de cette région rendra ceci plus sensible. Voici ce qui distingue leur conformation :

1°. Sur la ligne médiane, le corps de l'*atlas* forme un petit arc aplati en sens opposé du corps des autres vertèbres, convexe et tuberculeux en devant, concave en arrière, où est une facette qui s'articule avec l'odontoïde, mince en haut et en bas, où des ligamens s'attachent pour l'unir à l'occipital et à l'axis. Celle-ci est remarquable par la hauteur de son corps, qui est très-marquée en comparaison de sa largeur. Ce corps présente en devant une crête moyenne ; et deux enfoncemens latéraux pour les longs du cou, en arrière une surface qui répond au canal, en bas l'insertion du premier des fibro-cartilages, en haut une éminence très-saillante, arrondie, perpendiculaire, nommée *odontöide* ; tournant dans une espèce d'anneau que lui forment l'arc antérieur de l'atlas et le ligament transverse, glissant sur tous deux au moyen de deux petites facettes cartilagineuses, surmontée par l'insertion raboteuse des ligamens odontoïdiens. Dans les autres vertèbres de cette région, le corps est allongé transversalement, plus que dans tout autre sens, et un peu plus épais en devant qu'en arrière. Des deux surfaces où se fixent les fibro-cartilages, la supérieure, un peu échancrée en devant, est bornée de chaque côté par deux petites lames saillantes ; l'inférieure, qui présente latéralement deux petites échancrures où sont reçues les lames précédentes de la vertèbre subjacente, s'allonge un peu en devant, en sorte qu'elle recouvre légèrement cette vertèbre. En devant, le corps offre dans cette région trois petites surfaces, l'une moyenne pour le ligament vertébral antérieur, deux latérales pour les longs du cou. En arrière, les trous vasculaires sont assez petits.

Le trou vertébral est très-grand dans l'atlas, où le ligament transverse le divise en deux parties inégales, dont la postérieure seule fait suite aux autres trous vertébraux. Ceux-ci, dans cette région, sont remar-

DES OS ET DE LEURS DÉPENDANCES.

quables par leur grandeur et leur forme triangulaire, mais à angles arrondis.

L'apophyse épineuse est remplacée dans l'atlas
par deux tubercules inégaux, où se fixent les petits
droits postérieurs; dans l'axis, elle est très-considérable; dans toutes, elle est prismatique, assez courte,
dirigée horizontalement, divisée à son sommet en
deux portions que terminent deux tubercules. Cette
bifurcation n'existe quelquefois pas dans la septième,
dont l'apophyse épineuse, plus saillante, lui a fait
donner le nom de *vertèbre proéminente.*

2°. Sur chaque côté, les échancrures de l'atlas
sont situées derrière les apophyses articulaires;
celle d'en haut forme une gouttière quelquefois
convertie en trou par une lame osseuse, située aux
extrémités de l'arc postérieur, et où passent l'artère
vertébrale et le nerf sous-occipital. Dans l'axis,
l'échancrure supérieure est beaucoup plus en arrière que l'inférieure. Dans toutes les autres, ces
échancrures sont antérieures aux apophyses articulaires. En général, elles ne diffèrent pas autant l'une
de l'autre par leur profondeur que dans les autres
régions.

Les apophyses articulaires sont horizontales et
très-larges dans l'atlas : la supérieure forme une
concavité ovalaire dirigée en dedans, et qui reçoit
le condyle occipital correspondant; l'inférieure,
moins concave, répond à l'axis. Dans celle-ci, l'apophyse articulaire supérieure est large, presque horizontale; l'inférieure prend le caractère commun de
cette région, où les apophyses articulaires inférieures sont ovales, un peu concaves, tournées en

avant et en bas, et où les supérieures, ovales aussi, se dirigent en arrière et en haut.

L'apophyse transverse, très-longue dans l'atlas, courte dans l'axis, augmente dans les cinq autres vertèbres, où elle est horizontale, antérieure aux échancrures, et où l'on y voit supérieurement une gouttière donnant attache par ses bords aux inter-transversaires, et logeant les branches antérieures des nerfs cervicaux; à l'extrémité est une bifurcation sensible. La base des sept apophyses transverses cervicales est percée d'un trou qui manque cependant quelquefois dans la septième, et qui concourt à former, par sa réunion avec les autres, une espèce de canal pour l'artère vertébrale.

Les lames forment par leur réunion, dans l'atlas, un arc double au moins de l'arc antérieur, et qui représente une grande partie du trou; en haut et en bas, il donne attache à des ligamens. Dans l'axis, chaque lame est extrêmement épaisse. Cette épaisseur est moindre dans les vertèbres suivantes, où la lame, plus longue, moins large que dans les autres régions, concourt efficacement à l'étendue proportionnellement plus grande du trou.

Vertèbres dorsales.

Les particularités de leur conformation sont les suivantes :

1º. Sur la ligne médiane, le corps a plus d'étendue d'avant en arrière que transversalement : il a plus de hauteur qu'au cou, et moins d'épaisseur en devant qu'en arrière. Deux surfaces planes s'y remarquent en haut et en bas. Un peu concave en arrière, il est très-sensiblement convexe en devant; ce qui dépend en partie de son peu d'étendue transversale. Sur les côtés, il présente dans le plus grand nombre deux demi-facettes, l'une supérieure plus grande, l'autre inférieure plus petite, revêtues de cartilage, et qui, se réunissant avec celles des vertèbres contiguës et avec le fibro-cartilage moyen, forment des facettes entières où les côtes sont reçues par leur extrémité. Dans la première, il y a en haut une facette entière, et en bas une demi-facette qui se réunit avec la demi-facette de la seconde. Dans la dixième, il n'y a le plus souvent qu'une facette entière en haut: cependant une très-petite portion de facette appartenant à la neuvième sert à la compléter quelquefois. Dans les deux dernières, chaque corps n'a qu'une facette entière pour chacune des deux dernières côtes.

Le trou est moins grand qu'au cou; sa forme est arrondie, ovale d'avant en arrière.

L'apophyse épineuse est fort longue, prismatique, à large base, terminée en pointe à son sommet, très-obliquement dirigée en bas et en arrière, surtout dans le milieu de la région.

2°. Sur chaque côté, les échancrures, placées au-devant des apophyses transverses, sont plus grandes qu'au cou : l'inférieure est profonde à proportion de la supérieure.

Les apophyses articulaires, verticalement situées l'une au-dessus de l'autre, ne sont pas très-grosses : celle d'en haut est dirigée en arrière, celle d'en bas en devant.

Les apophyses transverses, très-longues et fort grosses, sont obliquement déjetées en arrière. Un tubercule raboteux se trouve à leur sommet, sur lequel on voit en avant, excepté dans les deux dernières, une facette concave cartilagineuse, articulée avec la tubérosité des côtes, et tournée un peu en haut dans les vertèbres supérieures.

La lame, moins étendue transversalement qu'au cou, est plus large et un peu plus épaisse.

Vertèbres lombaires.

Elles sont remarquables par leur volume ; voici leurs particularités de conformation :

1°. Sur la ligne médiane, le corps reprend l'étendue transversale qu'avait perdue celui des vertèbres dorsales ; sa hauteur est plus grande que dans cette région ; son épaisseur un peu plus marquée en avant qu'en arrière ; il est presque plane en haut et en bas, excepté dans la dernière, qui est coupée obliquement dans le dernier sens, pour s'accommoder à la coupe oblique du sacrum. Moins sensiblement convexe en devant qu'au dos, il présente sur sa partie postérieure, qui est plane, un trou considérable pour les vaisseaux.

Le trou vertébral est plus grand que dans le dos, mais de forme triangulaire comme au cou.

L'apophyse épineuse, très-large, horizontale, aplatie ; presque carrée, se termine par un bord inégal, arrondi, très-épais. Elle est courte, et manque quelquefois presque entièrement dans la dernière.

2°. Sur chaque côté, les échancrures sont remarquables par leur grandeur, surtout en bas; disposition accommodée au volume des nerfs lombaires.

Les apophyses articulaires sont très-grosses, très-allongées. La supérieure, éloignée de celle du côté opposé par un assez grand intervalle, est concave, ovale et tournée en dedans; l'inférieure, plus rapprochée de la correspondante, est convexe, ovale, dirigée en dehors. Ces caractères sont moins marqués dans la dernière.

L'apophyse transverse est mince, excepté dans la dernière, longue, aplatie, horizontale, plus antérieure qu'au dos.

La lame est remarquable par plus d'épaisseur et de hauteur et moins d'étendue transversale que dans les autres régions.

§ III. *Organisation et développement des Vertèbres.*

Les vertèbres sont presque toutes celluleuses dans leur corps, excepté à l'atlas et à l'axis où le tissu compacte est assez abondant dans cette partie. Ce tissu prédomine dans les diverses apophyses, qui sont cependant celluleuses à leur milieu et aux endroits où elles se renflent, comme à l'extrémité des apophyses épineuses lombaires, dans les tubercules des cervicales, etc., etc.

Le développement des vertèbres se fait par trois points, l'un pour le corps, les deux autres pour les parties latérales et postérieure. Cependant j'ai vu souvent des points osseux primitivement développés à la base des apophyses épineuses. Au reste, c'est à cette base-que les points latéraux se réunissent, lorsqu'il n'y en a pas un distinct; c'est sur les apophyses articulaires que se fait leur réunion avec les points d'ossification du corps. L'atlas a ordinairement cinq points osseux primitifs, un pour l'arc antérieur, deux pour le postérieur, et deux pour les parties latérales.

ARTICLE TROISIÈME.

ARTICULATIONS DE LA COLONNE VERTÉBRALE.

La multiplicité des os qui composent la colonne vertébrale rend nécessairement très-nombreuses les articulations de cette portion du tronc. Ces articulations peuvent se considérer sous deux rapports : 1° il en est de partielles, qui n'appartiennent qu'à certaines vertèbres déterminées, qui présentent, par rapport à la différence de forme de ces vertèbres, des différences essentielles dans le nombre et la disposition des ligamens qui les unissent; 2° il en est de générales, qui, étant partout les mêmes dans le plus grand nombre de vertèbres, ont dans leurs ligamens la même disposition, et n'exigent qu'une description commune.

§ Iᵉʳ. *Articulations particulières de la Colonne vertébrale.*

Les articulations qui, dans l'épine, s'écartent de la disposition générale, et qui sous ce rapport méritent d'être isolément examinées, sont toutes spécia-

lement relatives aux mouvemens de la tête : ce sont
celle de l'occipital avec l'atlas, celle du même os
avec l'axis, celle de ces deux vertèbres ; car, quoique cette dernière articulation soit étrangère à l'occipital, cependant elle est entièrement destinée à la
rotation de cet os, qui ne forme alors, pour ainsi
dire, qu'un même tout avec l'atlas, et qui en emprunte ses mouvemens, qu'il communique à toute
la tête. Chacune de ces trois articulations va particulièrement nous occuper.

Articulation occipito-atloïdienne.

Les condyles de l'occipital sont reçus, pour cette
articulation, dans les cavités articulaires supérieures de l'atlas. Les surfaces, convexes de l'un, concàves
de l'autre, sont revêtues d'un cartilage assez épais.
Les unes et les autres de ces surfaces sont obliquement dirigées en dedans et en avant, en sorte que,
dans ce dernier sens, les deux articulations se
rapprochent, et qu'elles s'éloignent dans le sens
opposé.

Il y a, pour maintenir les rapports articulaires, un
ligament antérieur et un postérieur ; pour favoriser
les mouvemens, une synoviale à chaque condyle.

Ligament antérieur. Il est composé de deux faisceaux : l'un, superficiel, assez épais, arrondi, étroit,
s'attache à l'apophyse basilaire, et descend ensuite
au tubercule de l'arc antérieur de l'atlas, où il se
fixe ; l'autre, plus large, mince, aplati, s'attache
d'une part dans l'intervalle du condyle, au-devant
du trou occipital, de l'autre au bord supérieur de

l'arc entre les apophyses articulaires. Le premier est formé de fibres parallèles, le second de fibres moins apparentes et ayant diverses directions. Le ligament qu'ils forment par leur juxta-position correspond en avant aux grands et petits droits, en arrière à l'apophyse odontoïde, et surtout aux liens qui la fixent.

Ligament postérieur. Plus large que le précédent, il est comme lui formé de deux faisceaux distincts. Ces deux faisceaux partent du contour du trou occipital entre les deux condyles, descendent ensuite unis l'un à l'autre, et se terminent ainsi : le postérieur se fixe au grand arc de l'atlas; l'antérieur passe au-devant, sans s'y arrêter, et s'entrelace avec la dure-mère, dont il partage la nature par sa texture fibreuse, tandis que l'autre est d'un tissu plus lâche, et même comme celluleux. Le faisceau commun qui résulte de leur adossement est large, très-marqué, et correspond en devant à la dure-mère, en arrière aux grands et petits droits, et même à l'oblique supérieur, sur les côtés aux artères vertébrales et aux nerfs sous-occipitaux, qui passent dans une ouverture à laquelle il concourt.

Membrane synoviale. 1°. Elle embrasse d'une part le condyle de l'occipital, avec une petite portion de cet os en devant, de l'autre la facette vertébrale correspondante. 2°. En passant de l'une à l'autre, elle tapisse en devant un trousseau fibreux, en arrière et en dehors beaucoup de tissu cellulaire, en dedans l'extrémité du ligament transverse, qui sans elle se trouverait dans l'articulation, et auquel elle donne en cet endroit un aspect lisse, de plus une partie du ligament odontoïdien, des paquets graisseux qui font saillie dans l'articulation, et qu'autrefois on prenait pour des glandes.

Articulation occipito-axoïdienne.

Il n'y a point ici, comme dans l'articulation précédente, de surfaces contiguës, glissant l'une sur l'autre, et par conséquent revêtues de cartilage : l'occipital et l'axis se tiennent seulement par deux forts ligamens odontoïdiens, et par un ligament postérieur ou occipito-axoïdien.

Ligamens odontoïdiens. Ils partent du sommet et des côtés de l'odontoïde, sur laquelle quelques-unes de leurs fibres se confondent, se dirigent ensuite en dehors et en haut, et viennent s'attacher chacun à la partie interne du condyle correspondant de l'occipital. Les faisceaux qu'ils forment sont épais, arrondis, courts, très-forts et à fibres parallèles, unies par un tissu serré. En arrière ils répondent au ligament occipito-axoïdien, en avant et en haut à du tissu cellulaire qui environne aussi l'odontoïde, et qui laisse autour d'elle un espace pour ses mouvemens.

Ligament occipito-axoïdien. C'est un faisceau fibreux, large, aplati, assez mince dans son milieu, plus épais sur les côtés, où il remplit des enfoncemens qui s'y trouvent. Il s'insère en haut sur la surface basilaire, descend ensuite, passe derrière l'odontoïde, et se termine de la manière suivante : les fibres profondes s'arrêtent à la partie supérieure du ligament transverse; les moyennes s'insèrent à la partie postérieure du corps de l'axis; celles qui répondent

au canal se confondent absolument avec le ligament
vertébral postérieur, dont l'occipito-axoïdien semble vraiment être de cette manière l'origine supérieure, lorsqu'on ne dissèque pas ces parties profondément. Les fibres de ce dernier sont évidemment
de longueur inégale; leur disposition est parallèle,
serrée. Il répond en arrière à la dure-mère, à laquelle il adhère en haut; en avant la surface basilaire, l'odontoïde, le ligament transverse et la partie
postérieure de l'axis forment ses rapports.

Articulation atloïdo-axoïdienne.

Il y a ici deux modes de rapport : 1° l'odontoïde
est solidement assujettie; 2° le corps, les lames, les
apophyses articulaires des deux vertèbres sont unis
d'une manière particulière.

1°. Pour l'articulation qui appartient à l'odontoïde, il y a sur cette apophyse deux surfaces convexes, l'une en avant, l'autre en arrière, toutes
deux légèrement cartilagineuses : la première correspond à une facette également cartilagineuse qui
se trouve sur l'arc antérieur de l'atlas ; la seconde
glisse sur le ligament transverse. Il y a pour ces
deux articulations deux synoviales et le ligament
transverse.

Ligament transverse. C'est un faisceau fibreux,
épais, aplati, un peu plus large au milieu qu'aux
deux bouts, inséré de l'un et de l'autre côtés à la partie
interne des surfaces articulaires de l'atlas, décrivant
dans son trajet un quart de cercle, et formant ainsi
avec l'arc antérieur une espèce d'anneau dans lequel

tourne l'odontoïde, ou qui tourne sur elle. Il est contigu en arrière au ligament occipito-axoïdien, en avant à l'odontoïde, à ses ligamens et un peu aux synoviales précédentes. Ses fibres sont parallèles et très-serrées. De sa partie inférieure se détache un petit faisceau de fibres perpendiculaires, qui descend sur le corps de l'axis, s'y fixe, et assujettit ainsi d'une manière solide le ligament dans sa position. Sa partie supérieure est quelquefois surmontée par un autre faisceau transverse, disposé comme lui, ayant les mêmes insertions, remplissant les mêmes usages, et n'en étant séparé que par un intervalle cellulaire.

Membrane synoviale antérieure. Elle se déploie d'une part sur la surface que l'arc antérieur présente en arrière, de l'autre sur celle que présente en devant l'odontoïde. En passant de l'une à l'autre, elle est un peu plus lâche supérieurement qu'inférieurement. Elle est fort mince et entourée de beaucoup de tissu cellulaire.

Membrane synoviale postérieure. Elle embrasse d'abord la facette postérieure de l'odontoïde, se prolonge même un peu sur les côtés de cette apophyse; se porte ensuite en arrière, et se déploie sur la partie antérieure du ligament transverse, et même un peu sur le faisceau qui en naît en bas : elle leur donne un aspect lisse et poli, et leur adhère moins qu'à l'odontoïde. Dans l'endroit où elle se réfléchit, beaucoup de tissu cellulaire l'entoure en haut; sur les côtés elle est contiguë et même adhérente à la synoviale des condyles occipitaux. La lame qui la forme est extrêmement mince.

2°. L'articulation générale de l'atlas avec l'axis se fait au moyen des deux facettes articulaires de ces vertèbres, qui sont remarquables par leur disposition transversale, et par leur largeur bien plus grande que celle des autres apophyses de même espèce. Un cartilage mince la revêt, ainsi qu'une synoviale ; de plus il y a deux ligamens, l'un antérieur, l'autre postérieur.

Ligament antérieur. Ses fibres naissent du bord inférieur du petit arc de l'atlas, et de son tubercule antérieur, se dirigent ensuite en bas, et s'arrêtent, les unes à la base de l'odontoïde, les autres au-devant du corps. Celles-ci, plus longues, forment un faisceau arrondi, souvent distinct ; les premières en représentent un plus mince qui occupe l'intervalle des apophyses articulaires et se propage même un peu au-devant d'elles. Les muscles grands droits antérieurs recouvrent un peu ce ligament.

Ligament postérieur. Il est très-mince, extrêmement lâche, pour permettre les divers mouvemens de rotation de l'atlas et de l'axis ; il s'insère en haut au grand arc de l'une, en bas aux lames de l'autre. Sa texture, comme celluleuse, n'a aucune analogie avec celle des ligamens jaunes, dont il remplit jusqu'à un certain point les fonctions. Il répond en avant à la dure-mère, en arrière aux obliques inférieurs et à beaucoup de tissu cellulaire.

Membrane synoviale. Elle est remarquable par son extrême laxité, par l'étendue des mouvemens qu'elle peut conséquemment permettre sans se rompre. Elle tapisse d'abord, non-seulement la facette de l'atlas, mais encore un peu la circonférence de cette facette ; elle descend ensuite sur l'axis, dont elle revêt la facette. Sa portion libre, intermédiaire à ces deux facettes, portion extrêmement lâche, comme nous avons vu, revêt en devant un faisceau fibreux qui descend de l'atlas, en arrière beaucoup de tissu cellulaire, en dedans les ligamens de l'intérieur du canal, en dehors l'artère vertébrale. Celle-ci, dans son trajet en cet endroit, en emprunte une enveloppe séreuse qui rend ses parois lisses et polies, et sans laquelle elle baignerait dans la synovie articulaire. Cette synoviale est un peu plus épaisse que les précédentes.

§ II. *Articulations générales des Vertèbres.*

Toutes les vertèbres s'articulent entr'elles, 1° par leur corps, 2° par les apophyses articulaires, 3° par les lames, 4° enfin par les apophyses épineuses. C'est dans cet ordre que nous examinerons les moyens d'union, qui sont partout les mêmes pour toutes les vertèbres, excepté dans les articulations que nous venons d'examiner. Parmi ces moyens d'union, il en est qui forment des organes à part et isolés pour chaque vertèbre, tels que les fibro-cartilages, les ligamens jaunes ; d'autres représentent des organes communs qui embrassent en même temps toute la colonne vertébrale, ou au moins une grande partie, comme les ligamens vertébraux antérieur et postérieur et les sur-épineux. Remarquons cependant, à l'égard de ces derniers, que leurs fibres ne décrivent jamais toute leur longueur ; qu'elles s'implantent à une vertèbre, et descendent ensuite à

la seconde, troisième ou quatrième au-dessous, suivant qu'elles sont profondes ou superficielles ; en
sorte que cette apparence de ligament général ne
vient que de la réunion, de l'entrelacement des fibres
isolées : de même que les muscles couchés sur la colonne vertébrale ne forment jamais un faisceau de
fibres parallèles à sa longueur, mais résultent d'un
grand nombre de petits muscles qui, superposés les
uns aux autres, constituent le muscle général : tels
sont le transversaire épineux, le long du cou, etc.

Articulation du Corps.

Il y a pour cette articulation un ligament vertébral
antérieur, un postérieur, et un fibro-cartilage entre
chaque vertèbre.

Ligament vertébral antérieur. Il occupe la partie
antérieure du corps des vertèbres, et s'étend depuis
la seconde jusqu'à la partie supérieure de l'os sacrum.
Très - étroit au cou, il prend un peu plus de largeur
au dos, et s'élargit encore dans la région lombaire.
Il n'a pas partout la même épaisseur : mince dans la
première région, il est plus épais dans la seconde,
et reprend dans la troisième le caractère de la première, quoique cependant les tendons des piliers
du diaphragme le fortifient dans cet endroit en
l'entrelaçant avec lui. Il est recouvert au cou par le
pharynx et l'œsophage, au dos par ce dernier, par
l'artère aorte et le canal thoracique, aux lombes
par l'artère aorte et la veine cave inférieure. Sur les
côtés il correspond, dans la région cervicale, aux
muscles grands droits antérieurs et longs du cou;

dans la lombaire, au psoas. Appliqué sur le corps des vertèbres et sur leurs fibro-cartilages, ce ligament est plus adhéré à ces derniers et aux crêtes saillantes des premiers qu'à la gouttière transversale que ce corps présente. Les fibres dont il est l'assemblage n'en occupent pas toute la longueur, et leur disposition permet de les diviser en plusieurs ordres : les superficielles s'étendent du corps d'une vertèbre à celui de la quatrième et même cinquième au-dessous, ou bien d'un fibro-cartilage à un autre également éloigné; les moyennes appartiennent à trois vertèbres ou fibro-cartilages; les profondes sont bornées aux deux vertèbres ou fibro-cartilages immédiatement contigus. En général, les insertions se font moins aux vertèbres qu'aux fibro-cartilages, où elles s'unissent avec les fibres de ces derniers, qui sont très-marquées en devant. Les diverses lames de ce ligament laissent entr'elles de petits intervalles irréguliers par leur forme et leur position, pour le passage des vaisseaux.

Sur les côtés du ligament vertébral antérieur, on trouve, dans la région cervicale, sous les longs du cou, deux petits faisceaux fibreux pour chaque vertèbre, qui se portent obliquement de dedans en dehors, de celle qui est en haut à celle qui est inférieure. Ces petits faisceaux, que cette direction et leur situation latérale distinguent très-bien, sont composés de fibres courtes, minces, souvent peu distinctes du fibro-cartilage sur lequel elles sont appliquées.

Ligament vertébral postérieur. Il est opposé au précédent, se trouve derrière le corps des vertèbres, et s'étend de la partie postérieure de celui de l'axis et du ligament occipito-axoïdien, avec lequel il s'entrelace, jusqu'au sacrum. Il est plus dense, d'une texture plus serrée que l'antérieur; en sorte qu'il est lisse, poli, resplendissant, et qu'il s'offre sous un aspect aponévrotique et comme membraneux. Considéré sous le rapport de sa largeur générale, il est plus étroit au dos que dans toute autre partie. Partiellement examiné dans son trajet, il s'élargit un peu au niveau de chaque substance inter-vertébrale, tandis que sur le corps des vertèbres il offre une sorte de rétrécissement; d'où résulte qu'il se montre sous la forme d'une longue bande étranglée d'espace en espace. C'est dans la région dorsale qu'il a le plus d'épaisseur; il est assez mince aux lombes et au cou. Revêtu en arrière par la membrane dure-mère dont le sépare un tissu lâche, jamais graisseux, souvent pénétré de beaucoup de sérosité, il correspond en devant aux corps des vertèbres et aux fibro-cartilages, et adhère plus à ceux-ci qu'aux premiers, où il ne s'attache qu'en haut et en bas; au milieu il y a un intervalle marqué, où se trouvent des vaisseaux. Ce ligament est, comme le précédent, composé de fibres superficielles et profondes : les premières occupent l'intervalle de quatre ou cinq vertèbres ou fibro-cartilages; les autres sont étendues du corps d'une vertèbre à celui de la seconde au-dessous, puis à celui de la vertèbre contiguë, enfin tout-à-fait profondément au fibro-cartilage qui naît de cette même vertèbre. Ces fibres, serrées, ne laissent point, comme dans le précédent, d'intervalles entr'elles pour les vaisseaux. Ceux-ci pénètrent sur les côtés, dans les espaces placés derrière les corps.

Fibro-cartilages. Ce sont des espèces d'orgānes assez peu connus, qui par leur structure appartiennent ét au système fibreux et au cartilagineux, et qui occupent les intervalles des corps de toutes les vertèbres. Ils empruntent leur forme de celle de ces corps : d'où l'on conçoit que cette forme doit différer essentiellement au cou, au dos et aux lombes, ainsi que dans les corps eux-mêmes. Nous avons parlé de ces différences en traitant des vertèbres. L'épaisseur générale de ces substances augmente successivement à mesure qu'elles sont plus inférieures; en sorte que les vertèbres lombaires sont séparées par des intervalles bien plus grands que ceux des cervicales et des dorsales. Mais de plus on voit qu'au cou cette épaisseur est plus considérable en devant; qu'au dos, au contraire, elle est moindre, et qu'enfin aux lombes elle reprend le caractère particulier à la région cervicale : triple différence qui, avec celle du corps, influe sur la triple courbure de l'épine. Les fibro-cartilages adhèrent assez intimement, en haut et en bas, aux surfaces correspondantes des vertèbres. Dans le fœtus, cette adhérence a lieu au cartilage d'ossification; en sorte que celui-ci étant enlevé, rien ne reste attaché à la vertèbre. Mais avec l'âge les fibres osseuses et celles de ces substances s'identifient tellement, qu'il y a peu d'exemples, dans l'économie, d'une résistance aussi forte que celle qu'elles opposent à leur séparation. Leur circonférence correspond en devant au ligament vertébral antérieur, en arrière au postérieur; de chaque côté, elle fait partie des trous de conjugaison, et de plus, au dos, elle concourt à la formation des cavités articulaires qui reçoivent l'extrémité postérieure des côtes.

Les fibro-cartilages vertébraux sont formés d'abord de lames fibreuses concentriques, placées les unes au-devant des autres. Ces lames, très-nombreuses en avant et sur les côtés, plus rares en arrière où souvent elles n'existent presque pas, s'entre-croisent souvent et laissent entr'elles des intervalles plus larges à mesure qu'on s'approche plus de leur centre, où se trouve un tissu pulpeux, mollasse, augmentant en quantité, comme les intervalles en largeur, au point même que, dans le centre de chaque fibro-cartilage, les lames ont disparu et le tissu pulpeux existe seul. Au reste, ce tissu est en beaucoup plus grande quantité chez l'enfant; il y est en même temps plus mou, plus blanchâtre et même comme transparent, tandis que chez l'adulte il est jaunâtre et épais. Chez le vieillard, il devient dense, compacte, et va toujours en diminuant. Les fibro-cartilages lui doivent leur souplesse, tandis qu'ils empruntent leur force des lames qui renferment entr'elles cette substance. Aussi le premier attribut est-il, dans l'épine, l'apanage de l'enfance, tandis que le second domine surtout dans les âges suivans. Plongées dans l'eau, les lames des fibro-cartilages y rougissent bientôt. Les moyennes, qui sont plus minces que les extérieures, s'y gonflent; et si ces substances sont séparées, par une double section, des deux vertèbres correspondantes, elles s'élèvent en formant un cône dont le milieu du fibro-cartilage présente le sommet, et les lames extérieures la base.

Ces substances sont essentiellement élastiques : si l'on coupe, dans une suite de vertèbres, les corps à leur partie moyenne, elles se distendent tout de suite du côté de la division, et dépassent le niveau des surfaces osseuses sciées; un scalpel qu'on y enfonce en est souvent expulsé; la colonne vertébrale fléchie en divers sens dans le cadavre, est bientôt ramenée par eux à sa direction naturelle.

Articulation des Apophyses articulaires.

Il n'y a point ici, à proprement parler, de ligamens. Chaque facette correspondante est revêtue d'une couche cartilagineuse très-mince. Une petite poche synoviale, remarquable par son peu de laxité et par la petite quantité de synovie qu'elle contient, se déploie sur les deux surfaces articulaires, en se réfléchissant de l'une à l'autre. Autour d'elle quelques fibres irrégulières descendent cependant souvent d'une apophyse à la correspondante. Ces fibres sont plus ou moins écartées.

Articulation des Lames.

Ligamens jaunes. Les lames des vertèbres ne se touchent pas; elles sont unies entr'elles par un tissu intermédiaire qui porte le nom de *ligament jaune* à cause de sa couleur, et qui, outre cet usage, a encore celui de compléter en arrière le canal vertébral. Le premier de ces ligamens se trouve entre la seconde vertèbre cervicale et la troisième, le dernier entre la cinquième lombaire et l'os sacrum. Chacun

est partagé en deux portions, l'une droite, l'autre
gauche, réunies à angle vers la base de l'apophyse
épineuse, laissant à l'endroit de cette réunion un
petit intervalle qu'on voit en les écartant en dedans,
et où souvent est un peu de tissu cellulaire. Chaque
portion, allongée transversalement, s'insère en haut
à la surface interne de la lame supérieure, en bas au
bord supérieur de la lame inférieure ; disposition qui
fait qu'on ne peut guère voir ces ligamens qu'à la
surface interne du canal vertébral. Ils correspondent en devant à la dure-mère, qui les revêt, mais
qu'un tissu très-lâche en sépare ; en arrière, où on
les distingue très-difficilement, surtout dans la région dorsale, à la surface interne de la lame supérieure d'une part, et au muscle transversaire-épi-
neux de l'autre. L'angle qu'ils forment en arrière se
continue, au dos et aux lombes, avec les ligamens
inter-épineux. Chacun, en dehors, est contigu à la
membrane synoviale des apophyses articulaires. Les
fibres dont ils résultent, très-nombreuses et très-
serrées les unes contre les autres, sont plus longues
du côté du canal, où ils offrent un aspect lisse, poli,
et comme membraneux, que du côté des gouttières
vertébrales, où ils sont plus rugueux et plus inégaux. Peu de tissu cellulaire sépare ces fibres, qui ne
se fondent par l'ébullition qu'avec une extrême
difficulté, qui lui résistent même tellement, que
leur nature est manifestement moins gélatineuse
que celle de la plupart des organes analogues. Ils
sont élastiques , très-résistans, ne se rompent
qu'avec des efforts étonnans, sont même plus forts
à proportion de leur grosseur que les fibro-carti-

lages vertébraux; parce que sous moins de volume
ils contiennent plus de fibres que ces substances, où
la pulpe muqueuse écarte ces fibres, tandis qu'ici
elles sont immédiatement contiguës. Le contact
long-temps continué de l'air altère la couleur des ligamens jaunes.

Articulation des Apophyses épineuses.

Deux ordres de ligamens sont destinés à ces
éminences, qui laissent entr'elles des espaces assez
considérables : ce sont les ligamens inter-épineux
et sur-épineux. Ces derniers sont de deux sortes ;
l'un est commun aux lombes et au dos, l'autre est
particulier au cou.

Ligamens inter-épineux. Ils occupent l'intervalle
même des apophyses épineuses. Ils n'existent pas au
cou, où ils sont remplacés par les muscles du même
nom, muscles entre lesquels se voit un tissu cellulaire assez marqué, mais qui ne participe nullement
de la nature ligamenteuse. Leur largeur et leur force
sont d'autant plus grandes qu'on les examine plus
inférieurement. Étroits et un peu allongés au dos,
comme les intervalles qu'ils remplissent, ils sont
minces, souvent comme celluleux, surtout en haut.
Plus larges, plus épais aux lombes, ils y affectent
une forme quadrilatère, comme les espaces inter-
épineux, et opposent une grande résistance à l'écartement des apophyses. Chacun se fixe en haut au bord
inférieur de l'apophyse supérieure, en bas au bord
supérieur de celle qui est au-dessous. Ces ligamens
correspondent, en devant, à l'angle de réunion des

deux portions des ligamens jaunes ; en arrière, aux ligamens sur-épineux ; de chaque côté, aux muscles transversaires épineux et long dorsal.

Ils sont composés de fibres qui s'entre-croisent, et qui, par exemple, s'insèrent les unes à la base, les autres au sommet d'une apophyse épineuse, et se fixent d'autre part les premières au sommet, les autres à la base de l'apophyse voisine. Plusieurs partent des ligamens sur-épineux.

Ligament sur-épineux dorso-lombaire. Il est étendu sur le sommet des apophyses épineuses de ces deux régions, depuis la septième du cou jusque sur la crête médiane de l'os sacrum. Très-épais aux lombes, il s'y entrelace tellement avec les aponévroses d'insertion des muscles de cette région, qu'il est difficile de bien l'en distinguer. Il s'amincit au dos, s'y rétrécit, et devient plus distinct des aponévroses. En général, dans l'une et l'autre région, c'est la direction longitudinale de ses fibres qui, comparée à la direction oblique des aponévroses, sert à le faire distinguer. En courbant en devant l'épine, en le distendant par conséquent, on peut facilement apercevoir cette direction. Les fibres dont ce ligament résulte sont de longueur différente : elles se bornent à deux vertèbres, s'implantent à trois, ou en comprennent quatre et même cinq, suivant qu'elles sont profondes, moyennes ou superficielles. Plusieurs, se détachant sur les côtés et en devant, donnent naissance, dans le premier sens, et surtout au niveau des espaces inter-épineux, aux aponévroses dorsales et lombaires, dans le second aux ligamens inter-épineux. La peau recouvre ce ligament, et lui adhère même par un tissu cellulaire plus dense que celui des environs.

Ligament sur-épineux cervical. Il se fixe à la septième vertèbre cervicale, remonte ensuite entre les muscles trapèze, splénius et complexus, et vient s'attacher à la protubérance occipitale externe. Il diffère donc par sa forme du précédent, en ce qu'il ne passe point d'une vertèbre cervicale à l'autre, qu'il est étranger aux six premières, et qu'il ne représente qu'un cordon très-allongé, souvent difficile à distinguer des aponévroses d'insertion du trapèze qui y prend naissance. De sa partie antérieure part un prolongement cellulaire qui, interposé aux muscles cervicaux, va jusqu'à l'intervalle des tubercules des vertèbres cervicales en bas, et jusqu'à la crête occipitale en haut. Mais ce prolongement est une simple cloison qui sépare les muscles, et où rien de fibreux ne se distingue. Sous ce rapport, l'homme diffère de la plupart des quadrupèdes, dont le ligament cervical est remarquable par sa largeur et sa force. Ses fibres sont serrées les unes contre les autres, très-longues, et, comme nous l'avons dit, peu distinctes des aponévroses.

ARTICLE QUATRIÈME.

DE LA COLONNE VERTÉBRALE EN GÉNÉRAL.

L'ASSEMBLAGE des os dont nous avons parlé dans le second article, et des ligamens dont nous venons de traiter dans le précédent, forme un grand levier, de forme pyramidale, comme nous avons dit, et où l'on peut distinguer une région antérieure, une postérieure, deux latérales, une base et un sommet.

Région antérieure. Elle est large au cou, étroite au dos, élargie de nouveau aux lombes. On y voit une suite de gouttières transversales, plus ou moins profondes suivant les régions, et une suite de rebords saillans qui les séparent. Ceux-ci sont en nombre double, parce que chaque gouttière est bornée en haut et en bas par un de ces rebords. Au cou, ces gouttières se bornent à la partie antérieure; aux lombes et au dos, elles s'étendent aussi sur les côtés, dans toute l'étendue de la partie moyenne. Cette région est recouverte par le ligament vertébral antérieur; sur les côtés elle répond dans le cou aux muscles grands droits et longs du cou, dans la poitrine à ces derniers, à la veine azygos à droite, et à l'aorte pectorale à gauche; dans l'abdomen à l'aorte ventrale et à la veine cave inférieure.

Région postérieure. On y voit:

1°. Sur la ligne médiane, la rangée des apophyses épineuses, horizontales en haut et en bas, très-inclinées au milieu. Les espaces qui les séparent; assez larges dans le cou et surtout aux lombes, où ils sont quadrilatères comme elles, se trouvent singulièrement rétrécis dans le dos, où un mouvement un peu forcé d'extension détermine bientôt le contact de ces apophyses, contact qui arrête l'extension. Le sommet de toutes est, en général, sur la même ligne; cependant quelquefois il arrive des déviations qui peuvent tenir à deux causes : 1° à une direction vicieuse de l'apophyse elle-même; 2° à une position contre nature de la vertèbre. La première de ces causes est plus fréquente que l'autre.

2°. Sur chaque côté, se voient les *gouttières verté-*
brales, qui commencent à l'occipital et se continuent
avec les gouttières sacrées. Larges en haut, plus
rétrécies au milieu, très-étroites en bas, ces gouttières sont formées par la suite des lames vertébrales, entre lesquelles restent des espaces variables
dans leur grandeur, et occupés par les ligamens
jaunes, qui, s'insérant à leur face interne, ont bien
plus d'étendue que ces espaces. Le muscle transversaire épineux remplit principalement ces gouttières.

Régions latérales. Elles présentent d'abord la suite
des apophyses transverses, qui ne se trouvent pas
toutes dans la même direction : au cou et aux lombes
elles sont plus antérieures, au dos plus en arrière;
en sorte qu'elles se trouvent vraiment sur deux
plans. Dans la première région, elles sont remarquables par le *petit canal vertébral* qui résulte de
l'assemblage des trous creusés à leur base, que
traverse l'artère vertébrale, et que complètent pour
ainsi dire, dans les espaces inter-transversaires, les
muscles qui s'y trouvent. Un nombre très-grand de
muscles s'attache aux apophyses transverses. On
voit entr'elles au cou, et au-devant d'elles au dos et
aux lombes, une suite de *trous :* ce sont ceux *de*
conjugaison. Ils donnent passage aux branches antérieures des nerfs vertébraux, et leur diamètre
est proportionné à la grosseur de ces nerfs, c'est-à-
dire qu'ils vont toujours en augmentant du cou aux
lombes, où ils sont très-considérables. Leur forme
est ovalaire, et leur trajet très-court. Au-devant

I.   11

d'eux se trouve, dans le dos, la suite des facettes
qui reçoivent les côtes et que complètent les fibro-
cartilages.

Base. La coupe oblique de la dernière vertèbre
qui forme cette base détermine, dans la jonction
de la colonne vertébrale avec le bassin, une convexité antérieure et une concavité postérieure; latéralement les angles de réunion sont droits.

Sommet. Articulé avec l'occipital, il forme avec
lui deux angles droits latéraux, et deux autres, antérieur et postérieur, qui varient suivant l'extension
ou la flexion de la tête.

Canal vertébral. Il règne dans toute la longueur
de l'épine, continu en haut avec la cavité du crâne,
en bas avec le canal sacré. Il n'occupe pas le centre
de l'épine ; il avoisine plus sa partie postérieure.
Cependant, comme les apophyses épineuses s'étendent dans ce sens bien au-delà du niveau des lames,
il se trouve protégé par elles à une distance presque
égale à celle par laquelle les corps le séparent de la
surface antérieure de la colonne. Il est large au cou
et à la partie supérieure du dos: vers le bas de cette
région il se rétrécit singulièrement, pour reprendre
aux lombes plus de largeur. Triangulaire en haut,
il s'arrondit au milieu, et reprend en bas sa première forme. Toutes les courbures de l'épine lui
sont communes. En devant, il est formé par la
partie postérieure du corps des vertèbres et par les
fibro-cartilages : le ligament vertébral postérieur le
revêt dans ce sens. En arrière les lames, plus les
ligamens jaunes, le composent. Sur les côtés, l'orifice
interne des trous de conjugaison, plus la partie in-

terne des apophyses articulaires, sont les objets qu'il présente. Dans l'enfant, les parties molles prédominent dans sa composition : aussi le canal et l'épine peuvent-ils se prêter alors à une foule de mouvemens qui par la suite deviennent difficiles, quand les parties dures y sont en plus grande proportion.

Un prolongement de la dure-mère le tapisse. Il renfermé la moelle épinière, que revêt une expansion de la pie-mère et de l'arachnoïde. Les artères spinales, les nerfs de Willis, l'origine de presque tous ceux du cou, des membres, des parois pectorales et abdominales s'y rencontrent aussi. On y trouve un tissu cellulaire lâche, très-humide de sérosité, absolument dépourvu de graisse. Outre l'usage important que le canal vertébral remplit par rapport au système nerveux, on peut le considérer dans le mécanisme de la station, de la progression, etc., comme servant à augmenter le volume, sans accroître la pesanteur de la colonne vertébrale, qui par là, 1° offre des points d'appui plus multipliés au grand nombre de muscles qui viennent s'y fixer; 2° présente des rapports plus nombreux et plus étendus entre ses différentes parties, qui sont ainsi mieux assujetties; 3° offre à la tête et aux viscères antérieurs du tronc un plus large appui, sans que cette largeur gêne cependant les différens mouvemens. Le canal vertébral a de l'analogie, sous ces rapports, avec le canal médullaire des os longs.

ARTICLE CINQUIÈME.

DÉVELOPPEMENT DE LA COLONNE VERTÉBRALE.

Peu de parties dans le squelette éprouvent des modifications plus marquées, par les progrès successifs de l'ossification, que la colonne vertébrale. Elle n'est point dans l'enfant ce qu'elle sera dans l'adulte; et au dernier âge de la vie elle diffère beaucoup de ce qu'elle était aux autres âges. Nous allons examiner ces modifications nombreuses.

§ I$_{er}$. *État de la Colonne vertébrale dans le premier âge.*

L'âge adulte est celui que l'on doit choisir pour terme de comparaison dans les changemens qu'éprouve l'épine. C'est à l'état de cette partie du tronc, considérée à cette époque, qu'il faut rapporter tout ce que nous en avons dit jusqu'ici. Or, voici en quoi l'état où elle se trouve dans l'enfant diffère de celui-là.

La longueur qu'elle présente dans le premier âge est proportionnellement plus marquée que celle de la plupart des autres parties, que celle des membres inférieurs et du bassin en particulier. C'est de cet excès de longueur que dépend celle que le tronc présente alors : il est, comme on le sait, bien plus long à proportion qu'il ne le sera par la suite. J'observe aussi que cette dimension de la colonne vertébrale influe spécialement sur la stature générale des

enfans nouveau-nés ; en sorte que ceux qui ont plus
de hauteur ont aussi la colonne vertébrale plus
étendue : tandis que dans l'adulte, lorsque l'accroissement est entièrement achevé, les différences de
stature tiennent plus aux membres qu'au tronc.
Cette longueur de la colonne vertébrale du fœtus,
plus grande proportionnellement que celle de la
plupart des autres parties, est constamment, au
contraire, en proportion avec la hauteur du crâne,
celle-ci étant comme elle beaucoup plus marquée
chez le fœtus que dans l'adulte. Cette uniformité des
dimensions dépend de l'uniformité des fonctions, qui,
dans l'une et l'autre partie, sont essentiellement relatives au système nerveux, lequel, très-développé
dans le premier âge, exige une capacité très-grande
dans les organes qui le logent.

La largeur de la colonne vertébrale est aussi,
sous le rapport du canal vertébral, beaucoup plus
marquée dans l'enfance proportionnellement que
dans l'âge adulte. Tout ce qui est relatif à ce canal
est alors très-développé : les lames ont plus d'étendue transversale ; le corps, rétréci en devant, est à
proportion bien plus large en arrière, où il est aussi
plus formé ; les pédicules sur lesquels se trouvent
les échancrures sont plus longs ; ces échancrures
elles-mêmes, et par conséquent les trous de conjugaison sont plus évasés, plus grands, parce que les
nerfs ont plus de volume. En un mot, c'est principalement à la largeur de son canal que la colonne
vertébrale doit la sienne à cette époque.

Au contraire, tout ce qui, dans cette partie du
tronc, est relatif à la locomotion et à la station, se

trouve très-peu développé alors. Les apophyses épineuses manquent, et c'est une des raisons qui rendent la station presque impossible chez l'enfant, puisque les muscles postérieurs, qui sont si puissamment en fonction pendant cet état du tronc, se trouvent par là très-rapprochés du centre du mouvement d'une part, et de l'autre part n'ont qu'un point d'attache trop peu résistant dans les tubercules cartilagineux qui doivent un jour devenir les apophyses épineuses. Les corps des vertèbres ne sont point entièrement osseux : il n'y a guère, comme je viens de le dire, que leur portion postérieure qui soit très-formée. En devant, leurs bords supérieurs et inférieurs ne sont encore que cartilagineux; en sorte qu'étant desséchés, dans la préparation ordinaire du squelette, ils paraissent arrondis et offrent des espèces de tubercules saillans séparés les uns des autres par des rainures qui forment leurs intervalles, et qui répondent à l'endroit où le corps, n'étant que cartilagineux, est devenu le siége de la dessiccation. Cette forme arrondie de la portion alors osseuse du corps, fait que chaque vertèbre répond aux vertèbres supérieure et inférieure par une moindre surface : d'où il résulte que, dans la station, il ne saurait y avoir cet aplomb qui a lieu lorsque les faces supérieure et inférieure de chaque corps étant entièrement osseuses, sont plus larges, et par conséquent ont des rapports plus solides avec les faces correspondantes du corps des vertèbres voisines. A cet âge, les apophyses transverses sont peu marquées aux lombes, où elles n'ont rapport qu'aux muscles, à la locomotion et à la station par conséquent. Au dos, où elles soutiennent les côtes, qui sont très-développées, comme nous le verrons; au cou, où elles forment un canal pour l'artère vertébrale, qui est alors très-grosse proportionnellement, elles sont beaucoup plus caractérisées. Il est à remarquer que, dans cette dernière région, c'est la base des apophyses transverses, où est le canal de ces apophyses, plus que leurs tubercules, qui est prononcée.

La figure de la colonne vertébrale n'est pas précisément la même que chez l'adulte : elle ne représente point une pyramide générale dont la base est en bas et le sommet en haut. En effet, sa portion cervicale est manifestement plus grosse que sa portion lombaire, ce qui tient surtout au développement des apophyses transverses, qui, placées presque sur la même ligne que le corps, donnent beaucoup de volume à la première de ces régions; tandis que dans l'adulte, où les vertèbres lombaires ont leur ossification complète, la région qu'elles composent est bien plus volumineuse que les autres. Il y a bien trois pyramides partielles dans le fœtus, l'une lombaire, l'autre dorsale, l'autre cervicale; mais leur rapport n'est pas le même que dans l'adulte : c'est la dernière qui est la plus développée; les deux autres le sont presque également, et même il y a des fœtus où les vertèbres dorsales sont plus grosses que les lombaires. Le peu de volume de celles-ci, comparé à celui qu'elles auront par la suite, ne contribue pas peu à l'impossibilité de la station, dont l'effort, qui porte spécialement sur la région lombaire, ne peut être efficacement soutenu par les surfaces encore peu larges des vertèbres de cette région. Cette disproportion dans le développement de la région lombaire coïncide avec le peu de volume qu'a à cette époque le bassin, dont les usages se confondent avec ceux de cette portion de l'épine.

La direction de la colonne vertébrale est une différence essentielle qui la distingue dans le fœtus. Elle est droite, ou au moins elle ne présente que le commencement à peine sensible des courbures que dans la suite elle doit avoir. Cette rectitude dépend de ce que le corps des vertèbres n'étant point développé en devant en totalité, étant arrondi comme nous l'avons vu, n'a point encore ces différences d'épaisseur antérieure et postérieure qui, se trouvant par la suite en sens inverse dans chacune des trois régions, déterminent leurs inflexions opposées. Cette rectitude fait que les vacillations diverses qu'entraînent et la station et les mouvemens exécutés pendant cette attitude, sont beaucoup plus sensibles, que le centre de gravité par conséquent est plus susceptible d'abandonner la base de sustentation. De là une cause à ajouter à celles déjà indiquées qui empêchent d'abord cette attitude dans la première enfance, puis la rendent encore pendant quelques mois plus ou moins incertaine.

Les différences que présente la conformation des vertèbres, dans l'enfance, en déterminent nécessairement dans l'aspect général de cette partie du tronc. 1°. En devant, on voit une suite de tubercules arrondis. Cette région de l'épine est aussi remarquable par son peu de largeur, surtout au dos et aux lombes. 2°. En arrière, point de rangées d'apophyses épineuses : de là une grande souplesse dans l'extension de l'épine. Aussi c'est pendant l'enfance que les bateleurs commencent à s'exercer à des tours qu'ils ne pourraient jamais parvenir à exécuter, si l'habitude n'entretenait la facilité qu'ils ont contractée dans le premier âge. L'épaisseur des fibro-cartilages et la non ossification d'une portion des vertèbres, qui donnent à la partie molle de l'épine une grandeur proportionnellement plus marquée que celle de sa partie osseuse, encore peu développée, offrent aussi une des causes essentielles de ce phénomène. Par l'absence de la rangée épineuse, les deux gouttières vertébrales se confondent presque en une seule : ces gouttières sont peu profondes. 3°. Sur les côtés, les trous de conjugaison très-grands, les apophyses transverses arrangées comme nous l'avons dit, présentent une disposition générale distincte dans l'épine de l'enfant. 4°. La base n'offrant pas une coupe aussi oblique sur le corps de la dernière vertèbre que dans l'adulte, ne détermine point un angle aussi saillant en devant. 5°. Le sommet est à peu près disposé comme par la suite.

§ II. *État de la Colonne vertébrale dans les âges suivans.*

En avançant en âge, toutes les particularités de la colonne vertébrale indiquées plus haut disparaissent peu à peu par les progrès de l'ossification. A mesure que celle-ci devient plus complète, la station et la progression s'assurent davantage : d'où l'on voit que l'état quadrupède, ou plutôt l'absence de l'état bipède, est un résultat de l'organisation du fœtus; car on ne peut pas dire précisément que l'enfant soit destiné à se servir de ses quatre membres comme les quadrupèdes. Jusqu'à ce que son organisation ait son complément, il se traîne sur ses membres, il exerce par eux des mouvemens irréguliers, qui n'ont ni cet aplomb ni cette précision qui caractérisent les mouvemens des quadrupèdes adultes. C'est le complément de son organisation, et non les habitudes sociales, qui nécessite, dans l'homme, l'attitude sur deux pieds pendant la station.

Ce n'est que peu à peu que la colonne vertébrale parvient à l'état que nous avons décrit dans l'adulte. Voici ce qu'elle devient dans le vieillard :

Les substances inter-vertébrales s'affaissent, se racornissent pour ainsi dire; elles diminuent un peu d'épaisseur; quelquefois, mais assez rarement cependant, elles se pénètrent de phosphate calcaire, et alors un nombre plus ou moins grand de vertèbres devient continu. Le plus communément, à cet âge, la colonne vertébrale éprouve une remarquable inflexion en devant. Il paraît que cette inflexion dépend de la faiblesse que les muscles postérieurs de l'épine contractent par l'effet de l'âge. En effet, ces muscles sont d'une part destinés, ainsi que nous le verrons, à contre-balancer le poids des viscères du tronc, qui tend sans cesse à entraîner en devant l'épine, qu'ils ramènent sans cesse en arrière; d'une autre part, le poids reste dans la vieillesse tel qu'il était dans l'adulte, augmente même quelquefois par la densité qu'acquièrent les organes : donc il est évident que l'épine, qui auparavant se trouvait entre deux efforts à peu près égaux, l'un actif postérieur, l'autre passif antérieur, se trouvant alors entre deux efforts inégaux, s'incline du côté de celui qui l'emporte.

Cette inflexion en devant de l'épine des vieillards ferait que le centre de gravité ne serait plus soutenu, si, à mesure qu'elle se prononce, le bassin n'était porté en arrière, et les genoux en devant ainsi que les jambes. Cette saillie des genoux, et par conséquent la situation antérieure des jambes, est d'autant plus marquée, que la colonne vertébrale est plus courbée en devant; car il faut bien qu'à mesure que le poids du tronc se porte dans ce sens la base de sustentation y soit aussi placée. Il y a toujours un rapport précis entre la courbure de l'épine, le déjettement du bassin en arrière, et la saillie du genou en devant. Un peintre qui dans ses tableaux, un acteur qui dans ses attitudes, manquerait ce rapport, s'écarterait visiblement de la disposition naturelle. Le tronc et les membres inférieurs réunis offrent alors le même phénomène que l'épine en particulier présente dans ses courbures, lesquelles sont toujours en sens inverse au cou, au dos et aux lombes.

ARTICLE SIXIÈME.

MÉCANISME DE LA COLONNE VERTÉBRALE.

La colonne vertébrale remplit trois usages importans, qui doivent faire envisager son mécanisme sous un triple rapport : 1°. elle forme un canal qui loge la moelle épinière ; 2°. elle est le point d'appui du tronc ; 3°. elle est le centre des mouvemens de ce dernier, soit qu'on l'envisage en totalité, soit qu'on la considère dans ses diverses parties.

§ Ier. *Mécanisme de la Colonne vertébrale relativement à son canal.*

Nous avons déjà indiqué la forme et les dimensions particulières du canal vertébral, ainsi que ses variétés relatives à l'âge : nous ne nous y arrêterons pas de nouveau. Il suffit de remarquer ici que tout est disposé, dans la colonne vertébrale, pour assurer la solidité de ce canal. Le nombre des os qui concourent à le former, la largeur du corps des vertèbres, la multiplicité et la force des ligamens qui unissent ces dernières, enfin les abris que lui fournissent en devant les viscères situés au cou, à la poitrine et à l'abdomen, en arrière les muscles des gouttières vertébrales, tout le met à l'abri des effets que pourrait produire sur lui l'action des corps extérieurs. On conçoit le rapport de cette solidité avec la fonction de garantir l'organe important que ce canal renferme. C'est d'une part à cette solidité, de l'autre au peu de mobilité dont chacune des pièces qui la composent est susceptible, que la colonne vertébrale doit la résistance puissante qu'elle oppose à tous les efforts extérieurs dirigés sur elle, résistance qui prévient efficacement les luxations dont ces diverses parties seraient le siége. Son mouvement général est très-marqué ; mais chaque ver-

tèbre étant peu mobile ne fait que céder légèrement, et se trouve peu susceptible de déplacement ;
en sorte que la moelle n'est point exposée à une
compression qui bientôt serait mortelle. Il y a donc
une grande différence entre la manière dont la colonne vertébrale et le crâne protègent, dans l'a-
dulte, les deux portions du système nerveux qu'ils
renferment : dans l'une, c'est en cédant par une
foule de petits mouvemens partiels ; dans l'autre,
c'est en soutenant les efforts extérieurs à la manière des voûtes.

§ II. *Mécanisme de la Colonne vertébrale relativement à la station.*

Dans la station, la colonne vertébrale est le
point d'appui du tronc, dont elle transmet tout le
poids sur le bassin, ainsi que celui de la tête :
voyons d'abord comment celle-ci est soutenue.

Si, pour juger de la manière dont repose la tête
sur la colonne vertébrale, on n'avait égard qu'à la
position des condyles de l'occipital à la base du
crâne, on serait sans doute porté, au premier coup
d'œil, à accorder une grande prédominance de gravité à la partie de la tête qui est au-devant de cette
colonne ; mais cette apparence est illusoire jusqu'à
un certain point. En effet, d'un côté, la partie du
crâne qui est au niveau des condyles et derrière
eux est celle qui a le plus de capacité, celle où le
cerveau a par conséquent le plus de volume, et par
là même le plus de poids, puisque sa densité est à
peu près partout uniforme ; d'un autre côté, la face,

qui est en devant, offre bien un assez grand volume, mais non une pesanteur proportionnée : donc,
quoique les condyles n'occupent pas le milieu de la
base du crâne, puisqu'ils ne sont guère qu'à la réunion des deux tiers antérieurs avec le postérieur, il
n'y a pas entre les deux parties de la tête que sépare
la colonne vertébrale, une disproportion aussi
grande qu'il le semblerait d'abord. Ajoutons à cela
que, la position horizontale des condyles faisant que
la tête repose perpendiculairement sur la colonne
vertébrale, il n'est pas besoin, de la part des muscles postérieurs, d'un effort aussi grand pour la
maintenir en équilibre sur la colonne vertébrale,
que si, comme dans la plupart des quadrupèdes,
les condyles, obliquement inclinés en devant, fa-
vorisaient plus ses mouvemens dans ce sens que
dans le sens opposé. En général, la direction horizontale des condyles et leur rapprochement du
milieu de la tête sont, comme l'ont observé les na-
turalistes modernes, deux caractères distinctifs de
l'homme, relativement à la station. De là résultent
les différences suivantes d'organisation : 1° moins
de force dans les muscles postérieurs chez l'homme
que chez les quadrupèdes ; 2° peu de saillie dans les
éminences de l'occipital qui donnent insertion à
ces muscles ; 3° faiblesse du ligament cervical postérieur, qui n'est presque qu'un simple entrelacement celluleux.

Il n'en est point ainsi pour le tronc : tous les viscères pectoraux et abdominaux qui sont au-devant
de la colonne vertébrale, ne trouvant en arrière
rien qui leur fasse équilibre, tendent sans cesse

par leur poids à porter le corps dans le premier
sens, en courbant cette colonne. La tête elle-même,
quoique ayant en arrière un contre-poids, comme
je viens de le dire, conserve toujours cependant
dans sa partie antérieure une légère prédominance
de pesanteur, prédominance qui entraîne cette partie en devant, lorsque, dans le sommeil, les muscles cessant d'être en action ne peuvent plus la
retenir en arrière; en sorte que cette cause, quoique légère, doit être ajoutée à celle qui agit très-
efficacement au tronc, pour porter tout le corps en
devant.

Quelle est donc la puissance qui s'oppose à cette
projection du corps dans ce sens? Ce sont les muscles des gouttières vertébrales, qui, insérés soit
aux côtes, soit aux vertèbres, exercent continuellement un effort opposé à celui des viscères antérieurs, et maintiennent la colonne vertébrale, et
par conséquent tout le tronc, dans leur rectitude
naturelle. C'est dans sa partie inférieure que cette
colonne exerce le plus d'effort, parce qu'en cet endroit elle est chargée de poids plus considérables.
C'est aussi là que les muscles sont plus épais, les
éminences des os plus prononcées, le corps des vertèbres plus large. C'est dans cet endroit principalement que se rapporte le sentiment de lassitude
après une station prolongée : d'où est venu sans
doute l'usage des ceintures aux lombes, qui soutiennent les muscles et favorisent leur action. Je
crois que ce sentiment de lassitude peut dépendre
aussi un peu de l'entrelacement nerveux qui forme
le plexus lombaire, entrelacement d'où partent tous

les nerfs des membres inférieurs, et qui peut être
un centre de sensation très-vif dans la fatigue que
ces membres éprouvent. Mais la masse charnue
considérable qui se trouve en cet endroit, et qui
dans la station exerce un effort proportionné au
nombre de ses fibres, est certainement le siége
principal de ce sentiment pénible que nous rap-
portons aux lombes.

On voit, d'après ce qui vient d'être dit, que, dans
la station, la colonne vertébrale se trouve entre
deux efforts opposés et toujours agissans ; l'un antérieur, passif, c'est le poids du tronc, l'autre postérieur, très-actif, c'est l'action des muscles extenseurs. Dans ces efforts, chaque vertèbre forme un
levier du premier genre, où la puissance, appliquée
aux apophyses épineuses, tend sans cesse à les tirer
en bas, et à porter le corps en haut par un mouvement de bascule qui ne s'exerce pas réellement,
mais qui, tendant sans cesse à s'exercer, résiste au
mouvement en bas, que le poids des viscères supporté par l'épine tend continuellement à imprimer
au corps des vertèbres.

Tel est le mécanisme par lequel la colonne vertébrale est, dans la station, le point d'appui du
tronc, dont elle transmet le poids sur le bassin.
Cette fonction est favorisée singulièrement par sa
position opposée à celle des fémurs, qui s'articulent
en devant avec le bassin, tandis qu'elle se joint à lui
en arrière. Il résulte de là que, dans cette tendance
habituelle à la flexion que lui imprime le poids des
viscères, elle trouve une base de sustentation assez
large au bassin, puisque cette base y occupe l'espace

qui sépare les cavités cotyloïdes d'avec le sacrum.
Au contraire, on conçoit que les chutes eussent été
bien plus fréquentes, si les fémurs eussent eu leurs
articulations sur la même ligne que la colonne vertébrale. La direction flexueuse de celle-ci, qui permet des mouvemens très-étendus dans les parties
supérieures, sans que la ligne de gravité qui passe
par toutes les courbures abandonne la base de sustentation, est encore une disposition très-favorable
à la station. La figure de l'épine, qui est telle que
les vertèbres offrent d'autant plus de surface qu'elles
ont plus d'effort à soutenir, c'est-à-dire qu'on les
examine plus inférieurement, concourt aussi puissamment à la même fonction.

D'après ce que nous venons de dire, il ne faut
point regarder la station comme une attitude de
repos : elle nécessite au contraire des efforts très-
grands, surtout en arrière de la colonne vertébrale, et on ne doit pas s'étonner si une lassitude
très-grande en est la suite, lorsqu'elle est un peu
prolongée.

§ III. *Mécanisme de la Colonne vertébrale relativement aux mouvemens du tronc.*

Si nous considérons la colonne vertébrale sous
le troisième rapport, c'est-à-dire sous celui de sa
mobilité, nous voyons 1° qu'elle exécute des mouvemens de totalité; 2° qu'elle jouit de mouvemens
particuliers à chaque région ; 3° que les diverses
vertèbres se meuvent isolément les unes sur les
autres.

Mouvemens généraux.

Les mouvemens généraux de la colonne vertébrale sont ceux de flexion, d'extension, d'inclinaison latérale, de circumduction et de rotation.

1°. La flexion est très-étendue : ce qui était nécessaire, puisque c'est principalement en avant que
nous dirigeons nos efforts sur les corps qui nous
environnent. Dans ce mouvement, où la colonne
vertébrale peut décrire un très-grand arc de cercle,
elle représente un levier ; le plus communément
angulaire, conjointement avec les côtes, à l'extrémité inférieure desquelles les muscles abdominaux
agissant comme puissance, deviennent les agens
principaux de ce mouvement, qu'ils produisent
avec d'autant plus d'énergie qu'ils sont plus éloignés du centre mobile. Alors le ligament vertébral
antérieur est relâché; les fibro-cartilages sont affais-
sés en devant, tendus en arrière; le ligament vertébral postérieur, les inter-épineux et sur-épineux
se trouvent aussi dans une tension proportionnée
au mouvement. Je remarque que les fibro-cartilages
ayant des lames bien moins nombreuses en arrière
qu'en devant, cèdent plus facilement à la flexion
qu'à l'extension, qui est énergiquement bornée par
elles, ainsi que les mouvemens qui ont lieu de côté,
sens dans lequel ces lames sont aussi très-nombreuses.

2°. Dans l'extension, des phénomènes opposés ont
lieu : ce qui était tendu est relâché, et réciproquement. La colonne vertébrale représente alors un

levier du premier genre, sur lequel les muscles agissent moins efficacement que dans le cas précédent, parce que les saillies osseuses qui s'y voient en arrière ne les éloignent pas, autant que les côtes, du centre mobile. Au reste, ce mouvement est très-borné par les apophyses épineuses, surtout dans la région dorsale, où leur direction est telle qu'elles se touchent bientôt, pour peu que l'extension soit prolongée, et qu'elles l'empêchent de se porter au-delà. On conçoit que le milieu de l'épine étant le point où la courbure née de l'extension est le plus sensible, l'obstacle à cette extension devait se trouver en cet endroit: c'est ce qui arrive par cette disposition des apophyses épineuses dorsales.

3°. Dans l'inclinaison latérale, il n'y a guère que les substances inter-vertébrales qui changent de forme: elles s'aplatissent du côté où ce mouvement a lieu; les autres ligamens restent à peu près dans leur état ordinaire. Ce mouvement est principalement borné par les côtes, qui, se rencontrant vers leurs tubérosités, s'opposent un obstacle mutuel. Les apophyses transverses dorsales et lombaires rempliraient aussi, en se heurtant, cet usage, si la première cause était insuffisante.

Tous les divers mouvemens dont nous venons de parler sont, en général, beaucoup plus sensibles dans la réunion des régions dorsale et lombaire, que dans toutes les autres parties de l'épine : nous en verrons ailleurs la raison.

4°. La circumduction, dans laquelle le tronc décrit un cône dont la base est en haut et le sommet en bas, se passe surtout dans les articulations in-

férieures de la colonne vertébrale. Ce mouvement
est, au reste, assez étendu, et il résulte de la succession des précédens.

5°. Quant à la rotation, elle se fait avec beaucoup
de difficulté. La région lombaire semble être inférieurement immobile, pendant que la partie antérieure des autres régions se dirige à droite ou à gauche : c'est une espèce de torsion générale, où tous
les ligamens sont tendus, et qui résulte des torsions isolées de chaque fibro-cartilage. L'enclavement des vertèbres dorsales entre les côtes fait que
cette torsion y est moins marquée qu'ailleurs.

On conçoit facilement que, dans tous ces mouvemens généraux de l'épine, les luxations ne peuvent
point avoir lieu : car elles ne pourraient atteindre
qu'une vertèbre isolée ; or, chaque mouvement
partiel est très-peu marqué, quoique le général
soit très-sensible.

Mouvemens particuliers à chaque région.

Chaque région de la colonne vertébrale exécute,
avons-nous dit, des mouvemens particuliers : ces
mouvemens varient dans chacune.

La cervicale se fléchit, s'étend, s'incline latéralement, et de plus jouit de la circumduction et de
la rotation.

Dans les trois premiers cas, tantôt elle représente
un levier unique, tantôt elle en forme un angulaire avec la tête, dont elle ne semble que suivre les
mouvemens. Dans l'une et l'autre circonstance, il
se passe des phénomènes, partiels à la vérité, mais

analogues à ceux que nous avons indiqués dans les
mouvemens généraux. La rotation ou torsion de la
région cervicale est très-obscure. Tous ces mouvemens brusques par lesquels nous tournons subitement la tête de l'un ou de l'autre côté, et dans lesquels
l'on a cru que les vertèbres cervicales pouvaient se
luxer, n'ont point leur siége dans la région cervicale en général, mais exclusivement dans l'articulation de l'atlas avec l'axis. Le mouvement isolé d'une
vertèbre cervicale est encore plus borné que celui
de sa région : en sorte que je regarde la luxation
comme impossible, excepté entre les deux premières. D'ailleurs trop d'obstacles seraient à vaincre. La
force des substances inter-vertébrales, qui, étant
moins longues ici que dans les autres régions, ne
pourraient se prêter à une distension inévitablement nécessaire pour que le déplacement ait lieu ;
la résistance des ligamens jaunes, qui sont, comme
nous l'avons dit, extrêmement forts ; celle des muscles inter-épineux, inter-transversaires, qui n'existent qu'ici ; le mode d'union du corps de ces vertèbres, au moyen de crochets latéraux reçus dans des
échancrures correspondantes, ce qui forme un emboîtement étranger aux autres régions ; la direction
des apophyses articulaires, qui est telle que la luxation ne pourrait survenir sans leur fracture, parce
qu'elles s'opposent nécessairement à une torsion un
peu forte : tout cela forme un ensemble de causes
trop réelles pour admettre le moindre déplacement
dans cette région. Dans la circumduction qui s'y
opère, c'est à la base de la pyramide que représente cette région qu'est le centre du mouvement,

lequel est assez peu marqué à sa partie supérieure.

Quant à la région dorsale, ses mouvemens peuvent se considérer inférieurement et supérieurement. Ils sont en général très-bornés en haut : la flexion l'est par la présence du sternum, qui ne peut se courber comme l'épine, l'extension par les apophyses épineuses sensiblement inclinées les unes sur les autres, l'inclinaison latérale par les côtes et les apophyses transverses, la circumduction par tous ces obstacles réunis. Il est à remarquer, au reste, que la direction différente des apophyses articulaires dans les trois régions influe un peu aussi sur la facilité ou la difficulté de leurs mouvemens. En bas, au contraire, la mobilité est plus manifeste, parce que la plupart des causes précédentes n'y existent pas : cependant la luxation n'est point possible dans cet endroit, et cela par des causes analogues à celles exposées pour la région cervicale.

Enfin dans la région lombaire, la facilité des mouvemens est absolument inverse de celle des mouvemens de la région dorsale : ils sont plus obscurs en bas, où les surfaces articulaires sont très-larges et les ligamens très-serrés, tandis qu'en haut ils deviennent beaucoup plus apparens. Il résulte de là que c'est à la réunion des deux régions dorsale et lombaire que la colonne vertébrale offre le plus de mobilité, ainsi que dans la région cervicale, dans laquelle nous avons vu que les mouvemens étaient pour la plupart assez libres. Au reste, les vertèbres lombaires ne sont pas plus que les dorsales et les cervicales susceptibles de déplacement : la largeur des surfaces y rend même les luxations encore plus impossibles.

Mouvemens particuliers à chaque Vertèbre.

Il nous reste à parler des mouvemens partiels de chaque vertèbre. Excepté ceux dont jouissent les articulations de l'occipital avec la première, de celle-ci avec la seconde, et sur lesquels nous allons revenir, partout ces mouvemens sont infiniment obscurs: ce n'est que l'assemblage de plusieurs qui en donnent un dont l'effet soit un peu marqué. Au reste, ces mouvemens obscurs sont les mêmes que les mouvemens généraux qu'ils concourent à produire; ils se font dans le sens de la flexion, de l'extension, de l'inclinaison latérale: la circumduction cependant ne peut être sensible; la rotation, mouvement dans lequel la luxation pourrait seul arriver, est aussi presque nulle. Dans toutes les régions, les apophyses articulaires paraissent disposées exprès pour empêcher cette rotation : il faudrait qu'elles se rompissent pour la permettre. D'ailleurs tous les ligamens sont tellement disposés, ainsi que nous l'avons vu pour la région cervicale, qu'aucun effort susceptible d'être appliqué sur l'épine ne saurait les rompre. Remarquons enfin que jamais deux vertèbres cervicales, dorsales ou lombaires, n'éprouvent isolément une rotation ; toujours ce mouvement est général à une région ou à toute l'épine. Or, plusieurs vertèbres éprouvant une distension égale dans leurs ligamens, pourquoi l'une se déplacerait-elle plutôt que l'autre? Il faudrait une disposition particulière dans ses ligamens, ce qui n'a point lieu dans l'état ordinaire. Il n'y a que l'atlas et l'axis qui, jouis-

sant d'une rotation isolée, peuvent éprouver un déplacement partiel.

Mouvemens de la Tête sur l'Atlas.

Les mouvemens de la tête sur la première vertèbre, au moyen de l'articulation décrite plus haut,
sont ceux de flexion, d'extension, d'inclinaison latérale, et de circumduction; celui-ci résulte de la
succession des trois précédens. Tous ces mouvemens
ne peuvent avoir lieu sans que la région cervicale
de la colonne vertébrale ne soit préalablement fixée
d'une manière immobile. Dans tous, la tête représente un levier du premier genre, dans lequel le
point d'appui, qui est à l'articulation, ne varie pas,
mais dont la puissance et la résistance ont une position différente, soit dans chaque mouvement simple, soit dans chaque degré de celui que parcourt
la tête lors de la circumduction. Cette dernière est
très-obscure : je ne crois pas qu'on puisse l'apprécier en aucun cas. L'inclinaison latérale est aussi
extrêmement bornée.

La flexion et l'extension sont plus marquées,
quoique cependant elles aient des bornes étroites.
Aussi toutes les fois que la tête s'incline un peu sensiblement en avant, en arrière ou de côté, c'est
toujours par un mouvement général dans les vertèbres cervicales. Au reste, quand la flexion se passe
dans l'articulation qui nous occupe, on voit à l'extérieur le menton s'abaisser seul, et la peau du cou
se plisser, parce que l'espace diminue entre la mâchoire et la colonne vertébrale; au lieu que cet

espace restant à peu près le même quand c'est la région cervicale qui se fléchit, la peau conserve le même degré de tension, parce que le rapport ne change point entre cette région de l'épine et la mâchoire. D'ailleurs on voit que, dans le premier cas, la tête tourne sur elle-même : au lieu qu'elle décrit un plus grand arc de cercle, quand ce sont les vertèbres cervicales qui lui communiquent leur mouvement. On peut aussi distinguer très-bien l'extension et les mouvemens latéraux qui sont propres ou communiqués à la tête.

Dans aucun de ces mouvemens, la tête ne peut se luxer : les surfaces articulaires sont trop serrées, les mouvemens trop obscurs surtout, pour qu'ils puissent produire le déplacement de ces surfaces. Cette circonstance supplée aux liens articulaires, qui ici ne sont pas très-forts, mais qui du reste se trouvent suppléés aussi par ceux qui unissent l'axis et l'occipital.

Le mouvement de rotation dont jouit la tête n'appartient point à l'articulation occipito-atloïdienne, mais bien à celle de la première vertèbre avec la seconde : nous allons nous en occuper.

Mouvemens de l'Atlas sur l'Axis.

La tête accompagne toujours la première vertèbre dans les différens mouvemens que celle-ci exécute sur la seconde. Ces mouvemens sont bornés à la rotation à droite et à gauche : en effet, d'un côté le ligament transversal en arrière, et le corps de la première vertèbre en devant, s'opposent manifestement à la moindre extension ou flexion, parce que rencontrant tout de suite l'odontoïde, ils y trouvent un obstacle insurmontable ; d'un autre côté, les ligamens odontoïdiens empêchent toute inclinaison latérale, ou du moins la rendent presque nulle.

La première vertèbre ne jouit donc sur la seconde que de la rotation ; mais ce mouvement y est très-étendu. La disposition des apophyses articulaires, qui sont horizontales, larges ; qui ne présentent point de crochets latéraux, qui sont revêtues d'une synoviale très-lâche, distingue cette articulation des autres analogues, et favorise ce mouvement, qui peut avoir lieu à droite et à gauche. Voici quel est alors l'état des surfaces articulaires : l'arc de l'atlas et le ligament transverse roulent sur les facettes de l'odontoïde ; en même temps, les apophyses articulaires inférieures de cette vertèbre glissent chacune en sens opposé sur les supérieures de l'axis. Les synoviales, les ligamens antérieurs et postérieurs, les odontoïdiens surtout, sont distendus.

Malgré la brièveté de ces derniers et la largeur des surfaces articulaires, il peut arriver, quand le mouvement est porté loin, que la luxation ait lieu. Dans ce cas, les apophyses articulaires de la première vertèbre abandonnent celles de la seconde, de manière que les apophyses se trouvent sur le même plan, au lieu de rester l'une sur l'autre. D'un côté, celle de l'atlas se place au-devant de celle de l'axis ; tandis que, de l'autre côté, c'est l'apophyse articulaire de celle-ci qui est antérieure. On peut voir le mécanisme de cette luxation d'une manière

très-évidente, en mettant à découvert l'articulation
qui nous occupe. Il est facile de l'opérer sur le cadavre par une violente rotation imprimée à la tête.
Quand, sur le vivant, il y a un mouvement brusqué
dans ce sens, elle survient; c'est même là le cas
ordinaire où les auteurs disent qu'elle arrive. Or,
dans ce mouvement, l'atlas seul tournant sur l'axis,
leur articulation seule, comme je l'ai dit, peut être
le siége d'un déplacement inévitablement étranger
au reste de la région. Le défaut de fibro-cartilages,
l'absence des ligamens jaunes, remplacés ici par un
tissu lâche, favorisent aussi beaucoup le déplacement. Les ligamens odontoïdiens seuls offriraient
un obstacle à la luxation : mais le triangulaire du
fémur prévient-il toujours celle de cet os ? les ligamens croisés du genou ne permettent-ils pas quelquefois un changement de rapport dans les surfaces
articulaires ? etc., etc.

Cette luxation est la seule dont soit susceptible la
région cervicale. D'après cela il ne faut pas s'étonner
si, dans beaucoup de luxations du cou qu'on a eu
occasion d'observer, la mort a frappé presque instan-
tanément les individus qui ont éprouvé cet accident.
En effet, la moelle de l'épine est alors comprimée
au-dessus de l'origine des nerfs diaphragmatiques et
intercostaux. La respiration, qui est sous l'influence
immédiate de ces nerfs, ne s'exerce plus, et à cette
interruption succèdent inévitablement celle de la
circulation, puis celle de toute la vie organique, et
par suite de la vie animale. Quand la mort est ainsi
subite, je crois que l'odontoïde a glissé sous le ligament transverse, en rompant l'un des odontoïdiens;

d'où est résultée une violente compression de la moelle. Au contraire, quand l'un des ligamens est seulement distendu, l'odontoïde reste dans son anneau, s'incline seulement un peu de côté, et les surfaces articulaires passent l'une devant l'autre en l'abandonnant : alors la mort peut ne pas être le résultat du déplacement.

On conçoit, d'après ce qui vient d'être dit, comment la mort arrive lorsqu'on tue un animal subitement en tirant en sens opposé sa tête et sa queue; lorsqu'un enfant tenu suspendu imprudemment avec les deux mains par la tête, agite son corps pour se dégager, et meurt tout à coup dans ses efforts, comme on en cite des exemples; lorsque, dans cette espèce de culbute où le corps fait une rotation générale sur la tête préliminairement fixée en bas pour servir d'appui, le sauteur reste mort subitement, comme quelqu'un m'a assuré l'avoir vu une fois. Quand, dans les pendus, il y a déplacement des vertèbres, ce ne peut être que par le passage de l'odontoïde sous le ligament annulaire, passage qui, rétrécissant le canal vertébral, occasione une compression subite de la moelle. En général, on conçoit difficilement que, dans ces sortes de cas, ce ligament puisse être rompu. En examinant les choses sur le cadavre, on voit que le glissement de l'odontoïde sous lui est bien plus facile. D'ailleurs sa rupture serait nulle pour la luxation, sans celle d'un des odontoïdiens. Il faudrait donc un double déchirement, qui est bien plus difficile certainement que le déchirement isolé d'un des ligamens dont je viens de parler. Enfin dans toute rotation de l'atlas sur l'axis, seul mouvement dans lequel la luxation soit possible, l'odontoïde tend à se porter sur les côtés et en bas, et non en arrière. Or, cette dernière circonstance est inévitablement nécessaire pour rompre le ligament transverse.

DU BASSIN.

ARTICLE PREMIER.

CONSIDÉRATIONS GÉNÉRALES SUR LE BASSIN.

LE *bassin*, l'une des deux parties propres du tronc, en occupe la région inférieure. C'est une grande cavité osseuse, irrégulière, ouverte en haut et en bas, dont les parois supportent en arrière la colonne vertébrale, et sont soutenues en devant par les fémurs, auxquels elles transmettent le poids du corps; en sorte qu'il reste, entre le plan sur lequel ceux-ci se trouvent placés et celui dans lequel est la première, un espace assez marqué qui mesure la base immédiate de sustentation du tronc. La position du bassin, considérée relativement à la stature générale, est telle, que dans un individu de taille ordinaire il partage presque le corps en deux parties égales. Ce qui est placé au-dessus de lui, savoir, la tête et le tronc réunis, n'a guère plus de hauteur que ce qui est au-dessous; disposition qui varie cependant, d'abord dans le fœtus, dont les membres inférieurs sont peu développés, puis ensuite dans l'adulte, surtout par rapport aux deux extrêmes de la stature. En effet, lorsqu'elle dépasse ses limites ordinaires, c'est par l'allongement des membres inférieurs plus que par celui des autres parties; tandis qu'un phénomène inverse s'observe lorsqu'elle reste au-dessous de ces limites.

§ Ier. *Figure et direction du Bassin.*

Le bassin est symétrique, mais d'une figure difficile à déterminer. Il forme par sa partie supérieure
une cavité à peu près ovalaire transversalement,
très-évasée de chaque côté, échancrée en devant,
communiquant en bas avec sa partie inférieure par
une ouverture elliptique appelée *détroit supérieur.*
Cette partie inférieure représente une sorte de canal
plus large dans son milieu qu'à ses deux extrémités,
dont l'inférieure, opposée à l'ouverture précédente,
se nomme *détroit inférieur.*

Les lignes transversalement tirées d'une partie du
bassin à l'autre affectent partout une direction horizontale, parce que ce qui est d'un côté se trouve,
à cause de la symétrie, exactement au niveau de ce
qui est du côté opposé. Quant à l'axe de cette cavité, il n'est pas le même pour ses parties supérieure
et inférieure : celui de la première est presque perpendiculaire, celui de la seconde sensiblement oblique de haut en bas et d'avant en arrière. Cette
obliquité du second axe tient à la direction générale
de cette partie du bassin, qui s'incline manifestement. On voit très-bien cette inclinaison sur le détroit supérieur, dont le devant est plus bas que le
derrière, et sur le détroit inférieur, dont la partie
postérieure est au contraire moins saillante que
l'antérieure. J'observe, à l'égard de cette inclinaison,
qu'il en résulte que le poids du tronc étant obliquement transmis sur les cuisses par le bassin, celui-ci
est, dans cette transmission, le siége d'une décom-

position de mouvement proportionnée à l'inclinaison, qui est à peu près de 35 à 40 degrés supérieurement, où il est aisé de l'estimer par la ligne qui
s'étend de l'articulation sacro-vertébrale à la partie
supérieure de la symphyse pubienne.

§ II. *Dimensions du Bassin.*

La largeur du bassin offre une remarquable différence chez l'homme et chez la femme. Dans celle-
ci, elle est sensiblement plus considérable dans tous
les sens : ainsi les deux crêtes iliaques, les deux épines antérieures, les deux postérieures, les cavités
cotyloïdes, les tubérosités de l'ischion, etc., etc.,
sont plus écartées. Ce sont là les dimensions transversales. Celles d'avant en arrière ont également
plus d'étendue : on le voit en mesurant les espaces
qui séparent le sacrum de l'articulation pubienne,
les épines antérieures des postérieures, l'articulation
sacro-iliaque du trou sous-pubien. Les dimensions
obliques, qui sont moyennes aux deux précédentes,
participent aussi visiblement à leur prédominance
chez la femme. Il résulte de là que, chez elle, le détroit supérieur doit avoir plus d'étendue en tous
sens. Ce détroit, dont nous assignerons les diverses
dimensions dans la description générale du bassin,
offre assez fréquemment des dispositions vicieuses
dans la grandeur de ses diamètres, dont la diminution dans l'un ou l'autre sens apporte des obstacles
plus ou moins grands à l'accouchement : c'est ce qui
constitue les *vices de configuration* du bassin, qu'il
ne faut pas confondre avec les *vices de conformation* : nous apportons ceux-ci en venant au monde;

les autres, au contraire, sont les effets des maladies acquises après la naissance. Or, très-rarement le bassin est le siége de vices de conformation : presque toutes les difformités qu'il nous offre si souvent sont les suites funestes du rachitisme, qui porte plus spécialement son influence sur le diamètre antéro-postérieur que sur le transverse ou sur les obliques, parce que c'est la colonne vertébrale, dans ses rapports avec le sacrum, qui le déforme spécialement. Le détroit inférieur est aussi quelquefois, quoique beaucoup plus rarement, affecté de ces vices de configuration, qui ne tiennent point ordinairement ici au rachitisme, et qui portent plus fréquemment sur les dimensions transverses, en rapprochant les cavités cotyloïdes, les tubérosités de l'ischion, etc.

La largeur du bassin apporte, comme nous le dirons, quelques difficultés à la progression chez le sexe; mais il en résulte des avantages, dans l'accouchement, pour la sortie du fœtus. Le bassin joue, en effet, un rôle important dans cette fonction, outre les usages communs à l'homme qu'il remplit aussi chez la femme, savoir, d'être la base de sustentation du tronc, de contenir et de garantir des organes intéressans.

La hauteur du bassin présente une disposition différente de sa largeur : elle est plus marquée chez l'homme, et moins caractérisée chez la femme, à proportion de celle-ci. Que l'on compare, dans l'un et l'autre sexe, la distance de l'épine antérieure-supérieure à la tubérosité de l'ischion, la hauteur de la symphyse pubienne, la longueur du canal que forme inférieurement le bassin, aux différens dia-

mètres, transverses de cette cavité, etc., on se con-
vaincra facilement que les premières dimensions ne
suivent nullement la proportion des secondes,
qu'elles ne diminuent ni ne s'accroissent point
quand celles-ci s'accroissent ou diminuent.

La stature n'influe nullement, ou au moins très-
peu, sur les dimensions du bassin, qui, à la vérité,
offrent quelques différences individuelles, mais tout-
à-fait indépendantes de cette stature. On sait que
l'accouchement est aussi facile chez les petites que
chez les grandes femmes, quoique les premières
mettent au monde des enfans très-volumineux, et
qui sont même disproportionnés à la masse de leur
corps, si on établit une comparaison de totalité entre les deux.

ARTICLE DEUXIÈME.

DES OS DU BASSIN EN PARTICULIER.

Nous avons remarqué que le bassin est formé par
des os larges et peu nombreux; que cette disposition est accommodée à ses usages, qui ne nécessitent que des mouvemens de totalité, et non des mouvemens partiels comme ceux qu'entraînent les usages de l'épine. Il n'y a, en effet, que quatre os pour
cette cavité : deux postérieurs, symétriques, placés
sur la ligne médiane, ce sont le *sacrum* et le *coccyx*;
deux autres antérieurs, irréguliers, qui transmet-
ment aux fémurs le poids du tronc qu'ils ont reçu
des premiers, ce sont les *os iliaques.*

Placés l'un au-dessus de l'autre, le sacrum et le coccyx, en formant la partie postérieure du bassin, font, pour ainsi dire, suite à la colonne vertébrale: aussi leur forme a-t-elle le même type que celle des vertèbres, et n'y a-t-il que quelques différences de largeur dans le corps, de saillie dans les éminences, de profondeur dans les échancrures, parties d'où résultent les diverses pièces qui, dans ces os, correspondent aux vertèbres.

Chez la plupart des quadrupèdes, ce prolongement de l'épine est beaucoup plus étendu : c'est ce surcroît d'extension qui forme la *queue*, laquelle se prolonge bien au-delà de l'anus, tandis que chez l'homme cette ouverture dépasse au contraire un peu l'extrémité du coccyx, qui est comme la terminaison de l'épine.

§ Ier. *Du Sacrum.*

Os symétrique, triangulaire, placé à la partie postérieure du bassin, recourbé inférieurement en devant, divisé en faces spinale, pelvienne, vertébrale, coccygienne, et en deux bords latéraux.

Face spinale. Elle est convexe, très-inégale, recouverte par l'origine des muscles des gouttières vertébrales. On y voit :

1°. Sur la ligne médiane, quatre éminences horizontales décroissant de longueur de haut en bas, analogues aux apophyses épineuses, mais moins prononcées, quelquefois continues entr'elles par des lames intermédiaires d'où résulte une espèce de crête médiane servant à des insertions musculaires,

et terminées en bas par une gouttière triangulaire
fermée par le ligament sacro-coccygien postérieur,
où finit le canal sacré, et que bornent latéralement
deux saillies, quelquefois articulées en bas avec le
coccyx, toujours terminées par un tubercule sous lequel passe le dernier nerf sacré ;

2°. Sur chaque côté et de haut en bas, un enfoncement raboteux pour les insertions de forts ligamens qui vont à l'os iliaque; quatre *trous*, qu'on
nomme *sacrés postérieurs*, placés dans une gouttière,
suite de la vertébrale, moins profonde qu'elle, remplie par les muscles lombaires. Ces trous décroissent
de diamètre de haut en bas, sont traversés par les
branches postérieures des nerfs sacrés, communiquent dans le canal, et sont bornés en dehors par
une rangée d'éminences plus ou moins saillantes
qui représentent les apophyses transverses des vertèbres.

Face pelvienne. Elle est concave, correspond spécialement au rectum, et présente :

1°. Sur la ligne médiane, quatre rainures transversales, saillantes, indice de la réunion des pièces
primitives de l'os, et qui séparent des surfaces quadrilatères, concaves, correspondant à la partie antérieure du corps des vertèbres;

2°. Sur chaque côté, les quatre *trous sacrés antérieurs*, plus grands que les postérieurs, vis-à-vis
desquels ils sont placés, et avec lesquels ils communiquent par le canal sacré, décroissant comme eux,
traversés par les branches antérieures des nerfs
sacrés, et séparés par des portions osseuses qui se
terminent à une surface où s'attache le pyramidal.

Face vertébrale. Sa plus grande étendue est transversale. On y voit :

1°. Sur la ligne médiane, une surface ovalaire, obliquement taillée comme celle de la dernière vertèbre avec laquelle elle s'unit; l'orifice du *canal sacré*, canal de forme triangulaire qui décroît de largeur de haut en bas, s'aplatit un peu dans ce dernier sens, termine le canal vertébral, est tapissé par la fin des membranes cérébrales, contient le faisceau des nerfs sacrés, et aboutit à la gouttière indiquée plus haut;

2°. Sur chaque côté, une surface transversale, lisse, convexe, inclinée en avant, continue avec la fosse iliaque, recouverte par des ligamens; une apophyse articulaire, concave, dirigée en arrière et en dedans, articulée avec celle de la dernière vertèbre, et bornée en devant par une échancrure, portion du dernier trou de conjugaison, en arrière par un bord mince, correspondant à celui des lames, et donnant attache au dernier ligament jaune.

Face coccygienne. Elle est la moins étendue, et formée par une facette ovalaire qui se joint au coccyx.

Bords. Chacun présente en haut une surface rugueuse, irrégulière, plus large dans sa partie supérieure que dans l'inférieure, obliquement taillée, s'articulant avec une semblable de l'os iliaque; en bas, des inégalités pour l'attache des ligamens sacro-sciatiques. Une petite échancrure pour le passage de la cinquième paire sacrée termine chaque bord.

Le sacrum, très-épais en haut, s'amincit en bas;

il est tout celluleux au dedans, légèrement compacte au dehors, où une lame très-mince de ce tissu
se rencontre.

Son développement est analogue à celui des vertèbres: cinq points se manifestent d'abord en devant sur la ligne médiane; sur les côtés de chacun
de ces points, et en arrière, il en paraît ensuite
deux autres; ce qui forme quinze points, qui se
réunissent bientôt partiellement, de telle manière
que tous les latéraux se joignent d'abord à ceux qui
leur correspondent sur la ligne médiane, sans que
la réunion ait encore lieu entre ceux-ci; en sorte que
l'os est formé, à une certaine époque, de cinq pièces
qui restent long-temps distinctes, mais qui finissent enfin par ne faire qu'un seul os (1).

§ II. *Du Coccyx.*

Os symétrique, recourbé en devant, triangulaire,
occupant la partie postérieure et inférieure du bassin,

---

(1) Le développement du sacrum se fait ordinairement par 34
ou 35 points d'ossification. 1°. Cinq, les uns au dessus des
autres, occupent la partie moyenne antérieure; 2° deux petites lames osseuses se développent ensuite dans chacun des intervalles qui séparent ces cinq points primitifs, et semblent former
leurs surfaces articulaires; 3° dix autres points sont situés en
avant, sur les côtés de ceux-ci; 4° six autres se développent
derrière eux; 5° entre ces six derniers, il en paraît trois ou
quatre, qui correspondent aux apophyses épineuses et à leurs
lames; 6° enfin il y en a un de chaque côté en haut de la face
iliaque.

divisé en faces spinale, pelvienne, sacrée, et en bords latéraux.

Face spinale. Elle est convexe, inégale pour l'insertion du ligament sacro-coccygien et de quelques fibres du grand fessier, traversée par des rainures, indices de l'union des pièces primitives de l'os.

Face pelvienne. Elle est concave, recouverte par un tissu fibreux, et coupée par les mêmes rainures que la précédente. Elle correspond au rectum.

Face sacrée. Elle présente en devant une surface concave articulée avec le sacrum, en arrière deux tubercules continus souvent avec ceux de la région spinale de cet os, sur les côtés deux petites éminences échancrées pour loger les cinquièmes paires sacrées.

Bords. Ils sont inégaux, pour l'insertion du petit ligament sciatique, et se réunissent en bas à un angle quelquefois bifurqué, souvent inégalement contourné, où s'attachent les releveurs de l'anus.

Le coccyx, presque tout celluleux, se développe par quatre points, dont les deux derniers se réunissent d'abord; ce qui forme trois pièces qui restent long-temps isolées, mais qui finissent à un certain âge par se confondre en un seul os, lequel souvent s'unit avec le sacrum.

§ III. *De l'Iliaque.*

Os irrégulier, occupant les parties antérieure et latérales du bassin, recourbé sur lui-même de telle sorte qu'en haut il est aplati de dehors en dedans, en bas d'avant en arrière, manifestement, rétréci, au milieu, où il change de direction, divisé en face fémorale, face pelvienne, et circonférence.

Face fémorale. Elle est externe en haut, antérieure en bas, recouverte par les muscles nombreux qui s'y insèrent.

1°. On y voit, dans le premier sens, une espèce de fosse large, alternativement convexe et concave, et où s'observent, d'arrière en avant, des inégalités pour l'insertion du grand fessier; une surface large, concave en arrière, rétrécie en avant, destinée au moyen fessier; une grande ligne courbe partant de l'échancrure sciatique, et allant se confondre en devant avec la crête iliaque; une surface très-étendue, convexe, pour le petit fessier; des inégalités où s'insère l'un des tendons du droit antérieur de la cuisse.

2°. En bas et en devant, cette région, très-inégale, présente d'abord la *cavité cotyloïde*. Celle-ci, arrondie, très-profonde, cartilagineuse, excepté dans son fond où elle est plus déprimée et où elle contient du tissu cellulaire et l'insertion du ligament triangulaire, s'articule avec le fémur, et donne attache par sa circonférence à la capsule de l'articulation. Cette circonférence est inégale, très-saillante en dehors; elle supporte en outre une espèce de bourrelet circulaire et ligamenteux; et offre en dedans une grande échancrure convertie en trou par un ligament, pour le passage des vaisseaux articulaires. Sous cette cavité est le *trou sous-pubien*, sensiblement incliné en dehors et en bas, ovalaire chez l'homme, triangulaire et plus petit chez la femme, fermé par un ligament large qui s'insère à sa circonférence, excepté en haut, où celle-ci offre une gouttière oblique, dont les bords, qui se croisent, laissent entre eux un écartement que traversent les vaisseaux et le nerf obturateurs. En dedans de ce trou se voit une surface plus large en haut qu'en bas, oblongue, où se fixent les adducteurs et l'obturateur externe, continue en bas avec une autre surface allongée, oblique, qu'on voit le long de l'arcade pubienne, et qui se termine à la partie externe de la tubérosité de l'ischion. Au-dessus de celle-ci est une gouttière pour la réflexion de l'obturateur interne.

Face pelvienne. Elle est concave, interne en haut, postérieure en bas, revêtue par les muscles qui s'y implantent.

1°. En haut et en dedans on observe, d'arrière en avant, une tubérosité très-prononcée où se trouvent de fortes insertions ligamenteuses ; une surface inégale, raboteuse, oblique, plus large à sa partie supérieure qu'à l'inférieure, articulée avec le sacrum ; la *fosse iliaque*, très-large, lisse, concave, remplie par le muscle de son nom, percée du trou nourricier ; une ligne saillante, épaisse, transversale, concave, portion du détroit supérieur.

2°. En bas et en arrière, on voit une surface disposée en plan incliné, plus large en haut qu'en bas, lisse, séparant l'échancrure sciatique du trou sous-pubien, recouverte par l'obturateur interne et par le releveur de l'anus ; le trou sous-pubien et sa gouttière ; une autre surface plus étroite en bas qu'en haut, quadrilatère, répondant à la vessie ; au-dessous d'elle des inégalités pour l'obturateur interne.

Circonférence. Elle est très-irrégulière, alternativement échancrée et saillante, manifestement divisée en deux moitiés, l'une supérieure ou abdominale, l'autre inférieure ou pubio-ischiatique, lesquelles se réunissent en arrière à l'épine postérieure-supérieure, en avant à l'angle du pubis.

1°. La portion abdominale est subdivisée en deux parties. La postérieure, ou la *crête iliaque*, forme un bord épais, inégal, convexe, contourné sur lui-même, et donnant insertion en dedans aux muscles transverse et carré, en dehors à l'oblique externe, au grand dorsal et à l'aponévrose fémorale, au milieu à l'oblique interne. L'antérieure forme une grande excavation où se voient, de dehors en dedans, l'*épine antérieure-supérieure*, à laquelle se fixent le fascia lata, le couturier, l'arcade crurale et l'iliaque; une échancrure où passent des filets nerveux; l'*épine antérieure-inférieure*, pour l'attache d'un des tendons du droit antérieur; une coulisse destinée au passage du psoas et de l'iliaque; l'*éminence ilio-pectinée*, insertion du petit psoas quand il existe; une surface horizontale allongée, triangulaire, plus large en dehors qu'en dedans, concave, transversale, pour le passage des vaisseaux cruraux, terminée en arrière par une crête, suite de la ligne saillante du milieu de la face pelvienne, en avant par un bord continu à un de ceux de la gouttière du trou sous-pubien; l'*épine du pubis*, dirigée en devant, et qui sert d'insertion au pyramidal et au pilier externe de l'anneau inguinal.

2°. La portion pubio-ischiatique est également subdivisée en deux parties. L'une, postérieure, plus étendue, offre de haut en bas l'*épine postérieure-supérieure*, saillante et épaisse ; une petite échancrure qui la sépare de la *postérieure-inférieure*, qui est au-dessous, et qui a moins de volume que la précédente ; une autre échancrure très-profonde, portion de la grande échancrure sacro-sciatique ; l'*épine sciatique*, éminence aplatie, courte, pyramidale, où se fixent en dehors le jumeau supérieur, en dedans l'ischio-coccygien, au sommet le petit ligament sacro-sciatique ; une échancrure cartilagineuse souvent creusée de petits sillons, pour la réflexion de l'obturateur interne ; la *tubérosité sciatique*, éminence très-épaisse, arrondie, où s'implantent en dehors le carré et le grand adducteur, en dedans le jumeau inférieur et le grand ligament sacro-sciatique, au milieu les muscles biceps, demi-tendineux et demi-membraneux.

L'autre partie, antérieure, plus courte, offre en bas un bord mince, oblique, surtout chez la femme, formant avec l'opposé l'*arcade du pubis*, donnant attache au droit interne, au transverse, à l'ischio-caverneux, et au corps caverneux ; en haut, une surface perpendiculaire, oblongue, elliptique, rugueuse, quelquefois lisse en arrière, qui, avec une semblable de l'os opposé, forme l'articulation pubienne, et se trouve surmontée par l'*angle du pubis*, saillant, épais, où se termine la portion pubio-ischiatique de cette circonférence.

L'os iliaque est partout épais, très-celluleux, excepté à la fosse iliaque, où il est mince et entièrement compacte. Trois points d'ossification servent à son développement : un se manifeste à sa partie supérieure; un autre paraît à la tubérosité de l'ischion; et le troisième à l'angle du pubis. Ils séparent primitivement l'os en trois portions; ce qui avait donné l'idée de le considérer comme l'assemblage de trois os isolés, désignés sous les noms de *ilion*, *ischion* et *pubis*; division aussi peu convenable que la description particulière de ces portions qui a été jusqu'à présent en usage. La réunion de ces trois points a lieu, pour le pubis et l'ischion, au milieu de la lame osseuse qui borne en dedans le trou ovale; pour le pubis et l'ilion, à l'éminence ilio-pectinée, et par conséquent à la cavité cotyloïde qui est au-dessous; pour l'ilion et l'ischion, à cette même cavité, laquelle est, comme l'on voit, le point principal de réunion.

ARTICLE TROISIÈME.

DES ARTICULATIONS DU BASSIN.

CET article renferme les articulations du sacrum avec la colonne vertébrale, avec le coccyx et avec l'os iliaque; de celui-ci avec la dernière vertèbre lombaire, et avec l'os du côté opposé.

§ Ier. *Articulation sacro-vertébrale.*

Elle présente deux surfaces articulaires entière-
-ment conformes à celles qui servent à l'union générale des vertèbres, et qui appartiennent d'une part à la face inférieure de la dernière lombaire, de l'autre part à la région vertébrale du sacrum. Les moyens

d'union sont aussi les mêmes que ceux décrits pour la colonne vertébrale : ce sont les ligamens vertébraux antérieur et postérieur, qui se prolongent jusqu'au sacrum; un fibro-cartilage intermédiaire à ce dernier et au corps de la vertèbre; un ligament jaune intermédiaire aussi aux lames de celle-ci et à la partie postérieure de l'orifice du canal sacré; un inter-épineux, qui unit la crête médiane du sacrum à l'apophyse épineuse de cette vertèbre; la fin du sur-épineux, qui passe en cet endroit pour aller se terminer au sacrum. Tous ces liens ont une disposition et une structure parfaitement semblables à celles des ligamens déjà décrits. La synoviale déployée sur les surfaces des apophyses articulaires est aussi parfaitement semblable à celles que l'on voit tout le long des côtés de l'épine.

Outre les objets communs aux articulations vertébrales, celle-ci présente de particulier un *ligament* qu'on peut nommer *sacro-vertébral*, qui part de la partie inférieure et antérieure de l'apophyse transverse de la dernière vertèbre, se porte obliquement en dehors et en bas, et vient se fixer sur la partie supérieure du sacrum, en s'entre-croisant avec les fibres antérieures à l'articulation sacro-iliaque. Le psoas en devant, du tissu cellulaire et des ligamens en arrière, lui correspondent. Il est très-fort et très-court.

§ II. *Articulation sacro-coccygienne.*

Cette articulation, analogue à celle du corps des vertèbres, et pour laquelle le sacrum et le coccyx se correspondent par deux facettes ovalaires, est affermie par un fibro-cartilage et par deux faisceaux fibreux, l'un antérieur, l'autre postérieur.

Fibro-cartilage. Il a avec ceux des vertèbres la plus grande analogie; seulement il est plus mince; il contient dans son milieu moins de cette substance comme pulpeuse que nous y avons observée, et présente une disposition plus uniforme dans ses lames, qui sont presque aussi multipliées en arrière qu'en devant, et qui se trouvent en moins grand nombre sur les côtés. Son peu d'épaisseur fait qu'il cède plus facilement que ceux des vertèbres aux impulsions qu'il reçoit : aussi le coccyx est-il bien plus mobile sur le sacrum que deux vertèbres contiguës l'une sur l'autre. Les trois pièces du coccyx sont unies long-temps par des fibro-cartilages analogues à celui-ci. Ces sortes de substances, ayant par leur organisation bien moins de tendance à s'ossifier que les cartilages proprement dits qui séparent les diverses pièces des autres os dans le temps de leur formation, présentent la cause naturelle de la lenteur avec laquelle les trois pièces du coccyx se réunissent, lenteur qui a donné lieu à quelques anatomistes de considérer cet os comme formé de trois portions.

Ligament sacro-coccygien antérieur. Il est à peine sensible; souvent même on ne peut le distinguer. C'est un assemblage de quelques fibres parallèles, d'une longueur variable, qui du sacrum se portent sur la face pelvienne du coccyx. Souvent deux faisceaux latéraux plus marqués descendent des côtés du premier, et viennent se réunir sur le second, en laissant entre eux un espace triangulaire où l'on voit les fibres précédentes qui s'entrelacent avec eux en bas.

Ligament sacro-coccygien postérieur. Il est beaucoup plus marqué que le précédent, et remplit, outre l'usage d'assurer l'articulation, celui de compléter en arrière la fin du canal sacré. Fixé supérieurement aux bords de l'échancrure qui termine ce canal, il descend perpendiculairement jusqu'à la région spinale du coccyx, et s'y épanouit. Il est formé de fibres profondes et superficielles : les premières, longitudinales, parallèles, bien plus longues, appartiennent spécialement à l'articulation, et sont très-nombreuses; les secondes, plus courtes, s'entre-croisent en divers sens, et ne s'étendent presque pas au coccyx. Ce ligament, sous-cutané en arrière, où se fixent à lui quelques fibres du grand fessier, est appliqué en devant d'abord sur la terminaison de l'arachnoïde, laquelle forme en cet endroit un cul-de-sac sensible en se réfléchissant des nerfs sur la dure-mère qui tapisse le canal; puis il répond au sacrum dans l'intervalle de l'échancrure, sans y adhérer beaucoup; enfin il recouvre le coccyx, auquel il s'attache...

§. III. *Articulation vertébro-iliaque.*

La dernière vertèbre et l'os iliaque n'ont point entre eux d'articulation immédiate; un ligament passant de l'une à l'autre sert à affermir leur rapport et à empêcher leur écartement : on le nomme ilio-lombaire.

Ligament ilio-lombaire. Fixé en· dedans au·som-· met de l'apophyse transverse de la dernière vertè- bre, il se dirige de là transversalement en dehors , et vient s'implanter à l'épine postérieure-supérieure et à la crête de l'os iliaque. Sa direction est horizon- tale; il résulte de fibres convergentes, qui sont sou- vent·partagées en plusieurs faisceaux que sépare du tissu cellulaire, et qui offrent d'autant plus de lon- gueur qu'elles sont plus supérieures. Ce ligament, qui est plus large en dedans qu'en dehors, corres- pond en devant au grand psoas, en arrière à la masse commune des muscles des gouttières verté- brales, en haut au carré des lombes, en bas aux liga- mens sacro-iliaques. Sa force est très-grande.

§ IV. *Articulation sacro-iliaque.*

Les surfaces inégales, taillées en plan incliné, plus larges en haut qu'en bas , que le sacrum et l'os iliaque se présentent réciproquement, sont l'une et l'autre encroûtées d'un cartilage articulaire qu'on a cru long-temps unique, mais qui, examiné avec soin, paraît manifestement double. Celui du sacrum a un peu plus d'épaisseur. Tous deux sont rugueux et sé- parés par une substance molle et jaunâtre, qui pa- raît, au premier abord, différer beaucoup de la synovie. Elle n'est point comme elle sous la forme fluide, mais le plus souvent parsemée en flocons isolés sur les surfaces articulaires. En partie coagu- lable par l'acide nitrique, qui la blanchit légèrement lorsqu'on en frotte ces surfaces, elle est dans l'en- fant réellement fluide, toujours blanche; et elle ne file pas autant que la synovie. A cet âge, les deux surfaces cartilagineuses sont aussi plus lisses, plus distinctes, presque semblables à celles des articulations mobiles. Lorsqu'on les écarte l'une de l'autre, on voit même un petit repli qui se réfléchit sur elles, et qui semblerait y indiquer une synoviale : mais ce repli disparaît avec l'âge; les surfaces deviennent rugueuses, inégales; toute apparence de synoviale cesse d'y exister, et on peut vraiment considérer alors cette articulation comme intermédiaire aux mobiles et aux immobiles : elle est l'anneau qui les unit dans leur chaîne générale.

Les liens qui affermissent cette articulation sont les deux ligamens sacro-sciatiques, antérieur et postérieur, un sacro-épineux, un sacro-iliaque, diverses fibres irrégulières.

Ligament sacro-sciatique postérieur. Il est le plus considérable des deux, de forme à peu près triangulaire, mince, aplati, placé à la partie inférieure et postérieure du bassin. Il naît, 1° de l'extrémité de la crête iliaque, 2° des côtés et un peu de la partie postérieure du sacrum et du coccyx : il se dirige obliquement en dehors et en bas. Dans son trajet, sa largeur, très-marquée en arrière, diminue, et son épaisseur augmente proportionnellement, à mesure qu'il s'approche de la tubérosité de l'ischion, où il se fixe en s'élargissant un peu de nouveau. Il fournit en cet endroit un petit prolongement falciforme, qui, côtoyant la partie interne de la tubérosité, s'attache au-dessus d'elle par son bord convexe, et recouvre par son bord concave l'obturateur interne. Ce ligament, formé de fibres d'autant plus

I.   14

obliques qu'elles sont plus supérieures, convergentes du sacrum vers l'iliaque, écartées souvent par des espaces très-marqués qu'occupent du tissu cellulaire graisseux, des vaisseaux, etc., correspond postérieurement au grand fessier, qui y a des insertions, en devant et en dedans au petit ligament sacro-sciatique (sacro-sciatique antérieur), auquel il est uni, en devant et en dehors à une ouverture triangulaire qui l'en sépare et que traversent l'obturateur interne, les vaisseaux et le nerf honteux.

Ligament sacro-sciatique antérieur. Il est plus petit que le précédent, au-devant duquel il se trouve; sa forme est presque la même, sa direction moins oblique. Ses insertions, confondues avec les siennes, plus antérieures seulement, se font sur les côtés du sacrum et un peu du coccyx. De là il se porte en dehors et en devant, et gagne, en se rétrécissant et en devenant plus épais, le sommet de l'épine sciatique, auquel il s'implante. Il est composé de fibres d'autant plus approchant de la direction transversale, qu'elles sont moins supérieures, séparées souvent en plusieurs faisceaux distincts, laissant toujours entre elles des espaces cellulaires et vasculaires. Postérieurement, il répond, d'un côté au grand ligament sacro-sciatique, de l'autre aux vaisseaux et au nerf honteux, et à l'espace qu'ils traversent. En devant il complète, ainsi que le précédent, le bassin, qui manque en cet endroit de parois osseuses. Plusieurs de ses fibres s'entremêlent à celles du muscle ischio-coccygien, qui lui est un peu antérieur.

Ligament sacro-épineux. Il est situé en arrière, et

consiste en un faisceau très-fort, long, aplati, perpendiculaire, fixé d'une part à l'épine supérieure et
postérieure de l'os iliaque, d'autre part sur les parties latérale et postérieure du sacrum, au niveau du
troisième trou sacré. Ses fibres, de longueur inégale, sont d'autant plus courtes qu'elles sont plus
profondes; elles fortifient l'articulation sur laquelle
elles passent, et ne concourent pas peu à maintenir les deux surfaces presque immobiles dans l'état
naturel.

Un faisceau plus ou moins prolongé, partant de
l'épine postérieure-inférieure, se porte obliquement
au sacrum, et s'y fixe en s'entrelaçant avec le précédent, auquel il est très-inférieur par sa longueur
et par sa force.

Ligament sacro-iliaque. C'est un assemblage extrêmement épais de fibres denses, courtes, serrées,
surtout en devant, à directions différentes, qui occupent l'espace irrégulier que laissent entre eux le
sacrum et l'iliaque, derrière leurs surfaces articulaires. Il s'implante, 1° aux deux premières éminences qui bornent en dehors les gouttières sacrées;
2° à l'espace qu'il y a entre ces éminences et la surface cartilagineuse qui est plus en devant. De là il
se porte à la surface interne de la tubérosité iliaque,
qui est raboteuse, extrêmement inégale, et à laquelle
il se fixe. Sa forme est irrégulière comme l'espace
qu'il remplit. Ses fibres, plus longues, plus blanches et plus distinctes en arrière, y forment un
plan particulier. En devant, elles sont d'autant plus
courtes qu'elles sont plus voisines de l'articulation :
et leur résistance est si forte, soit à cause de leur nom-

bre, soit à cause de leur peu d'étendue, qu'en séparant de force le sacrum de l'iliaque, elles ne se
rompent pas, mais se détachent de l'un ou de
l'autre os, dont la surface reste ainsi dénudée en cet
endroit.

Outre les deux ligamens que nous venons d'examiner, diverses fibres de longueur et de direction
variables passent irrégulièrement d'un côté à l'autre
de l'articulation sacro-iliaque, sur ses parties supérieure et antérieure : elles concourent à en assurer la solidité, mais ne méritent point une description isolée.

§ V. *Articulation pubienne.*

Avant d'exposer cette articulation, disons un mot
d'un ligament qui y est étranger, mais qui, par sa
situation, doit trouver ici sa description.

Ligament obturateur. Il occupe le trou sous-pubien, qu'il bouche presque entièrement. C'est une
sorte de membrane très-mince, fixée à toute la circonférence de ce trou, excepté en haut, où reste
une échancrure qui complette la gouttière destinée
au passage des vaisseaux et du nerf obturateurs. Ses
fibres, entrelacées dans tous les sens, plus nombreuses en divers endroits où elles forment des faisceaux distincts, sont toujours très-marquées vers
l'échancrure. Il correspond en devant au muscle
obturateur externe, en arrière à l'interne, et fournit
à tous deux des insertions.

L'articulation pubienne se fait au moyen de deux
surfaces ovalaires que se présentent réciproquement

les os iliaques en devant. A ces surfaces s'attachent
un grand nombre de fibres inter-articulaires, qui,
passant de l'une à l'autre, servent à les unir, sont
transversales, plus denses, plus serrées et plus multipliées chez l'homme que chez la femme. On les
voit bien en écartant de force les os d'arrière en
avant : elles se rompent alors dans leur milieu et ne
se détachent point d'une des surfaces en laissant en
cet endroit l'os à nu, comme il arrive dans l'articulation précédente, où l'écartement n'occasione point
de rupture, mais une espèce de décollement. Ces
fibres forment des lames concentriques qui s'entre-
croisent, et dont les plus superficielles font le tour
de l'articulation, tandis que les suivantes n'en occupent que les moitiés supérieure ou inférieure. Il est
des sujets où ces lames fibreuses naissent de toute
la largeur des surfaces articulaires; mais dans le
plus grand nombre, chez les femmes surtout, la
partie postérieure de celles-ci s'en trouve dépour-
vue, et présente deux petits encroûtemens cartilagineux, contigus, humides d'une espèce de fluide
blanchâtre ou jaunâtre qui remplit leur intervalle,
où l'on ne voit aucune synoviale distincte. Ces deux
encroûtemens cartilagineux occupent quelquefois
presque toute la largeur des surfaces articulaires
chez la femme, et alors les fibres inter-articulaires
diminuent. En général, la quantité de ces fibres et la
largeur des encroûtemens ont un rapport inverse.
Or, ce rapport est extrêmement variable : tantôt ce
sont les fibres qui dominent, tantôt ce sont les cartilages qui occupent plus d'espace dans l'articulation, laquelle paraît être, suivant l'un ou l'autre cas,

plus, ou moins fortement assujettie. C'est à la variété de ce rapport qu'il faut attribuer l'obscurité que la plupart des anatomistes ont mise dans la description de l'articulation pubienne. Au reste, il y a beaucoup d'analogie entre elle et la sacro-iliaque. Dans celle-ci, en effet, on voit en devant deux cartilages contigus, et en arrière des fibres passant d'un os à l'autre : seulement la forme, la grandeur, la direction des cartilages contigus y sont constantes et déterminées; ce qui n'a pas lieu dans la première, qui du reste est aussi une espèce d'intermédiaire aux articulations mobiles et aux immobiles.

Deux ligamens affermissent cette articulation : l'un est inférieur, l'autre antérieur.

Ligament sous-pubien. C'est un faisceau très-épais, très-distinct, de forme triangulaire, occupant le haut de l'arcade pubienne, qu'il complette, fixé de l'un et de l'autre côtés à la partie supérieure et interne des deux branches obliques de cette arcade. Ses fibres, assez longues en bas, y répondent à du tissu cellulaire; très-courtes en haut, elles s'y continuent avec les fibres et les lames inter-articulaires. Le nombre et le peu d'étendue de ces fibres rendent très-grande la force de ce ligament.

Ligament pubien antérieur. Il n'est point aussi distinct que le précédent. Entre-croisé avec les aponévroses des muscles abdominaux qui le recouvrent, il présente au-dessous d'elles divers plans. Le plus superficiel est formé de fibres obliques qui, naissant au niveau de la partie supérieure de l'articulation, descendent en s'écartant les unes des autres, et se partagent ensuite en deux faisceaux qui se perdent sur le devant des branches de l'arcade pubienne. Les autres plans ont, au contraire, une direction transversale ou très-oblique, sont beaucoup plus forts, passent d'un os iliaque à l'autre, et vont profondément se confondre avec les lames de l'articulation.

Outre ces deux ligamens, l'articulation est affermie en haut par diverses fibres qui surmontent les surfaces. En arrière, les lames inter - articulaires font dans le bassin une saillie plus ou moins considérable, toujours plus sensible chez la femme, et qui est surtout marquée au niveau du milieu de l'articulation.

ARTICLE QUATRIÈME.

DU BASSIN EN GÉNÉRAL.

Le bassin, considéré dans son ensemble, représente une cavité de forme conique, dont la base est en haut, le sommet en bas, et qui se divise en surfaces externe et interne, en circonférences supérieure et inférieure.

§ Ier. Surface externe du Bassin.

Elle comprend quatre régions, une antérieure ou pubienne, une postérieure ou sacrée, et deux latérales ou iliaques.

Région antérieure. Elle est la moins étendue. On y voit :

1°. Sur la ligne médiane, la trace de l'articulation

pubienne, plus longue chez l'homme que chez la femme, et que recouvrent les fibres ligamenteuses;

2°. Sur chaque côté, et de dedans en dehors, la surface quadrilatère où se fixent les adducteurs, le trou sous-pubien et la cavité cotyloïde.

Région postérieure. Plus longue, mais sensiblement moins large que la précédente. Elle nous offre:

1°. Sur la ligne médiane, la suite des apophyses épineuses sacrées, ou la crête qui les remplace; l'échancrure triangulaire qui termine le canal sacré; une suture, indice de l'union du sacrum avec le coccyx; la face spinale de celui-ci;

2°. Sur chaque côté, et de dedans en dehors, les gouttières sacrées et leurs trous; les saillies qui les bornent en dehors; un enfoncement profond correspondant à l'articulation sacro-iliaque, dont on voit la trace postérieure, et que recouvre un épais faisceau de fibres ligamenteuses; la tubérosité de l'iliaque, qui fait une saillie considérable en arrière.

Régions latérales. Elles sont représentées par les fosses iliaques externes, que bornent inférieurement les grandes échancrures sciatiques.

§ II. *Surface interne du Bassin.*

Cette surface est manifestement divisée en deux portions, l'une supérieure, plus évasée, ou le *grand bassin*, l'autre inférieure, plus rétrécie, et formant une espèce de canal qu'on nomme le *petit bassin.*

Grand bassin. Il présente en arrière l'articulation sacro-vertébrale, sur les côtés les fosses iliaques internes. En devant, le défaut de parois osseuses laisse une grande échancrure que remplissent les muscles abdominaux.

Le *détroit supérieur*, ligne saillante qui décrit un ovale, termine en bas le grand bassin ; il est sensiblement incliné d'arrière en avant, beaucoup plus marqué dans le premier sens et sur le côté que dans le second. Ce détroit est manifestement plus large chez la femme, et les accoucheurs lui assignent quatre diamètres. L'un, antéro-postérieur, s'étend de l'articulation pubienne à la sacro-vertébrale, et présente une longueur d'environ quatre pouces ; un autre, transversal, est à peu près de cinq pouces, et se porte d'un côté du bassin à l'autre, en coupant le premier à angle droit ; deux autres, obliques, étendus entre l'éminence ilio-pectinée d'un côté, et la symphyse sacro-iliaque du côté opposé, tiennent le milieu pour la longueur entre les précédens, et sont chacun de quatre pouces et demi environ.

Petit bassin. Beaucoup plus étroit que le grand, mais sensiblement plus long, il forme une sorte de canal plus large à sa partie moyenne qu'à ses extrémités, que remplissent la partie inférieure du rectum et la vessie chez l'homme ; de plus la matrice et le vagin dans la femme. On y voit, en devant, deux surfaces qui correspondent à la vessie, séparées par l'articulation pubienne, et bornées par les trous sous-pubiens ; en arrière, la surface pelvienne du sacrum, qui se termine à une ligne, indice de l'union de cet os avec l'iliaque ; sur les côtés, l'échancrure sciatique, complétée par les ligamens du même nom, et la surface quadrilatère qui sépare cette échancrure du trou sous-pubien.

§ III. *Circonférence du Bassin.*

Circonférence supérieure. Elle est très-inégale, légèrement inclinée en devant, très-évasée chez la femme. Elle présente en arrière l'articulation sacro-vertébrale, qui est bornée par un enfoncement assez marqué, sur lequel s'observe la trace supérieure de la sacro-iliaque; en devant, une très-grande échancrure déjà indiquée, formée par les deux portions antérieures de la moitié supérieure de la circonférence des os iliaques; sur les côtés, les deux crêtes iliaques épaisses et contournées sur elles-mêmes.

Circonférence inférieure. On l'appelle encore *détroit inférieur*, par opposition au supérieur. Dirigée en bas et un peu en arrière, elle est remarquable par trois éminences séparées par trois échancrures. Des trois premières, deux antérieures sont formées par les tubérosités sciatiques, qui se trouvent plus écartées chez la femme; l'autre, postérieure et moyenne, est représentée par le coccyx et descend moins que les précédentes; en sorte que, dans la station sur les fesses, celles-ci seules supportent le poids du corps. Les échancrures ont, par leur situation, une disposition inverse des éminences : deux sont en arrière; une autre est en devant. Celle-ci porte le nom d'*arcade pubienne* : la lame oblongue et oblique qui borne en devant le trou sous-pubien, contribue de chaque côté à sa formation; elle est terminée en haut par un angle presque aigu chez l'homme, arrondi chez la femme, et se trouve occupée presque entièrement par les parties génitales dans l'un et

l'autre sexe. Les deux échancrures postérieures
sont entre le sacrum et les tubérosités sciatiques.
Les ligamens sacro-sciatiques divisent chacune en
trois portions : l'une, supérieure , est un trou
considérable que traversent le muscle pyramidal,
les vaisseaux et nerfs sciatiques, fessiers et honteux internes. La seconde est un autre trou moins
étendu que le premier, destiné au passage du tendon de l'obturateur interne, des vaisseaux et du
nerf honteux internes. Enfin la troisième, véritable
échancrure superficielle, renferme beaucoup de
tissu cellulaire qui environne de toutes parts le rectum. Les accoucheurs ont assigné, dans la femme,
les mesures des diamètres divers de cette circonférence : l'antéro-postérieur est étendu du bas de
l'articulation pubienne au sommet du coccyx ; le
transversal va d'une tubérosité sciatique à l'autre ;
les deux obliques comprennent chacun l'espace qui
sépare le milieu d'un des grands ligamens sacro-
sciatiques, et la tubérosité sciatique du côté opposé.
L'étendue commune de ces diamètres est de quatre
pouces ; mais le coccyx, par sa mobilité, est susceptible de faire un peu varier le premier.

ARTICLE CINQUIÈME.

DÉVELOPPEMENT DU BASSIN.

ENVISAGÉ sous le rapport de son développement,
le bassin présente des différences essentielles dans
le fœtus, l'adulte et le vieillard.

§ Ier. *État du Bassin dans l'enfance.*

Le bassin du fœtus est, en général, petit relativement aux autres parties. Il suit dans son accroissement à peu près les mêmes lois que les membres inférieurs. Cette disproportion de grandeur contribue à la saillie marquée que nous présente l'abdomen à cet âge. En effet, le peu d'espace que la cavité pelvienne offre aux intestins ne leur permettant presque pas de s'y loger, ils correspondent, dans toutes les positions, aux parois abdominales, que le volume alors considérable des autres viscères gastriques, et surtout du foie, dilate d'ailleurs singulièrement. Or, le rétrécissement très-sensible qui se trouve au-dessous de ces parois, par le défaut de développement du bassin, fait ressortir beaucoup leur dilatation, dans l'aspect général de l'habitude extérieure du corps du fœtus.

Toutes les parties du bassin ne partagent pas également cette disproportion de grandeur. La supérieure ou le grand bassin, qui appartient à l'abdomen, et que forment surtout les fosses iliaques, est plus développée que l'inférieure, destinée aux organes génitaux en dedans, et à l'articulation fémorale en dehors. Remarquons cependant que, dans l'enfant, les fosses iliaques diffèrent de celles de l'adulte en ce qu'elles ne sont point contournées sur elles-mêmes, et en ce qu'elles offrent proportionnellement moins d'excavation. C'est en suivant la crête iliaque qu'on voit surtout très-bien ce défaut de torsion.

Si l'on examine plus en particulier les dimensions du bassin à l'époque qui nous occupe, on voit d'abord que son étendue perpendiculaire ou sa hauteur, que mesurent ses deux axes, est encore très-peu marquée. Parmi les diamètres horizontaux, les transverses, qui mesurent sa largeur, sont proportionnellement bien plus rétrécis que les autres. Entre les deux tubérosités de l'ischion, entre les ligamens sacro-sciatiques, entre les deux cavités cotyloïdes, etc., il y a peu d'espace. En devant, toute la région pubienne est plus rétrécie, ce qui dépend surtout du peu de développement des cavités cotyloïdes; en arrière, le sacrum, qui est plus étroit proportionnellement, rapproche plus les deux os iliaques : en sorte que toute la largeur du bassin diffère singulièrement alors de celle de l'adulte. Le diamètre d'avant en arrière, qui mesure sa longueur, paraît plus long; ce qui dépend en partie de la brièveté du précédent que nous comparons à celui-ci, mais ce qui est réel jusqu'à un certain point. Aussi les échancrures sciatiques sont-elles plus larges; disposition accommodée au volume proportionnel plus grand des vaisseaux et des nerfs qu'elles transmettent.

Quant à la direction du bassin à cet âge, si on la compare à celle de l'adulte, on voit que l'inclinaison de cette cavité est manifestement alors plus considérable. On peut s'en convaincre en y examinant une partie quelconque, le détroit supérieur, par exemple. Chez l'adulte une ligne horizontale partant du haut du pubis et se prolongeant en arrière va tomber très-peu au-dessous de l'union du sacrum

avec la dernière vertèbre. Dans l'enfant, et surtout
dans le fœtus, le pubis étant sensiblement plus déprimé, une ligne analogue à la précédente tombe-
rait plus près de la partie inférieure que de la partie
supérieure du sacrum : aussi la vessie correspond-
elle alors presque entièrement aux parois abdominales : de là la facilité plus grande de la taille par le
haut appareil, de la ponction de cet organe, etc.

Au reste, on concevra mieux l'histoire du développement du bassin, par la part isolée que chacun
des os qui le composent prend à ce développement
dans l'enfant. Dans le sacrum, toute la partie
moyenne de cet os, qui a rapport au canal vertébral,
est déjà très-formée; au contraire, ses parties latérales sont moins marquées, en sorte que les trous
sacrés sont plus rapprochés proportionnellement de
la symphyse sacro-iliaque qu'ils ne le seront par la
suite : c'est là la cause du rétrécissement indiqué
plus haut pour la partie postérieure du bassin. Toutes les saillies, toutes les éminences situées en arrière existent encore à peine. Les pièces qui, dans
le sacrum, représentent les corps des vertèbres,
sont, comme ces corps eux-mêmes, arrondies, peu
marquées dans leur partie antérieure, plus développées dans la postérieure, où elles concourent au canal vertébral. Le coccyx est très-petit; il n'y en a
quelquefois que les rudimens osseux. Quant aux os
iliaques, les trois portions qui les composent sont
développées dans leur partie moyenne; mais les
crêtes, les épines, les tubérosités, etc., toutes les
parties éloignées des centres osseux primitifs, celles
qui se trouvent être les plus saillantes; par consé-

quent, sont encore cartilagineuses. Par là même, les cavités cotyloïdes, dont la forme est alors comme triangulaire, présentent encore presque entièrement l'état de cartilage, puisque étant, comme nous l'avons dit, la réunion principale des trois pièces primitives de l'os, elles se trouvent un des points les plus éloignés des centres osseux. Il suit de là que ces cavités offrent aux fémurs un appui peu résistant, insuffisant même pour la station et pour les divers mouvemens de la progression, jusqu'à ce que l'ossification venant à les envahir, y détermine plus de solidité.

§ II. *État du Bassin dans les âges suivans.*

A mesure que l'on avance en âge, le bassin commençant à remplir des fonctions importantes, d'abord pour la locomotion et la station, puis pour les organes génitaux qui se développent, devient aussi le siége d'une nutrition plus active. Une juste proportion s'établit dans l'étendue de ses diverses parties ; il perd son obliquité, et éprouve, pour ainsi dire, une espèce de bascule par laquelle le sacrum s'abaisse, ou plutôt le pubis se relève. Ce phénomène peut dépendre un peu de la pression en sens opposé qu'exercent sur le bassin, d'un côté les fémurs, qui relèvent sa partie antérieure en arc-boutant contre le haut des cavités cotyloïdes pendant la station, de l'autre l'épine, qui, en transmettant au sacrum le poids du tronc, tend à déprimer cet os. Mais cette cause n'est qu'accessoire, et les lois de l'ossification générale sont certainement bien la principale; en sorte que l'obliquité disparaîtrait sans doute presque aussi bien dans une attitude horizontale conservée pendant tout le premier âge que dans l'attitude bipède.

En vertu de son accroissement successif, le bassin acquiert peu à peu les diverses dispositions que nous lui avons remarquées dans la description générale (pag. 215), dispositions sur lesquelles il est inutile de revenir. J'observe seulement que, chez la femme, ce développement est assez précoce; et que souvent, à l'âge de neuf à dix ans, le bassin est déjà régulièrement conformé pour l'accouchement.

Cette cavité éprouve peu de changement chez les vieillards : rarement voit-on, si l'on en excepte l'articulation sacro-coccygienne, les os qui la composent se souder entièrement. Ce caractère rapproche cette articulation de celles à surfaces contiguës, auxquelles la sacro-iliaque et la pubienne appartiennent en partie, et même spécialement; mais ils prennent toujours et plus de densité et plus de solidité, comme il arrive au reste à tous les os.

La direction du bassin change à cet âge. Remarquons, en effet, que la colonne vertébrale se courbant en devant, il se déjette un peu en arrière; parce que, comme nous l'avons vu, les fémurs, qui se fléchissent aussi un peu en devant pour soutenir le tronc, le dirigent dans ce sens. Par là, il prend une obliquité très-marquée, et telle que sa circonférence supérieure regarde en avant, et que l'inférieure se tourne en arrière, obliquité très-différente de celle dont nous avons parlé plus haut, et que présente spécialement le premier âge. Le sacrum en effet ne participe point à celle-ci; on dirait qu'il reste immobile pendant l'abaissement du pubis : c'est une obliquité partielle, au lieu qu'elle est générale à tout le bassin chez le vieillard.

Outre cette inclinaison, effet naturel de l'âge, et qui est toujours en devant, il est des obliquités latérales, résultat assez fréquent des diverses causes de claudication. Or, ici comme chez les vieillards, c'est un changement général de direction dans le bassin : l'un des côtés monte, tandis que l'autre descend; c'est pour ainsi dire une espèce de bascule.

ARTICLE SIXIÈME.

MÉCANISME DU BASSIN.

Le bassin remplit quatre fonctions principales, dans chacune desquelles il faut considérer son mécanisme : 1° il est la base de sustentation du tronc dans la station ordinaire, et dans l'attitude où l'on est assis; 2° il offre une base immobile aux mouvemens des fémurs; 3° il exécute lui-même divers mouvemens; 4° il forme une cavité considérable destinée à loger et à garantir quelques organes de la digestion et la plupart de ceux de la génération.

§er. *Mécanisme du Bassin relativement à la station.*

Dans la station, le bassin est, comme nous l'avons vu, entre deux efforts opposés : l'un est le poids du corps, que lui transmet la colonne vertébrale ; l'autre est la résistance que lui opposent les fémurs. En sorte qu'il tendrait à exécuter un mouvement de bascule en se déprimant en arrière, si les muscles puissans qui des fémurs vont s'attacher à sa partie antérieure ou à la colonne vertébrale, comme l'iliaque, le psoas, le droit antérieur, etc., ne le maintenaient dans sa position horizontale. La base de sustentation occupe alors, pour le tronc, l'espace compris entre le plan sur lequel se trouve la colonne vertébrale et celui des deux fémurs. Cet espace est un peu rétréci dans le fœtus et l'enfant, parce que, dans l'abaissement où se trouve alors la partie antérieure du bassin, cette partie, nécessairement plus voisine du sacrum, en rapproche un peu les fémurs : de là résulte, pour le bassin, une moindre aptitude à servir de base de sustentation ; de là aussi plus de difficulté pour la station, qui devient d'autant plus facile que le pubis en se relevant s'écarte plus du sacrum et élargit cette base. La disposition du sacrum, qui, par la coupe oblique de ses surfaces articulaires, se trouve enclavé en manière de coin entre les deux os iliaques, est très-propre à l'usage qu'il remplit alors de transmettre à ces derniers le poids du tronc : sans cela il pourrait en effet être déprimé à la longue ; au lieu que, plus le poids est fort, plus les surfaces se serrent les unes contre les autres, et sont solidement assujetties. Cependant, dans un grand effort, cette espèce de coin qui est intermédiaire aux os iliaques, tendant à les écarter l'un de l'autre, un sentiment pénible vers l'articulation sacro-iliaque, et même vers la pubienne où l'effort se propage, indique la secousse que ces os en

reçoivent, secousse qui peut aller jusqu'à distendre
assez les ligamens pour produire une mobilité articulaire. Ce phénomène se manifeste surtout dans
une chute de très-haut sur la plante des pieds, où
les membres inférieurs n'étant fléchis dans aucune
de leurs articulations, forment un levier général qui
tend à soulever les os iliaques, tandis que le tronc
abaisse le sacrum.

Dans l'attitude assise, le bassin appuie sur les tubérosités sciatiques; en sorte que la base de sustentation est un peu agrandie en devant; car le plan
qui passe par ces tubérosités est antérieur à celui
sur lequel se trouvent les cavités cotyloïdes. D'ailleurs, une autre circonstance étend singulièrement
alors en devant cette base : c'est la position allongée
dans ce sens et horizontale des membres inférieurs
en totalité, si c'est à terre que l'on est assis, des
cuisses seulement si c'est sur un point plus élevé que
le sol, sur une chaise, par exemple.

§ II. *Mécanisme du Bassin relativement à la*
progression.

Un second usage du bassin, c'est d'être la base
immobile des mouvemens des fémurs : or, en le
considérant sous ce point de vue, son mécanisme
appartient spécialement à la progression. Les deux
cavités cotyloïdes, très-écartées, déterminent un
écartement analogue des fémurs, disposition qui
facilite beaucoup les mouvemens de ces derniers,
et en augmente l'étendue. En sorte que le pubis
remplit vraiment à l'égard des membres inférieurs

les mêmes usages auxquels la clavicule est destinée
dans les supérieurs, avec cette différence cependant
que celle-ci, très-mobile, accompagne les mouvemens de l'humérus; tandis que le pubis reste fixe
pendant ceux du fémur. Cet écartement des cavités
cotyloïdes est plus considérable chez la femme,
puisque nous avons vu que toutes les dimensions
transversales du bassin sont plus marquées chez
elle. Aussi la progression a quelque chose de particulier, et même de gêné, dans le sexe, par rapport
à l'étendue plus grande de l'arc de cercle que décrit
le bassin dans le mouvement successif de chaque
membre inférieur. Dans l'enfant, où les fémurs se
trouvent proportionnellement plus rapprochés, les
mouvemens sont plus faciles, mais moins sûrs. J'observe, à cet égard, que le rapprochement ne diffère
pas beaucoup alors dans les deux sexes : le bassin de
l'homme et de la femme est à peu de chose près le
même dans le fœtus et l'enfant. Ce n'est qu'à une
époque un peu avancée que les différences déjà indiquées, et dont le principe existait cependant, se
prononcent fortement.

§ III. *Mécanisme du Bassin relativement à ses
mouvemens.*

Considéré sous le rapport de sa mobilité particulière, le bassin exécute, 1° des mouvemens de
totalité sur la colonne vertébrale, sur les deux fémurs ou sur un seul; 2° des mouvemens partiels
dans les diverses articulations des os qui le composent.

Mouvemens de totalité.

Les mouvemens du bassin sur la colonne vertébrale supposent la prostration générale, sans laquelle ils ne pourraient avoir lieu. Dans cette position, le bassin peut se fléchir, s'étendre, s'incliner latéralement, et exécuter même un léger mouvement de circumduction sur la colonne vertébrale ; mais la rotation est impossible, au moins sensiblement. Ces mouvemens divers ne se passent pas uniquement dans l'articulation sacro-vertébrale ; elle est trop serrée : ils ont lieu dans toutes les articulations des vertèbres lombaires ; en sorte qu'il en est ici comme des mouvemens un peu étendus de la tête, qui appartiennent à la totalité de la région cervicale, et non à l'articulation occipito-atloïdienne. On conçoit, par les raisons indiquées à l'article de la colonne vertébrale (pag. 180), que toute espèce de luxation est alors impossible.

La flexion du bassin sur les deux fémurs ne peut pas se faire aussi facilement qu'il paraît d'abord : car, pour peu qu'elle soit prolongée, le centre de gravité n'a plus de base de sustentation ; et la chute du corps en est le résultat prompt et subit. Remarquons, en effet, que le tronc a deux bases de sustentation : le bassin en haut et les pieds en bas. La première de ces bases est sur un plan postérieur à celui de la seconde ; en sorte que, dans la flexion du tronc, où cette première reste immobile, il faut que le centre de gravité les dépasse toutes deux successivement pour déterminer la chute. Or, si le bassin se meut en totalité avec le tronc, une seule base est offerte à ce centre de gravité, qui se porte bientôt au-delà. Aussi le bassin participe-t-il peu, en général, à ces divers mouvemens en devant : cependant il en est quelquefois l'agent, et alors le centre du mouvement est dans les articulations ilio-fémorales. Dans ces cas, nous portons en même temps les jambes, les cuisses et le bassin en arrière, tandis que les pieds restent en devant; en sorte que les membres inférieurs affectent une direction obliqué telle, que leur partie supérieure, qui entraîne avec elle le tronc, se trouve très en arrière de l'inférieure. Cette inclinaison agrandit visiblement la base de sustentation, qui, représentée par les pieds seuls, eût été trop étroite. Ce mécanisme se voit très-bien dans les saluts profonds, qui se passent surtout dans les articulations ilio-fémorales; tandis que les moyens ont pour centre les articulations supérieures des lombes et inférieures du dos, et que les légers ne se passent presque que dans la région cervicale.

L'extension du bassin sur les fémurs n'est guère plus marquée que la flexion. Comme il n'y a point en arrière de base de sustentation analogue à celle que les pieds forment en devant, dès que cette extension a lieu, il faut que les genoux se ploient dans ce dernier sens, afin que, par là, les jambes prennent une direction oblique propre à offrir à la ligne de gravité du tronc un appui où elle puisse tomber. Si l'extension du bassin a lieu dans la rectitude des membres inférieurs, pour peu qu'elle soit prolongée, la chute est inévitable.

L'inclinaison latérale sur les deux fémurs est presque nulle dans le bassin. En effet, pour s'abaisser d'un côté, il faut que cette cavité s'élève de l'autre; or, les deux membres appuyant en même temps sur le sol, cette espèce de bascule est impossible. Il en est de même du mouvement de rotation, il ne peut avoir lieu que sur un centre mobile : or, ici il y en a deux, et même très-écartés l'un de l'autre.

On conçoit, d'après cela, que les mouvemens du bassin sur un seul fémur sont tout différens de ceux qui ont lieu sur les deux os. En effet, ces mouvemens se font en tous sens et avec assez de facilité, l'inclinaison latérale et la rotation en particulier : ce dernier mouvement est commun dans les diverses pirouettes des danseurs. Au reste, il n'est que partiel; la disposition de l'articulation ilio-fémorale est telle, que le bassin ne peut décrire qu'un petit arc de cercle sur le fémur; la cavité cotyloïde venant heurter contre le col de cet os, est bientôt arrêtée par lui dans sa rotation.

Mouvemens partiels.

La mobilité partielle des divers os du bassin est presque nulle dans l'état naturel, si l'on en excepte l'articulation du sacrum avec le coccyx, qui jouit de quelques mouvemens antérieurs et postérieurs, lesquels du reste n'étant pas déterminés par des muscles appropriés, doivent toujours être imprimés par une impulsion quelconque, comme par le passage du fœtus dans l'accouchement, par une pression extérieure qui agit en sens contraire, etc.

Les os iliaques, dans leur articulation soit avec le

sacrum, soit entr'eux, sont parfaitement immobiles : cependant si on coupe l'articulation pubienne, le bassin éprouve un écartement dans lequel la sacro-iliaque se meut sensiblement. Certaines affections, en relâchant les liens qui environnent ces articulations, peuvent y permettre aussi quelques légers mouvemens. Ces affections tiennent à diverses causes extérieures ou intérieures; mais le plus souvent c'est à l'époque d'une grossesse ou à la suite de plusieurs, que le relâchement survient. Cependant, quoique la gestation entre dans la série naturelle des phénomènes de notre économie, ce relâchement des ligamens qui l'accompagne n'est alors ni constant ni régulier : certaines femmes ont alors une mobilité sensible des pubis; d'autres n'en présentent aucune. Cela peut tenir peut-être aux variétés nombreuses qu'éprouve le rapport inverse existant entre la quantité des fibres inter-articulaires, et la largeur des deux surfaces cartilagineuses : si celles-ci prédominent, ces mouvemens sont plus faciles; ils sont moins apparens si ce sont les fibres qui occupent plus d'espace dans l'articulation. Je remarque cependant à cet égard que le rapport est toujours à peu près le même à l'articulation sacro-iliaque, qui cependant est plus ou moins mobile en certains cas.

§ IV. *Mécanisme du Bassin relativement aux organes qu'il contient.*

Le dernier point de vue sous lequel nous devons envisager le mécanisme du bassin, c'est celui de sa cavité, qui contient divers organes importans qu'il

est destiné à protéger. Or, voici comment il remplit
cette fonction. En devant, il résiste à l'action des
corps extérieurs par le mécanisme de l'espèce de
voûte que représentent les deux pubis. Il est à observer cependant que les chocs reçus en cet endroit
sont amortis, parce que l'articulation pubienne cède
un peu. Sur les côtés, les muscles épais qui se rencontrent, l'articulation des fémurs, et surtout les
trochanters, saillans au-delà des parois latérales du
bassin, protègent singulièrement la cavité qu'il présente. Enfin, en arrière, la masse musculaire qui s'y
fixe lui forme déjà un abri assez résistant : mais de
plus l'articulation des os iliaques avec le sacrum est
telle, que les tubérosités postérieures des premiers
font une saillie considérable au-delà du second ; en
sorte que, dans les chutes sur la partie postérieure
du bassin, le sacrum n'éprouve aucun effort, disposition qui était nécessaire pour prévenir les com-
motions fréquentes qu'aurait éprouvées sans cela
la fin de la moelle épinière que loge le canal sacré.

DE LA POITRINE.

ARTICLE PREMIER.

CONSIDÉRATIONS GÉNÉRALES SUR LA POITRINE.

LA *poitrine* ou le *thorax*, cavité conoïde et légèrement aplatie en devant, occupe le haut du tronc, et a par conséquent au-dessous d'elle une portion du squelette beaucoup plus considérable que celle qui est au-dessus. Cependant, si l'on compare sa position à celle des viscères les plus importans à la vie, on voit que ceux qu'elle renferme leur sont pour ainsi dire exactement intermédiaires : les parties situées à la tête et celles qui occupent l'abdomen ne diffèrent que peu par la distance qui les sépare du cœur ; tandis qu'entre cet organe et les deux extrémités du squelette, la différence est tranchante. Cette situation de la poitrine, et conséquemment du cœur, qui les rend comme le centre des organes cérébraux et gastriques, fait que le dernier dirige une influence à peu près égale sur les uns et sur les autres ; tandis que celle exercée sur les membres inférieurs est moins active que celle que reçoivent la tête ou les membres supérieurs.

La poitrine est antérieure à la colonne vertébrale ; mais la courbure des côtes, très-saillante en arrière, fait qu'elle la déborde aussi un peu dans ce sens, surtout vers sa partie moyenne.

Le plan sur lequel est situé le devant de la poitrine est postérieur à celui qui passe sur la partie antérieure de la face. Il est, dans l'état ordinaire, à peu près au niveau de celui de l'abdomen; mais les dilatations diverses de cette cavité rendent ce rapport très-variable.

§ Ier. *Figure et direction de la Poitrine.*

On aurait une fausse idée de la forme de la poitrine, si l'on examinait cette cavité recouverte de ses parties molles et articulée avec les membres supérieurs. D'une part les muscles nombreux qui l'environnent, surtout en haut, d'autre part l'épaule et spécialement la clavicule, donnent à sa partie supérieure une étendue transversale qui n'existe pas sur le squelette, dans lequel la poitrine représente un cône aplati d'avant en arrière, dont la base est en bas et le sommet en haut.

L'axe longitudinal de ce cône est oblique de haut en bas et d'arrière en avant : mais toutes les parois de la poitrine ne participent point à cette obliquité; elle ne porte que sur l'antérieure et les latérales. La postérieure, que représente l'épine, y est tout-à-fait étrangère : d'où il suit qu'une ligne verticale qui, du milieu de l'espace compris entre la colonne vertébrale et l'appendice xiphoïde, traverserait perpendiculairement la poitrine, ne sortirait pas par le centre de l'ouverture supérieure de cette cavité, mais passerait devant l'extrémité claviculaire du sternum.

Quant aux diamètres, soit antéro-postérieur, soit

transverses, du cône que représente la poitrine, ils sont tous d'autant plus grands qu'ils sont plus près de la base.

§ II. *Dimensions de la Poitrine.*

Sous le rapport de sa capacité générale, la poitrine tient le milieu entre le crâne et la cavité abdominale. Envisagée dans ses deux dimensions principales, la hauteur et la largeur, cette capacité offre quelques dispositions dignes de remarque.

La hauteur est, dans l'état naturel, bien moins considérable qu'elle ne nous le paraît sur le squelette : en effet, le diaphragme d'un côté anticipe inférieurement beaucoup sur cette dimension, en formant dans la poitrine une convexité très-grande qui en diminue considérablement la hauteur. Cette diminution porte, moins cependant sur la partie moyenne occupée par le centre phrénique, qui est plus plane, que sur les parties latérales. D'un autre côté, les clavicules en haut surmontent d'une manière sensible l'extrémité supérieure du sternum, et ne contribuent pas peu à nous faire paraître la poitrine plus haute qu'elle ne l'est réellement.

Quant à la largeur, elle est moindre supérieurement qu'il ne le semble encore au premier coup d'œil, à cause de la présence de la clavicule et des muscles qui l'entourent, lesquels élargissent l'extérieur de la poitrine en laissant sa capacité intérieure dans le même état. Plus on avance inférieurement, plus la capacité pectorale s'élargit; cependant, chez les personnes qui portent habituellement des vête-

mens serrés, comme des *corps*, la base se rétrécit;
en sorte qu'étroite en haut et en bas, plus large au
milieu, la poitrine représente alors une espèce de
petit tonneau. J'observe aussi que la concavité dorsale de l'épine contribue à l'agrandissement plus
marqué du milieu de cette cavité. Cependant cet
agrandissement n'est point proportionné au rétrécissement que détermine la saillie des vertèbres qui
forment cette concavité. Remarquons, en effet,
que, sur toute la ligne médiane, les diamètres antéro-postérieurs de la poitrine ont bien moins d'é-
tendue que sur les côtés; en sorte que le sternum est
séparé de l'épine par un intervalle bien moindre que
celui qui se trouve entre les gouttières latérales à
l'épine, et les cartilages des côtes. Si on observe
que le cœur, qui occupe le premier espace, a bien
moins de volume que les poumons, qui remplissent
le second, on concevra facilement cette différence.

Les dimensions de la poitrine, indépendamment
des variétés individuelles dont elles sont susconti-
bles, en éprouvent de très-grandes qui sont relatives surtout à l'âge et au sexe : nous aurons occasion
d'indiquer les premières à l'article du développement. En général, la poitrine a moins de hauteur,
mais plus de largeur proportionnellement chez la
femme que chez l'homme. Cependant il ne faut pas
s'en laisser imposer sur cette dernière dimension
par la longueur des clavicules; qui, étant plus considérable chez le sexe, donne plus d'étendue transversale à l'espace sur lequel repose le sein à l'extérieur de la poitrine, sans que l'intérieur soit beaucoup
plus évasé que chez l'homme.

Il est d'autres variations dans la capacité de la poitrine qui portent tantôt sur la largeur, tantôt sur la hauteur, et qui tirent leur origine de trois sources principales. 1°. L'augmentation de capacité de l'abdomen, qu'on observe dans la grossesse, dans l'hydropisie, lors de l'existence de tumeurs très-volumineuses de cette cavité, etc., en élevant fortement la poitrine, presse les côtes les unes contre les autres, et diminue son axe perpendiculaire en augmentant un peu, surtout en bas, ses diamètres transverses et antéro-postérieur. 2°. Il est des conformations vicieuses propres à la poitrine, au sternum et aux côtes spécialement, qui en rétrécissent au contraire la largeur en laissant sa hauteur à peu près la même. Telle est la poitrine des individus disposés originairement à la phthisie : ils sont la plupart remarquables par le rétrécissement transversal de cette cavité, rétrécissement qui fait ressortir d'une manière très-sensible la saillie du sternum en devant. Il est à observer que ce défaut de largeur affecte plus particulièrement la partie supérieure de cette cavité; ce qui d'ailleurs coïncide parfaitement avec une remarque importante que fournit l'ouverture des cadavres des phthisiques, savoir, que c'est toujours aussi la partie supérieure des poumons qui commence à être tuberculeuse; et que, dans les phthisies au dernier degré, cette même région est déjà le siége de foyers purulens, tandis que le milieu des poumons n'offre que des tubercules en suppuration, et que leur base n'est encore que tuberculeuse. 3°. Il y a des rétrécissemens qui ne sont point propres à la poitrine, mais que l'épine lui communique ; ce sont ceux que la torsion en divers sens de cette portion du tronc détermine dans sa cavité : alors les côtes, serrées les unes contre les autres d'un côté, très-écartées d'un autre côté, rendent très-inégales les deux moitiés de la poitrine. Le sternum est, dans ce cas, le plus souvent très-saillant, parce qu'en même temps qu'elles sont distendues ou pressées les unes sur les autres, les côtes, et par là même cet os, se trouvent poussés en devant. Pourquoi, dans ces difformités où le rétrécissement est bien plus considérable souvent que dans celles que présentent les sujets disposés à la phthisie, cette affection est-elle cependant plus rare? Quelle qu'en soit la cause, j'observe que les viscères pectoraux s'accommodent à ces variétés de figure que prend la poitrine à la suite du rachitisme : l'aorte, l'azygos, par exemple, se contournent comme la colonne vertébrale; le poumon, le cœur même souvent, semblant se mouler sur les espaces qu'ils occupent; présentent des rétrécissemens ou des dilatations, suivant l'étroitesse ou la grandeur de ces espaces.

ARTICLE DEUXIÈME.

DES OS DE LA POITRINE EN PARTICULIER.

La poitrine est composée d'une partie commune et de parties propres : les *vertèbres* composent la première; les secondes sont le *sternum* en devant et sur la ligne médiane, sur chaque côté les *côtes*, au nombre de douze ordinairement.

§ Iᵉʳ. Du Sternum.

Os symétrique, placé en devant de la poitrine, aplati, allongé, large en haut, rétréci à sa partie moyenne, élargi de nouveau, et enfin terminé en une pointe saillante inférieurement ; divisé en faces cutanée et médiastine, en extrémités claviculaire et abdominale, et en bords latéraux.

Face cutanée. Elle est antérieure, recouverte par la peau et plus immédiatement par les aponévroses d'insertion des sterno-mastoïdiens et grands pectoraux, traversée par quatre lignes, dont les deux supérieures sont plus marquées. Ces lignes séparent cinq surfaces de largeur différente, correspondant aux cinq portions de cet os primitivement isolées.

Face médiastine. Elle est postérieure, un peu concave, présente les lignes transversales indiquées ci-dessus, et correspond, au milieu au tissu cellulaire du médiastin, lequel est un peu dévié à gauche, en haut aux sterno-hyoïdiens et thyroïdiens, sur les côtés aux triangulaires.

Extrémité claviculaire. Elle est très-épaisse et offre au milieu une échancrure considérable, presque entièrement remplie par le ligament inter-claviculaire ; sur chaque côté, une cavité cartilagineuse, arrondie, superficielle, convexe et concave en sens opposé, articulée avec la clavicule, et entourée d'insertions ligamenteuses.

Extrémité abdominale. On la nomme aussi *appendice xyphoïde.* Elle est mince, allongée, rétrécie en bas, long-temps cartilagineuse, diversement figurée suivant les individus, refoulée souvent en devant, quelquefois en arrière, percée d'un trou dans quelques sujets. Elle donne, dans tous ses points, insertion aux aponévroses abdominales.

Bords. Ils sont épais, et offrent sept cavités articulaires. La première est superficielle et arrondie. Les suivantes, anguleuses, placées aux extrémités de chacune des lignes indiquées plus haut, destinées à recevoir les cartilages des côtes sternales, sont séparées les unes des autres par des échancrures superficielles qui terminent en devant les espaces inter-costaux. Leur forme ne varie guère suivant les âges : sur un os sec elles paraissent plus anguleuses chez l'enfant que chez l'adulte, à cause du défaut d'ossification des pièces; mais dans l'os frais du premier, les cartilages d'ossification les présentent à peu près figurées comme elles le sont chez le second.

Le sternum est presque entièrement celluleux, la couche compacte qui le revêt est extrêmement mince. Il est dans le principe formé de huit ou neuf pièces, qui se développent par autant de points, et qui se réduisent bientôt à sept, puis à cinq, nombre qui s'observe assez long-temps : elles sont alors séparées par une couche cartilagineuse dont la densité augmente avec l'âge. La première de ces pièces est la plus étendue, et a plus de largeur en haut qu'en bas; les deux suivantes, à peu près carrées, sont très-courtes; la quatrième est plus longue que large; enfin la dernière comprend l'appendice xiphoïde indiquée ci-dessus. Chez l'adulte cette division n'a plus lieu; ces pièces finissent par se réunir; et cela dans l'ordre suivant : d'abord la seconde avec la troisième, puis celle-ci avec la quatrième ; ce qui réduit alors l'os à trois pièces qui restent très-long-temps isolées. Celles d'en haut et du milieu se confondent d'abord ensemble; enfin l'appendice xiphoïde, en s'ossifiant, établit dans l'os une continuité générale (1).

§ II. *Des Côtes.*

Os irréguliers, placés les uns au-dessus des autres de chaque côté de la poitrine, au nombre de douze, nombre qui varie cependant, aplatis et assez minces en devant, arrondis et plus épais en arrière, disposés en arcs. Leur longueur, leur largeur et leur direction ne sont pas les mêmes dans tous.

La longueur, peu considérable dans la première, augmente tout à coup de moitié dans la seconde, et ensuite successivement jusqu'à la huitième. Les dernières vont en diminuant; en sorte que la douzième se rapproche de la première, et se trouve même quelquefois beaucoup plus courte.

La largeur, considérée dans l'ensemble des côtes, est assez grande dans la première, et diminue jusqu'à la dernière, mais presque insensiblement. Exa-

(1) Béclard regardait chaque pièce du sternum comme un os particulier : il appelait la première pièce *os clavi-sternal* ou *primi-sternal ;* la seconde et les suivantes, *os duo-sternal, tri-sternal, quarti-sternal, quinti-sternal, et ultimi-sternal* ou *ensi-sternal.*

minée dans les diverses parties d'une côte isolée, cette largeur est peu marquée dans la portion comprise entre l'angle et l'extrémité vertébrale; elle augmente au-delà de cet angle, et devient très-sensible en devant.

La direction des côtes étant considérée par rapport à la colonne vertébrale, on voit que la première forme presque un angle droit avec elle, et que les suivantes s'inclinent de plus en plus; en sorte que leur extrémité vertébrale est bien plus élevée que la cartilagineuse.

Envisagée par rapport à leur axe propre, la direction des côtes est telle, que la première forme un demi-cercle assez petit et presque régulier, tandis que les suivantes représentent des portions moins parfaites de cercles successivement plus étendus jusqu'à la huitième, et décroissant ensuite. Toutes sont beaucoup plus courbées en arrière qu'en devant; d'où résultent, dans le premier sens, les gouttières profondes où sont logés les poumons. Toutes sont aussi torses sur elles-mêmes; en sorte que leurs deux extrémités ne peuvent reposer en même temps sur un plan horizontal. Le point de torsion est à l'angle; aussi la première, où l'angle manque, n'éprouve-t-elle point ce changement de direction, qui devient d'autant plus sensible que cet angle est plus marqué.

On distingue les côtes en deux classes : les unes, supérieures ou thoraciques, au nombre de sept, s'articulent avec le sternum; les cinq autres, inférieures ou abdominales, s'unissent en devant les unes avec les autres par les cartilages qui les terminent.

Chacune se divise en extrémité vertébrale, extré-
-mité cartilagineuse, et corps.

Extrémité vertébrale. Elle est postérieure et ar-
-ticulée avec l'épine. On y voit un col arrondi, rétréci, assez long, appuyé sur l'apophyse transverse.
Ce col soutient une tête surmontée d'une facette
cartilagineuse et arrondie, unique dans les première,
onzième et douzième, pour s'articuler avec les facettes uniques aussi de ces trois vertèbres, double
dans les neuf autres pour s'unir à chacune des demi-
facettes des deux vertèbres correspondantes.

Extrémité cartilagineuse. Allongée de haut en
bas, large et concave dans les dix premières côtes,
étroite dans les deux dernières, elle s'identifie pour
ainsi dire avec le cartilage correspondant, tant leur
union est intime.

Corps. On peut le considérer dans quatre sens
différens :

1°. En dehors, il est convexe, et présente, dans
sa partie postérieure, une *tubérosité* où se termine
le *col*, et qui est divisée en deux portions, dont l'interne, lisse et convexe, s'articule avec l'apophyse
transverse des vertèbres, et dont l'externe donne attache à un ligament. Cette éminence, confondue
avec l'angle dans la première, manque dans les
deux dernières. Plus en devant est l'*angle*, ligne
saillante, oblique, manquant dans la première et la
douzième, peu marquée dans la seconde et la onzième, d'autant plus prononcée et plus éloignée de
la tubérosité, qu'elle est plus inférieure : il donne attache au sacro-lombaire. Entre cet angle et la tubérosité se trouve une surface dirigée en arrière,

occupée par le grand dorsal, et qui est d'autant
plus large qu'on l'examine dans des côtes plus inférieures, parce que l'angle s'écarte de plus en plus
en dehors. Tout le reste de la côte forme antérieurement à ce dernier une surface lisse, très-longue,
dirigée en haut dans la première, où elle offre deux
enfoncemens superficiels pour le trajet de l'artère et
de la veine sous-clavières, et entre eux une surface
inégale pour l'insertion du scalène, inclinée d'autant
plus en dehors dans les côtes suivantes qu'elles sont
plus inférieures, présentant, dans le milieu de la
seconde, une empreinte d'insertion pour le grand
dentelé, et dans les autres des impressions analogues, en divers endroits de leur surface, pour la plupart des muscles de l'abdomen et du thorax, comme
l'oblique externe, le petit pectoral, le dentelé postérieur supérieur, etc.

2°. En dedans, le milieu ou le corps des côtes
offre une surface concave, correspondant à la plèvre, dirigée en bas dans la première côte, un peu
inclinée dans ce sens dans la seconde, mais tout-à-
fait interne dans les suivantes.

3°. En haut, ce corps des côtes forme un bord
mousse, dirigé en dedans dans la première, incliné
dans la seconde, supérieur dans toutes les autres,
servant à l'insertion des intercostaux.

4°. En bas, on remarque dans toutes, excepté
dans la première, une gouttière qui, très-profonde
et vraiment inférieure postérieurement, devient en
devant superficielle, interne, et se perd insensiblement sur le tiers antérieur de la côte. Elle loge
les vaisseaux et nerfs intercostaux, et donne attache

par ses deux bords aux deux muscles du même nom.

Les côtes, assez minces ét principalement com-pactes, un peu celluleuses à leur centre et à leur tête, prennent naissance et s'accroissent chacune par un seul point d'ossification (1).

ARTICLE TROISIÈME.

DES ARTICULATIONS DE LA POITRINE.

La poitrine, formée par des arcs osseux dont le plus grand nombre s'appuie d'un côté sur le sternum, de l'autre sur les vertèbres, présente en avant et en arrière des articulations correspondantes à ces rapports. Ces articulations, isolément considérées, sont en général peu mobiles, quoique l'ensemble de la cavité pectorale jouisse d'un mouvement assez sensible.

§ Ier. *Articulations postérieurés de la Poitrine.*

Les côtes sont unies en arrière avec les vertèbres, 1° au moyen de la surface articulaire qu'offre leur extrémité, et qui, recouverte d'une lame cartilagineuse mince, est reçue dans chacune des cavités analogues creusées sur une seule vertèbre pour les première, onzième et douzième; sur deux vertèbres

---

(1) Les côtes se développent par trois points d'ossification, un pour le corps, un pour la tubérosité, et le troisième pour l'extrémité dorsale : les épiphyses qui doivent former ces deux dernières parties restent isolées jusqu'à l'âge de 18 ou 20 ans.

voisines et sur leur fibro-cartilage intermédiaire pour toutes les autres ; 2° par leur tubérosité, laquelle, également encroûtée de cartilage, s'unit à l'apophyse transverse de chaque vertèbre, excepté dans les deux dernières côtes, qui sont dépourvues de cette seconde espèce d'articulation. La première peut se nommer costo - vertébrale ; celle - ci costo - transversaire.

Articulations costo-vertébrales.

Les moyens d'union de l'extrémité postérieure des côtes avec le corps des vertèbres sont un ligament antérieur, un inter - articulaire et deux petites synoviales.

Ligament antérieur. C'est un faisceau fibreux mince, aplati, large, irrégulièrement quadrilatère, qui, fixé en devant, en haut et en bas de la surface articulaire de chaque côte, se dirige en divergeant vers l'épine, et vient s'attacher par ses fibres supérieures au corps de la vertèbre qui est au-dessus, par les inférieures à celui de la vertèbre qui est au-dessous, par les moyennes au fibro - cartilage intermédiaire. Ces dernières sont, en général, moins sensibles que les autres, qui forment chacune un faisceau très-distinct. Cette disposition n'est pas aussi marquée pour les première, onzième et douzième côtes, qui ne s'articulent chacune qu'avec une seule vertèbre : cependant les fibres s'étendent aussi un peu jusqu'à la vertèbre voisine. Recouverte en devant par le grand sympathique, par la plèvre, et de plus à droite par l'azygos, ce ligament affecte une figure

rayonnée, est court, fort, formé de fibres superficielles plus longues, et de profondes plus courtes,
qui laissent entre elles de petits intervalles vasculaires. Il est appliqué sur l'articulation, à laquelle il
compose pour ainsi dire une capsule fibreuse, conjointement avec les fibres du ligament costo-transversaire moyen.

Ligament inter-articulaire. Il n'existe pas dans
l'articulation des premières onzième et douzième
côtes. Dans toutes les autres, il consiste en un faisceau
fibreux plus ou moins épais, aplati ou arrondi, fixé
d'une part au sommet de l'angle saillant de l'extrémité costale, de l'autre à l'angle de la cavité qui la
reçoit. Il sépare l'une de l'autre les synoviales, et se
continue avec le fibro-cartilage, comme on le voit
très-bien en sciant l'articulation en travers de manière à les diviser l'un et l'autre en deux parties,
supérieure et inférieure.

Membranes synoviales. Elles sont doubles dans
les articulations pourvues du ligament précédent;
mais dans les autres il n'y en a qu'une seule, qui
revêt toute l'étendue des deux surfaces articulaires
correspondantes, en se réfléchissant de l'une à l'autre;
tandis que, dans le premier cas, chaque capsule ne
se déploie que sur la moitié supérieure ou inférieure
de ces surfaces, et se trouve séparée de sa voisine
par le ligament inter-articulaire.

Au reste toutes ces synoviales, très-peu apparentes, ont une disposition serrée, sont remarquables par le peu de synovie qu'elles contiennent, par
le peu de poli qu'elles donnent à l'articulation, et
n'occupent souvent qu'un petit espace, à cause de

l'épaisseur du ligament inter-articulaire, qui se fixe non-seulement alors à l'angle de l'extrémité costale, mais encore sur les deux surfaces voisines. Cette épaisseur est telle quelquefois, que j'ai douté, sur quelques sujets, si cette articulation était vraiment pourvue de synoviale; dans d'autres cas ces membranes sont très-distinctes. Quoique presque aussi serrée que l'articulation antérieure des cartilages avec le sternum, celle-ci est beaucoup plus difficile, beaucoup plus tardive à disparaître dans le vieillard. Elle s'ossifie cependant quelquefois, et c'est là un de ses caractères distinctifs d'avec les articulations revêtues d'une synoviale bien prononcée, lesquelles se soudent, s'ankylosent par divers accidens, mais presque jamais par les progrès naturels de l'ossification.

Articulations costo-transversaires.

On trouve pour cette articulation une petite poche synoviale, un ligament costo-transversaire postérieur, un moyen et un inférieur. Ce dernier n'appartient pas à la tubérosité et à l'apophyse transverse, qui sont contiguës, mais s'étend de cette dernière au bord supérieur de la côte qui est au-dessous.

Ligament costo-transversaire postérieur. Fixé au sommet de l'apophyse transverse, il se porte presque transversalement en dehors, et vient s'insérer à la portion non-articulaire de la tubérosité correspondante. Ses fibres, parallèles et serrées, formant un faisceau très-distinct et à peu près quadrilatère, un peu plus longues inférieurement, correspondent en arrière aux muscles des gouttières vertébrales et en devant à l'articulation.

Ligament costo-transversaire moyen. C'est un amas de fibres irrégulières, offrant un aspect rougeâtre, plutôt celluleuses que vraiment ligamenteuses, placées entre la face antérieure de chaque apophyse transverse et la côte correspondante. En séparant de force la côte d'avec l'apophyse transverse, on distingue ces fibres, qui se déchirent alors. Pour les apercevoir dans leur intégrité, il faut scier en long et l'apophyse et la côte, en conservant leurs rapports.

Ligament costo-transversaire inférieur. Faisceau fibreux, plus distinct, plus fort et plus long que le précédent, composé de fibres parallèles et nombreuses. Il s'implante au bas de chaque apophyse transverse, se dirige de là obliquement en dedans, et vient se fixer au bord supérieur de la côte qui est au-dessous, près de son articulation vertébrale. Il manque à la première côte ainsi qu'à la dernière. Recouvert en devant par les vaisseaux et nerfs intercostaux, en arrière par le long dorsal, continu en dehors aux muscles intercostaux par une aponévrose mince, il complette en dedans un petit espace celluleux que traverse la branche postérieure des nerfs précédens. Ordinairement entre cet espace et la colonne vertébrale, est un petit faisceau fibreux naissant de la base de l'apophyse et allant s'attacher à l'extrémité articulaire même de la côte d'en bas, en s'unissant à la partie supérieure de son ligament rayonné; en sorte que deux faisceaux composent dans la plupart des sujets ce ligament : l'externe est constamment le plus fort; tous deux sont, plus marqués en devant qu'en arrière.

Membrane synoviale. Les deux facettes cartilagineuses de l'apophyse transverse et de la tubérosité sont revêtues par une petite synoviale qui est plus lâche, toujours plus distincte que celle de l'articulation précédente, et qui contient aussi plus manifestement de la synovie. Jamais l'ossification ne l'envahit par les seuls progrès de l'âge.

§ II. *Articulations antérieures de la Poitrine.*

Les articulations antérieures des côtes ne se font point par la portion osseuse : elles ont lieu par une suite de cartilages qui terminent cette portion, et dont les sept supérieurs aboutissent au sternum, tandis que les cinq inférieurs, unis les uns aux autres, n'ont en devant aucune autre connexion. Avant de parler des articulations, il faut donc préliminairement exposer ces cartilages.

Des Cartilages costaux.

Ces cartilages sont en nombre égal à celui des côtes, qui toutes sont terminées par eux en devant. Leur longueur, leur largeur et leur direction ne sont pas uniformes. Voici quelles sont leurs différences générales sous ce triple rapport :

Celui de la première côte est très-court; les suivans augmentent de longueur successivement jusqu'au dernier des côtes sternales. Ceux des abdominales deviennent ensuite de plus en plus courts, au point que le cinquième est souvent à peine sensible.

Leur largeur, considérée en général, est assez considérable dans le premier, et diminue d'autant plus dans les suivans qu'ils sont plus inférieurs. Examinée dans les diverses parties de chacun, cette largeur est à peu près uniforme dans les deux premiers; dans les autres, elle va en diminuant de l'extrémité costale à l'extrémité opposée. Cette diminution n'est pas cependant exactement régulière dans les sixième, septième et huitième, qui sont remarquables par une augmentation sensible de largeur au niveau de l'endroit où leurs bords offrent, comme nous le verrons, de petites facettes pour leurs articulations respectives.

Le premier cartilage affecte une direction un peu oblique de haut en bas; en sorte que l'angle qui l'unit au sternum est aigu en haut et obtus en bas. Le second est à peu près horizontal, et dans la direction même de la côte à laquelle il appartient. Les suivans des côtes sternales sont d'autant plus obliques de bas en haut, et ils se courbent aussi d'autant plus sensiblement vers l'endroit où ils naissent de la côte, qu'ils sont plus inférieurs. A l'endroit de cette courbure, les côtes sternales et leurs cartilages prennent une direction opposée : les premières descendent de l'épine; les seconds montent au sternum. Dans les côtes abdominales, cette courbure commence à diminuer un peu à la première de cette classe, où elle est encore très-réelle, jusqu'aux deux dernières, où les cartilages suivent la direction de la portion osseuse.

Les cartilages des côtes examinés en dehors, soit dans leurs corps, soit dans leurs extrémités, présentent les objets suivans :

Corps. 1°. En devant, il est assez inégal, légèrement convexe dans la plupart, recouvert par le grand pectoral en haut, par l'oblique externe et le droit abdominal en bas. Celui du premier cartilage donne, dans ce sens, attache au ligament costo-claviculaire. 2°. En arrière, ce corps est un peu concave, et correspond dans les cinq ou six premiers cartilages à la plèvre, et au triangulaire du sternum, dans les suivans au transverse de l'abdomen. 3° Plus ou moins concave en haut, et convexe en bas, il donne attache dans ces deux sens aux muscles intercostaux, et contribue à former la fin des espaces de même nom, espaces qui, de même que les muscles, ont d'autant moins de largeur qu'on les examine plus inférieurement. Ceux qui existent entre le sixième cartilage et le septième, entre celui-ci et le huitième, sont interrompus par une petite articulation, dont les deux surfaces cartilagineuses, immédiatement contiguës, glissent l'une sur l'autre.

Extrémités. L'une est externe, l'autre interne. La première se termine, dans tous les cartilages, par une petite surface convexe, inégale, intimement unie avec la surface concave de l'extrémité correspondante de chaque côte. L'interne offre, dans les cartilages sternaux, une facette articulaire, convexe ou angulaire et saillante, selon la forme de la surface concave ou angulaire et rentrante du sternum qui doit la recevoir. Dans les trois premiers abdominaux, cette extrémité est allongée, pointue, appliquée sous le cartilage supérieur, et unie à lui ; dans les derniers, elle en est séparée par un intervalle très-marqué.

Considérés sous le rapport de leur structure, les cartilages des côtes appartiennent à la classe de ceux des cavités, et ont avec ceux du larynx la plus grande analogie. Les uns et les autres sont denses, très-serrés, ne présentent aucune trace apparente d'organisation, quoique cependant elle y soit très-réelle, se réduisent difficilement en gélatine par l'ébullition, et sont remarquables par leur extrême tendance à s'ossifier. Chez les sujets même encore peu avancés en âge, on trouve assez communément dans ces cartilages un point osseux à leur centre, par lequel commence toujours l'ossification, ce qui est un caractère qui les distingue des autres cartilages qui terminent les os, et où l'ossification parcourt ses périodes de l'os vers la surface libre du cartilage. Ceux des premières côtes sont, en général, plus prompts à s'ossifier : souvent ils sont déjà tout osseux, que ceux des dernières présentent encore leur texture naturelle. Cette ossification des cartilages costaux est toujours précédée d'une teinte jaunâtre qui succède à la couleur blanche qui leur est particulière dans l'enfant. Devenus osseux, ces cartilages sont, comme les côtes, celluleux au dedans, compactes au dehors. J'ai scié, dans un sujet âgé, une côte et son cartilage ossifié : le tissu celluleux se continuait de l'une à l'autre, et aucune ligne de démarcation n'existait ; j'ai remarqué seulement que la lame compacte extérieure était moins épaisse dans le cartilage devenu os que dans la côte.

Les articulations de ces cartilages peuvent évidemment se rapporter à deux classes : les unes appartiennent à ceux des côtes sternales, les autres à ceux des côtes abdominales : toutes deux vont nous occuper.

Articulations des Cartilages sternaux.

Chacun des cartilages sternaux présente à son extrémité interne une facette anguleuse, reçue dans chacune des petites cavités placées sur les bords latéraux du sternum, cavités de forme et de grandeur différentes, anguleuses pour la plupart, revêtues d'une légère lame cartilagineuse. Il y a, pour chacune de ces articulations, un ligament antérieur, un postérieur et une synoviale. La septième côte s'unit de plus à l'extrémité de l'appendice xiphoïde, par un *ligament* particulier, qu'on peut nommer *costo-xiphoïdien.*

Ligament antérieur: Il est mince; large, composé de fibres rayonnées, qui, se fixant d'une part à l'extrémité du cartilage, traversent en divergeant la partie antérieure de l'articulation, pour se répandre d'autre part sur la surface cutanée du sternum, où elles s'entrelacent avec celles du côté opposé, avec le périoste de l'os, et avec les fibres d'insertion du grand pectoral, par lequel ce ligament est recouvert en devant. Les fibres superficielles sont assez longues; les profondes, plus courtes, vont immédiatement du cartilage à la portion voisine du sternum. Elles s'entrelacent non-seulement avec celles du côté opposé, mais encore avec celles du ligament supérieur et de l'inférieur. De l'entrelacement de tous ces ligamens résulte une couche épaisse, qui revêt le sternum et le fortifie, et qui est beaucoup plus apparente en bas, où les fibres internes des ligamens des deux derniers cartilages sternaux, se rencontrant avec celles des deux ligamens opposés, forment une espèce de plan fibreux triangulaire, très-remarquable dans plusieurs sujets, moins régulier dans d'autres.

Ligament postérieur. Il diffère du précédent par un peu moins d'épaisseur, et parce que ses fibres sont beaucoup moins apparentes. Elles se comportent, au reste, à peu près de la même manière; c'est-à-dire que, des cartilages d'où elles tirent leur origine, elles se répandent en rayonnant sur le sternum. Là elles s'entrecroisent aussi avec celles du côté opposé et avec celles des ligamens supérieur et inférieur. Mais la couche fibreuse née de cet entrecroisement est très-différente de l'autre. Quoique aussi épaisse, elle présente une disposition plus uniforme dans son organisation : on n'y voit point, comme dans celle-ci, divers faisceaux qui s'entrecroisent en restant toujours très-distincts; tout y est entrelacé de manière à n'en apercevoir aucun, et à former une espèce de membrane lisse, polie même, presque aussi adhérente au sternum que la couche antérieure, et dont toutes les fibres ne viennent pas, au reste, des ligamens dont nous parlons, car un très-grand nombre affecte une direction longitudinale.

Membrane synoviale. Elle est remarquable par son peu d'étendue, et par le peu de poli qu'elle

donne aux surfaces articulaires qu'elle revêt en se
réfléchissant de l'une sur l'autre. Si l'existence de la
petite quantité de synovie qui s'y trouve ne démon-
trait par analogie l'existence de cette membrane, on
serait tenté de la révoquer en doute. Elle ressemble
beaucoup, sous ce rapport, à celle de l'articulation
costo-vertébrale. En général, elle est un peu plus
lâche dans les deux ou trois articulations inférieures
que dans les supérieures. Dans la première, elle
n'existe certainement pas chez l'adulte; il y a presque toujours continuité du cartilage avec le sternum, et non contiguité, différence essentielle qui
explique le peu de mouvement de cette côte.

On rencontre dans l'articulation du second cartilage, entre l'angle saillant de son extrémité et
l'angle rentrant du sternum, un petit faisceau fibreux analogue à ceux de l'union postérieure des
côtes, et qui partage cette articulation en deux parties, dont chacune a sa petite synoviale. Souvent
j'ai trouvé que ce petit faisceau manquait.

Ligament costo-xiphoïdien. Outre les liens que
nous venons de décrire, et qui sont communs à tous
les cartilages sternaux, au septième par conséquent,
on trouve encore, entre celui-ci et l'appendice
xiphoïde, un petit faisceau fibreux allongé, très-
mince, qui du bord inférieur du premier se porte
obliquement en bas et en dedans, pour s'épanouir à
la surface antérieure de la seconde. Il se réunit à
angle avec celui du côté opposé, et se trouve ca-
ché par le muscle droit antérieur.

Articulations des Cartilages abdominaux.

Nous avons dit que le sixième cartilage avec le septième, que celui-ci avec le huitième, s'articulaient par leurs bords voisins, au moyen de facettes oblongues qu'on y observe. Ces facettes sont revêtues de synoviales beaucoup plus apparentes, plus lâches, et contenant plus de synovie que celles qui se trouvent entre les cartilages supérieurs et le sternum. Quelquefois entre le sixième et le cinquième, plus rarement entre le huitième et le neuvième, on trouve une semblable articulation, et par là même une semblable synoviale, qui ne sont évidemment relatives qu'à la mobilité de ces cartilages.

Pour assurer la solidité du rapport des cartilages abdominaux, il y a entre le dernier des sternaux et le premier de cette classe, entre celui-ci et le second, entre ce dernier et le troisième, diverses fibres ligamenteuses qui les retiennent fortement, surtout dans la partie antérieure. Ces fibres sont souvent très-prononcées devant les synoviales dont nous parlions tout à l'heure. Des fibres analogues attachent l'extrémité de chacune des trois premières côtes abdominales à la partie inférieure du cartilage qui est au-dessus. Entre ceux des deux dernières, il n'y a que les muscles pour moyen d'union. Des fibres ligamenteuses passent aussi du sixième au septième cartilage sternal.

ARTICLE QUATRIÈME.

DE LA POITRINE EN GÉNÉRAL.

Considérée dans l'ensemble des os qui forment sa cavité, ensemble dont résulte un cône aplati, la poitrine se divise en surface externe, surface interne, circonférence supérieure et circonférence inférieure.

§ Iᵉʳ. *Surface externe de la Poitrine.*

La surface externe comprend quatre régions: une antérieure ou sternale, une postérieure ou vertébrale, et deux latérales ou costales.

- *Région antérieure.* Elle est la plus étroite, plus ou moins aplatie ou saillante, suivant les divers sujets, les tempéramens, la prédisposition à certaines maladies, etc., etc. On y voit, au milieu, la face cutanée du sternum; sur les côtés, la suite des cartilages costaux et une série de lignes qui, dans chaque côte, indique son union avec le cartilage correspondant. Cette série forme une ligne générale, oblique de haut en bas et de dedans en dehors, qui borne latéralement la région dont nous parlons, laquelle, à cause de cette disposition, est bien plus large en bas qu'en haut. Entre les cartilages se voient des espaces larges dans les premiers sternaux; plus étroits dans les derniers; plus rétrécis encore dans les premiers abdominaux, mais qui s'élargissent dans les deux derniers de cette classe.

Région postérieure. Elle présente la rangée des apophyses épineuses dorsales, la portion correspondante des gouttières vertébrales, les apophyses transverses dorsales, leur articulation avec la tubérosité des côtes, une suite de surfaces appartenant à ces dernières, d'autant plus larges qu'elles sont plus inférieures, comprises entre les tubérosités et les angles, et où se fixe le long dorsal, enfin une ligne générale, oblique de haut en bas et de dedans en dehors, qui résulte de la série de tous les angles des côtes. L'éloignement de ces angles d'avec les tubérosités, augmentant à mesure qu'on examine la poitrine plus inférieurement, détermine et l'obliquité de cette ligne, et la largeur croissante des surfaces qu'elle termine, et la forme de cette région, qui, très-espacée en bas, se rétrécit toujours à mesure qu'elle devient plus supérieure. Cette disposition est analogue à celle de la région antérieure, où l'obliquité des lignes latérales détermine également une inégalité de largeur.

Régions latérales. Elles sont convexes, étroites en haut, plus larges en bas, formées par les côtes et par les intervalles qui les séparent les unes des autres. Ces intervalles ont, en général, la disposition des os qui les forment, mais cependant avec quelques variétés que voici : ils sont courts et larges en haut, diminuent ensuite successivement de largeur en augmentant de longueur jusqu'à la réunion des deux classes de côtes; après quoi, sans s'élargir, ils diminuent de nouveau de longueur jusqu'au dernier, qui est très-court : tous sont plus larges en devant qu'en arrière. Lorsqu'on mesure l'espace

qu'il y a entre l'extrémité antérieure de la première
et l'extrémité antérieure de la dernière, on trouve
qu'il est beaucoup plus grand que celui qui sépare
les extrémités postérieures de ces deux côtes : or,
cette inégalité ne tenant point à ce que la largeur
des côtes est plus grande antérieurement, dépend
entièrement des espaces qui les séparent. Ces espaces sont remplis, dans l'état naturel, par les muscles inter-costaux.

§ II. *Surface interne de la Poitrine.*

La surface interne de la poitrine, qui loge les
principaux organes de la respiration et de la circulation, offre également quatre régions.

Région antérieure. Entièrement conforme à celle
de la surface externe, elle présente dans le milieu la
face médiastine du sternum ; de chaque côté les cartilages des vraies côtes et les espaces qui les séparent.

Région postérieure. Elle offre, au milieu, la saillie
du corps des vertèbres dorsales, saillie concave de
haut en bas, et qui, comme nous l'avons dit, rétrécit
singulièrement les diamètres antéro-postérieurs de
la poitrine. Sur chaque côté se voit une fosse considérable, allongée, côtoyant la colonne vertébrale,
rétrécie en haut, large en bas, plus profonde au
milieu que dans tout autre sens, et contenant la
convexité postérieure des poumons.

Régions latérales. Elles sont concaves, formées par
la surface interne des côtes et par les espaces intercostaux, qui s'y voient également. La plèvre les tapisse, ainsi que les fosses postérieures, les côtés de

la portion pectorale de l'épine, et la région antérieure de cette surface, excepté dans l'endroit où
celle-ci répond au médiastin.

§ III. *Circonférence supérieure de la Poitrine.*

- Elle est petite en proportion de l'autre, et ovalaire transversalement. En arrière la colonne vertébrale, en devant le sternum, et de chaque côté la
première côte, concourent à la former. Les clavicules, saillantes un peu en dedans, la rétrécissent légèrement. La trachée-artère, l'œsophage, les gros
vaisseaux qui du cœur vont aux parties supérieures,
ceux qui de celles-ci se rendent au cœur, et plusieurs nerfs importans, traversent l'ouverture de
cette circonférence.

§ IV. *Circonférence inférieure de la Poitrine.*

Elle est très-évasée, quadruple au moins de la
précédente, différente d'elle en ce qu'elle est susceptible de s'élargir ou de se rétrécir, suivant les impulsions qu'elle reçoit ; tandis que la circonférence
supérieure, formée par deux côtes presque immobiles, conserve toujours la même capacité, et est
éloignée d'ailleurs par une épaisseur considérable
de parties, de l'impression des corps extérieurs qui
pourraient tendre à la rétrécir. C'est à la mobilité de la circonférence inférieure qu'il faut rapporter
les variétés de dimensions qu'elle prend par l'expiration et l'inspiration, par les causes qui agissent sur
elle de dedans en dehors pour la dilater, comme les

hydropisies, la grossesse, les tumeurs abdominales, ou bien par celles qui, comme les *corps de baleine*, agissant en sens contraire, peuvent la rétrécir. Remarquons que les viscères qui répondent à cette circonférence sont susceptibles de s'accommoder à cette variété de dimensions ; tandis que ceux qui traversent l'ouverture supérieure ; la trachée-artère en particulier, pourraient éprouver un danger réel par le rétrécissement de sa circonférence.

On voit, sur cette circonférence inférieure de la poitrine, en devant une échancrure considérable formée, de chaque côté, par le rebord cartilagineux des côtes abdominales, et offrant à son sommet l'appendice xiphoïde ; en arrière, deux échancrures plus petites qui dépendent de l'inclinaison des deux dernières côtes sur la colonne vertébrale ; de chaque côté, un bord convexe résultant de la réunion des cartilages des trois premières côtes abdominales et de l'extrémité libre de ceux des deux dernières. Plusieurs des muscles abdominaux y prennent insertion, ainsi qu'aux échancrures antérieure et postérieure.

ARTICLE CINQUIÈME.

DÉVELOPPEMENT DE LA POITRINE.

La poitrine présente, comme les autres parties du squelette, de grandes différences, suivant qu'on l'examine dans le fœtus et l'enfant, l'adulte et le vieillard. Ces différences tiennent principalement à celles des viscères importans que renferme cette ca-

vité. Le cœur, le thymus et le poumon, variables
dans leurs dimensions, y déterminent nécessairement des dimensions variables.

§ Ier. *État de la poitrine dans le premier âge.*

Dans le fœtus, le cœur et le thymus, qui sont situés sur la ligne médiane, et qui ont un volume très-
considérable, nécessitent une grande étendue dans
les diamètres antéro-postérieurs, qui prédominent
alors, tandis que les transverses sont bien plus rétrécis, à cause du peu de développement des poumons. Le sternum, très-écarté de l'épine, fait en
avant une saillie considérable, pour agrandir l'espace qui loge le cœur et le thymus.

Les deux fosses longitudinales placées sur les
côtés de l'épine, et qui logent la partie postérieure
des poumons, ont très-peu de profondeur et de largeur; ce qui dépend du peu de courbure des côtes
dans leur partie postérieure : aussi, en examinant la
poitrine en arrière sur sa surface externe, on ne
voit point les saillies latérales à l'épine que doivent
y former dans la suite ces courbures. Vers l'angle
des côtes, la poitrine est extrêmement rétrécie dans
ce sens. Remarquons, à ce sujet, que le défaut de
courbure est la principale cause de l'augmentation
des diamètres antéro-postérieurs. En effet, les côtes
ont à peu près, à cet âge, la même longueur proportionnelle; mais moins courbées en arrière et
même sur les côtés, représentant des arcs moins
sensibles, elles sont jetées plus en devant, et
poussent dans ce sens le sternum. Aussi, à mesure

qu'avec l'âge ces courbures se prononcent, que les fosses postérieures de la poitrine se forment par conséquent, les diamètres antéro-postérieurs diminuent, et le sternum se rapproche de l'épine. On conçoit par là même que les diamètres transverses doivent augmenter : d'où l'on voit que la capacité générale de la poitrine n'éprouve pas une grande différence proportionnelle, que ce qu'elle perd d'un côté elle le gagne de l'autre, et que ses différences dans le fœtus et l'enfant dépendent surtout du rapport différent de ses diamètres.

Les circonférences supérieure et inférieure se ressentent de ces variations. La première n'a point une étendue transversale aussi grande que chez l'adulte, tandis que celle d'avant en arrière y est un peu plus marquée à proportion. La seconde offre une distance extrêmement sensible entre l'appendice xiphoïde et l'épine. La différence proportionnelle est au moins d'un tiers avec celle de l'adulte. Il est à observer aussi que les diamètres tranverses sont ici moins rétrécis que dans le reste de la poitrine; en sorte que cette circonférence inférieure est remarquable dans le fœtus par son grand évasement, disposition accommodée au volume très-marqué des viscères gastriques qu'elle embrasse, à celui du foie en particulier.

Le développement partiel des divers os qui composent la poitrine n'est point uniforme dans tous : les côtes sont presque entièrement ossifiées à la naissance, et les différences du thorax à cette époque ne tiennent pas à leur non-développement, mais bien aux causes indiquées plus haut, et à ce

qu'elles sont pressées les unes sur les autres, à ce
que leurs intervalles sont moins grands, surtout en
bas. Ce rapprochement des côtes les unes des autres
dépend de la cause suivante : comme la circonférence inférieure est élargie en tous sens, ainsi que
nous l'avons vu, le diaphragme qui s'y implante est
très-distendu ; il ne peut par conséquent céder autant, devenir aussi concave par la pression des viscères gastriques, que chez l'adulte, où il est plus
lâche parce que la circonférence pectorale est plus
étroite. La pression de ces viscères gastriques, du
foie surtout, au lieu ne n'agir que sur lui, refoule
donc en même temps les côtes en haut, et les presse
les unes contre les autres, surtout inférieurement,
car supérieurement cet effet est moins marqué. De
là ce rétrécissement du diamètre perpendiculaire.

Au reste, on peut se convaincre du développement précoce des côtes, en comparant les cartilages
qui les terminent avec ceux des extrémités des os
longs : dans ceux-ci les épiphyses sont encore très-
longues au moment de la naissance ; les cartilages
des côtes, au contraire, n'ont point une étendue
proportionnelle beaucoup plus grande que celle
qu'ils auront dans la suite. Il est facile de voir quel
a été le but de la nature dans cet accroissement
prématuré. En effet, ces os sont destinés à une
fonction qui commence tout à coup à la naissance,
et qui exige alors, de la part des organes qui l'exécutent, le même degré de perfection que celui qu'ils
auront dans l'adulte et le vieillard : car il n'en est
point de la respiration comme de la locomotion,
qui nécessite une espèce d'éducation, qui ne se

développe que peu à peu : on respire tout à coup comme on respirera toujours.

Le sternum, qui a un rapport moins direct avec la respiration, et qui concourt plus immédiatement à la solidité de la poitrine, n'est point aussi développé que les côtes; il est, au contraire, presque entièrement cartilagineux.

Au moment de la naissance, il se fait une révolution subite dans l'étendue de la poitrine. L'accès de l'air dans les poumons, jusque là resserrés sur eux-mêmes et concentrés dans un petit espace; double, triple même leur volume, et force ainsi les parois de la poitrine à s'écarter. Mais toutes les côtes ne participent point dans la même proportion à ce changement : plus mobiles en bas, elles se prêtent plus facilement à ce changement subit. Cependant le grand développement des viscères abdominaux opposant à l'abaissement du diaphragme une grande résistance dans ce sens, l'action de ce muscle est moindre à cette époque pour la respiration, qui s'opère principalement par le moyen de l'élévation et de l'abaissement des côtes, et de leur déjettement en dehors, mouvemens que favorise beaucoup la souplesse des cartilages qui unissent ces os au sternum, des ligamens qui les fixent à la colonne vertébrale, etc.

§ II. *État de la Poitrine dans les âges suivans.*

Vers l'époque de l'adolescence, c'est-à-dire aux environs de la puberté, l'accroissement de la poitrine n'éprouve pas de révolution bien sensible à l'exté-

·rieur, dans la série ordinaire des phénomènes de la nutrition osseuse; mais c'est à cet âge que les vices accidentels de configuration de cette cavité commencent à se manifester. Jusqu'alors il est difficile d'y reconnaître les traces d'une prédisposition à telle ou telle conformation, dont on ne peut guère cependant s'empêcher d'admettre le principe occulte. On voit donc, à l'époque qui nous occupe, la poitrine tantôt s'élargir transversalement, et prendre la configuration heureuse qui appartient aux tempéramens forts et vigoureux, d'autres fois le sternum proéminer en devant, présage funeste d'une disposition plus ou moins prochaine à la phthisie. Il est difficile d'expliquer pourquoi seulement à cette époque la poitrine éprouve ces changemens, plus difficile encore de déterminer jusqu'à quel point le développement des parties génitales peut influer sur celui de la charpente osseuse du thorax. On ne peut guère cependant nier cette influence, au moins indirecte, quand on considère les liaisons intimes qui existent entre ces organes et ceux que supporte en devant cette cavité à l'extérieur, ou qu'elle renferme à l'intérieur. Mais arrêtons-nous aux bornes de la stricte observation, sans chercher à pénétrer les mystères de la nature.

A cette époque les cartilages prennent plus de densité, les ligamens plus de raideur : aussi le mouvement des côtes paraît un peu plus gêné; dès lors l'action du diaphragme devient prédominante, et ce muscle coopère d'une manière plus sensible à la dilatation et au resserrement de là poitrine, dont les côtes avaient été jusqu'ici les agens principaux.

Dans l'adulte, cette influence plus grande du diaphragme sur la respiration, influence qui consiste
en des mouvemens plus marqués d'élévation et d'a-
baissement, présente un grand avantage pour les
viscères gastriques, qui ont dans ce temps de la vie
plus d'activité, et qui par conséquent ont besoin d'une
impulsion plus forte de la part des organes voisins.

A cet âge, les différentes pièces du sternum se
réunissent peu à peu; enfin cet os n'est plus composé que d'une seule. Les côtes, en se surchar-
geant, comme tous les autres os, de substance ter-
reuse, deviennent alors plus cassantes. Les cartilages, ossifiés d'abord dans leur centre, puis ensuite
complétement, finissent par ne faire qu'une seule
pièce avec les côtes et le sternum; en sorte que le
haut de la poitrine n'est guère alors susceptible que
de mouvemens de totalité : l'espèce de torsion dont
nous parlerons pour les cartilages est absolument
nulle; le bas, un peu plus mobile, obéit encore faible-
ment à l'impulsion du diaphragme, mais bien moins
qu'auparavant. Aussi, dans le vieillard, la poitrine
ne se dilate presque plus transversalement : c'est le
diaphragme qui opère principalement l'ampliation
et le resserrement de cette cavité, par ses contractions
et dilatations, qui le rendent alternativement plane
et convexe, disposition absolument inverse de celle
que nous avons remarquée chez le fœtus.

Le peu de mouvement qui reste alors à la cavité
pectorale lui vient de la non-ossification des articulations vertébrales, qui sont, comme nous l'avons
vu, bien plus tardives à disparaître que les sternales,
qui même restent presque toujours.

Au reste, diverses causes peuvent, outre l'âge, faire varier l'influence respective des côtes et du diaphragme sur la respiration : toutes les tumeurs abdominales qui pressent ce muscle et le gênent dans ses contractions, mettent les côtes en plus grande activité; aussi la femme, à cause de la grossesse, a-t-elle la poitrine bien plus mobile que l'homme. Toute compression, au contraire, exercée latéralement sur la poitrine, comme, par exemple, celle qui naît de l'emmaillottement trop fort, des corsets, du bandage de la clavicule; etc., met en jeu le diaphragme à proportion qu'elle empêche les mouvemens des côtes.

ARTICLE SIXIÈME.

MÉCANISME DE LA POITRINE.

La poitrine a deux usages principaux à remplir : d'une part elle garantit par sa solidité les organes qu'elle renferme; d'une autre part elle concourt par sa mobilité aux fonctions diverses de ces organes, à celles du poumon spécialement. De là le double point de vue sous lequel nous devons envisager le mécanisme de cette cavité.

§ Iᵉʳ. *Mécanisme de la Poitrine relativement à sa solidité.*

La poitrine résiste différemment à l'action des corps extérieurs, suivant qu'on examine son mécanisme en arrière, en devant et sur les côtés.

1°. Postérieurement, ce sont les muscles épais

placés dans cette région de la poitrine qui anéantis-
sent l'effet des coups et des chutes qu'elle peut
éprouver dans ce sens. Au lieu des deux gouttières
longitudinales qui se trouvent sur les côtés des apophyses épineuses dans le squelette, on observe dans
le cadavre deux saillies formées par ces muscles,
saillies que sépare une rainure correspondant aux
apophyses, et qui supporte l'effort des coups; en
sorte que, suivant qu'elle est privée ou revêtue
de ses parties molles, la poitrine offre deux dispositions inverses dans sa partie postérieure. Au reste,
ces abris nombreux postérieurs ont autant rapport
à la moelle épinière qu'aux viscères pectoraux.

2°. En avant, où il n'y a presque pas de muscles,
le mode de résistance varie dans l'inspiration et l'expiration.

Lorsque la poitrine est très-dilatée, si un effort
quelconque est dirigé sur le sternum, elle le supporte alors à la manière des voûtes, et avec d'autant
plus d'efficacité que l'inspiration est plus forte. C'est
ainsi qu'on voit des individus couchés à la renverse
porter des poids énormes sur la partie antérieure de
la poitrine. Dans ce cas, il est à observer cependant
que le mécanisme n'est pas tout-à-fait le même que
celui par lequel le crâne supporte un poids placé perpendiculairement sur lui. Ici, en effet, les muscles
ne sont pour rien; la voûte osseuse est tout. Au contraire, dans la poitrine, il y a un effort violent des
muscles extérieurs, du grand dentelé surtout; effort
qui, tirant les côtes en dehors, résiste à leur enfoncement : les muscles sont donc des espèces d'arcs-
boutans actifs de la voûte que représente alors la

poitrine. Au reste, la résistance qu'oppose cette cavité dans le cas que nous supposons, n'est pas toujours proportionnée à l'effort qu'elle éprouve; et alors il survient des fractures, qui tantôt sont directes, c'est-à-dire qu'elles ont lieu au sternum, circonstance assez rare; tantôt, et c'est le cas le plus commun, se font par contre-coup dans l'endroit qui a éprouvé le plus d'effort, dans la partie moyenne des côtes, par exemple. On conçoit facilement que tout ce mécanisme ne peut s'entendre que des côtes sternales, et que les abdominales y sont étrangères. J'observe aussi que les fractures par contre-coup arrivent alors lorsque l'individu, frappé tout à coup et sans s'y attendre, n'a pas eu le temps de contracter ses muscles pour affermir les côtes, qui seules et par leur propre force ont eu à soutenir le choc.

Dans l'expiration, c'est en cédant que la poitrine résiste à l'effet des coups portés en devant, ou plutôt qu'elle l'anéantit, parce que les muscles ne peuvent tenir alors les côtes écartées. Plus flexibles dans ce cas, elles sont pressées en dedans; les viscères intérieurs se trouvent un peu comprimés; les fractures peuvent aussi arriver alors. Le déjettement en dedans est bien plus manifeste pour les côtes inférieures.

3°. C'est à peu près de la même manière que, soit dans l'inspiration, soit dans l'expiration, la poitrine prévient les funestes effets des coups ou autres efforts dirigés sur ses parties latérales. L'espèce de voûte que chacun des côtés représente, et qui, dans le premier état, est bien plus solide à cause de l'effort musculaire, a alors son sommet au milieu de ce côté, et ses deux appuis d'une part au sternum, et de l'autre à la colonne vertébrale. Il peut alors également se faire des solutions de continuité, ou directes (ce sont les plus communes), ou par contre-coup (ce sont les plus rares alors). Quant aux luxations des côtes, dans ce cas, comme dans toute autre espèce de mouvement, tels sont la force des ligamens, la résistance des deux articulations de chacun de ces os, l'appui que leur fournissent vers la colonne les apophyses transverses, qu'elles ne peuvent être admises qu'en supposant une altération lente et spontanée des liens articulaires.

Remarquons ici, comme précédemment, que les dernières côtes, qui flottent dans les parois abdominales, n'offrent point de résistance proprement dite aux efforts qu'elles éprouvent; elles cèdent constamment et s'enfoncent du côté de l'abdomen. Observons aussi que tout ce mécanisme de résistance n'est guère susceptible d'être mis en jeu dans la première et la seconde côtes, qui, très-éloignées des corps extérieurs, ont rarement des chocs à soutenir.

§. Ier. *Mécanisme de la Poitrine relativement à sa mobilité.*

Par sa mobilité, la poitrine concourt spécialement au mécanisme de la respiration : or, en analysant les mouvemens dont ses diverses parties sont susceptibles, on voit qu'ils tendent à deux buts principaux, à la dilatation et au resserrement, lesquels correspondent aux deux temps de la respiration, l'inspiration et l'expiration.

Dilatation.

La poitrine peut se dilater en trois sens différens dans l'inspiration : perpendiculairement, transversalément, et d'avant en arrière; ou bien encore, suivant son axe, suivant les diamètres transverses, et suivant les antéro-postérieurs.

1°. Le diaphragme seul est l'agent de la dilatation perpendiculaire, qui produit seule dans l'adulte les légères inspirations, celles où peu d'air entre dans la poitrine; et, à cet égard, remarquons que les côtés de ce muscle, qui sont charnus et qui correspondent aux poumons, descendent plus alors que le milieu, qui est aponévrotique et qui soutient le cœur.

2°. Dans le second degré d'inspiration, la poitrine se dilate d'abord de haut en bas; puis transversalement, par le mécanisme qui suit : la première côte, peu mobile et fixée d'ailleurs par les scalènes, est le point d'appui des premiers intercostaux, qui élèvent la seconde, laquelle à son tour, immobile, devient le point d'appui pour l'élévation de la troisième, et ainsi de suite jusqu'à la dernière; en sorte que chaque côte est successivement point mobile et point d'appui. Différentes causes assurent la solidité de la première côte : tels sont surtout le peu de longueur et la largeur de son cartilage, le défaut presque constant, chez l'adulte, de contiguïté entre ce cartilage et le sternum, caractère qui, comme nous l'avons observé, la distingue des autres, le peu d'étendue de cette côte elle-même, etc., etc.

La disposition oblique des côtes les unes par rapport aux autres fait que leur élévation ne peut avoir lieu sans que la partie moyenne ne soit portée en dehors, et que par conséquent la poitrine ne se trouve dilatée transversalement. D'ailleurs, lorsque l'élévation est portée un peu loin, les cartilages qui vont au sternum éprouvent une espèce de torsion sur eux-mêmes, qui déjette encore plus les côtes en dehors.

3°. En même temps que les côtes sont dirigées dans ce sens, elles se portent un peu en avant; et comme ce mouvement est beaucoup plus sensible dans les inférieures qui vont au sternum, parce qu'elles sont plus longues, cet os éprouve une espèce de mouvement de bascule qui porte son extrémité inférieure en devant, la supérieure restant presque immobile, ce qui ne peut se faire sans que la poitrine n'en soit agrandie d'avant en arrière. Au reste, il ne faut pas croire que ce mouvement du sternum soit aussi marqué qu'on le penserait au premier abord, et même qu'on l'a prétendu jusqu'ici; il est au contraire peu sensible. Il suffit, pour s'en convaincre, d'examiner un homme maigre qui respire. D'ailleurs, le déjettement des côtes en dehors est nécessairement un obstacle à leur trop grande projection en devant, et par conséquent à cette espèce de bascule du sternum. Remarquons que ceci s'accommode à la position des viscères pectoraux; car, comme le sternum correspond au cœur et que les côtes entourent les poumons, l'espace né de la bascule du premier était moins nécessaire que celui produit par le déjettement des secondes en dehors.

Resserrement.

Le resserrement de la poitrine qui correspond à l'expiration se fait par un mécanisme tout-à-fait opposé.

1°. Il a lieu de haut en bas par le soulèvement du diaphragme.

2°. Il se fait d'un côté à l'autre par l'abaissement des côtes et par leur déjettement en dedans, déjettement déterminé en partie par le retour sur eux-mêmes des cartilages, qui ont été comme tordus; en sorte que les deux portions osseuse et cartilagineuse des côtes sont pour ainsi dire alors la cause réciproque de leurs mouvemens, ainsi que l'a observé Haller. C'est la première qui détermine en s'élevant la torsion de la seconde; c'est le retour de celle-ci sur elle-même qui cause principalement l'abaissement de l'autre. Ne donnons pas cependant aux effets de cette cause plus d'extension qu'ils n'en ont réellement : car, pour que la torsion fût très-caractérisée, il faudrait que les cartilages fussent exactement soudés en sternum; ce qui n'est pas, puisque leur articulation avec cet os est jusqu'à un certain point mobile, surtout en bas, comme nous l'avons vu. Or, plus le mouvement qui s'y passe est marqué, moins la torsion est grande. Elle serait nulle si cette articulation était assez lâche pour être exclusivement le siége du mouvement. On a exagéré l'influence de cette torsion pour l'inspiration et l'expiration. Elle est manifestement nulle dans les côtes abdominales, et n'a lieu dans les autres que dans les inspirations un peu fortes.

3°. À mesure que les côtes s'abaissent, et qu'elles se portent en dedans, comme elles se rapprochent aussi de l'épine, le sternum, auquel elles tiennent, y est aussi ramené, et son mouvement de bascule se faisant en sens contraire, le diamètre antéro-postérieur diminue.

Remarquons que tous les mouvemens, soit de dilatation, soit de resserrement, sont beaucoup plus sensibles à la partie inférieure de la poitrine, à cause de sa mobilité plus marquée en cet endroit; ce qui coïncide et avec la largeur plus grande que les poumons y présentent, et par conséquent avec l'énergie plus marquée de la respiration.

Dans ces divers mouvemens, l'état des ligamens varie beaucoup, spécialement celui des costo-transversaires inférieur, supérieur et postérieur. Ceux immédiatement appliqués sur les deux surfaces articulaires sont moins sensiblement distendus ou relâchés suivant l'inspiration ou l'expiration.

DES MEMBRES.

Les *membres* sont des espèces d'appendices du tronc, qui tiennent à lui par une seule extrémité, et qui de tous les autres côtés s'en trouvent exactement isolés. Leur forme arrondie présente dans leurs diverses régions de nombreuses différences, qui tiennent en partie à leur charpente osseuse, mais auxquelles les organes mous qui les entourent ont aussi beaucoup de part.

Essentiellement relatifs à la vie animale, les membres sont les grands agens de la locomotion : aussi les organes de cette fonction, savoir, les os et les muscles, les composent-ils spécialement. Les nerfs cérébraux s'y trouvent aussi en grand nombre, parce qu'ils y sont proportionnés aux muscles. Aucun organe central de la vie intérieure n'y existe; des prolongemens de ceux qui occupent le tronc s'y rendent seulement pour la nutrition des agens locomoteurs; en sorte que cette vie n'y est destinée qu'à entretenir l'animale, qui prédomine. Dans le tronc, au contraire, dans la poitrine et l'abdomen surtout, les enveloppes seules, les parois de ces cavités appartiennent à celle-ci, qui est bien manifestement destinée à y entretenir les fonctions intérieures, dont les organes centraux occupent presque toute leur capacité.

La forme des os qui composent les membres est très-différente de celle des os du tronc et de la tête. Relative à leurs usages, elle nous les présente comme des leviers cylindriques et allongés. Leur volume et leur largeur diminuent de la partie supérieure à l'inférieure du membre. Leur nombre va, au contraire, en augmentant dans le même sens : un seul os occupe le bras et la cuisse ; deux se trouvent à l'avantbras et à la jambe ; le pied et la main sont remarquables par la quantité de ceux qui s'y trouvent assemblés. Les articulations présentent la même disposition : elles sont d'autant plus fréquentes, plus petites et à surfaces d'autant moins larges que l'on considère le membre de sa partie supérieure à l'inférieure.

Nous avons déjà observé qu'aux membres supérieurs était ajoutée une partie étrangère aux membres inférieurs ; savoir, l'*épaule*, dont le bassin remplit les fonctions à l'égard de ceux-ci.

DE L'ÉPAULE.

ARTICLE PREMIER.

CONSIDÉRATIONS GÉNÉRALES SUR L'ÉPAULE.

L'*épaule* occupe la partie supérieure, latérale et postérieure de la poitrine, situation qui est cependant susceptible de diverses variations relatives aux divers mouvemens simples en devant, en arrière, en haut et en bas, ou différemment combinés, que cette partie exécute.

§ Ier. *Figure, dimensions, direction de l'Épaule.*

Considérée dans sa figure générale, l'épaule forme un levier angulaire dont une branche, horizontale, est représentée par la clavicule, et l'autre, perpendiculaire, l'est par l'omoplate. C'est cette disposition qui détermine la forme supérieure de la poitrine, laquelle est telle, comme nous l'avons vu, que l'étendue transversale est très-grande à l'extérieur, tandis que la cavité intérieure est singulièrement rétrécie en cet endroit. De là naît aussi l'aplatissement sensible de la poitrine en haut : car l'épaule n'ayant point une étendue d'avant en arrière proportionnée à la transversale, augmente la largeur de cette cavité, sans augmenter son épaisseur à proportion.

L'épaule a plus d'étendue transversale chez la femme, disposition qui dépend de l'excès de longueur de sa clavicule, et qui, comme nous l'avons déjà fait pressentir, est singulièrement favorable aux fonctions de l'extérieur de la poitrine chez le sexe. En effet, cette longueur plus considérable de la clavicule agrandit l'espace sur lequel repose le sein, et donne à la poitrine de la femme un aspect particulier. Aussi le volume, le développement de cette glande coïncident-ils presque toujours avec cette dimension bien caractérisée : rarement voit-on un sein volumineux reposer sur une petite poitrine, ou un large espace pectoral soutenir en haut un sein petit et peu prononcé.

Dans l'homme, c'est l'omoplate dont la largeur plus marquée agrandit transversalement l'épaule ; et comme cet os est situé en arrière, c'est dans ce sens qu'il concourt à étendre les dimensions transversales de cette partie, qui n'a réellement pas en devant, au moins proportionnellement, la même largeur que chez la femme. Aussi, quand on parle de cette largeur de l'épaule chez l'homme, c'est toujours à sa partie postérieure que ce que l'on en dit s'applique. Cela tient à ce que tout est relatif, dans ce sexe, à la force musculaire, dans le développement de l'épaule : car, comme c'est principalement à l'omoplate que les grands muscles du tronc se fixent en arrière, cet os devait leur offrir de grandes insertions. Chez la femme, au contraire, le développement de la clavicule est étranger à la force des mouvemens, qu'il gêne plutôt qu'il ne les favorise. Aussi, avec plus de longueur proportionnelle, cet os a un moindre volume et des saillies moins prononcées, ce qui est l'opposé de l'omoplate de l'homme. Il en est de la clavicule comme du pubis, qui, chez la femme, remplit à l'égard du fémur les mêmes fonctions qu'elle relativement à l'humérus. L'étendue transversale de ce dernier (du pubis) est moins destinée aux mouvemens, qu'elle embarrasse plutôt, qu'à l'agrandissement de la cavité qui doit loger les organes génitaux; en sorte que moins d'épaisseur se trouve, ici comme à la clavicule, unie avec plus de longueur.

La poitrine et l'épaule ont, dans leurs dimensions, un rapport assez exact. La force, l'énergie de la constitution qu'indique constamment une poitrine bien développée, ont aussi pour apanage la largeur des épaules; et réciproquement les poitrines mal conformées ne supportent assez ordinairement que des épaules resserrées et étroites. La nécessité d'une juste proportion entre deux parties qui servent d'attache aux mêmes muscles, explique facilement ce rapport constant de développement : ainsi le bassin et les membres inférieurs sont-ils en proportion exacte de développement.

Quant à la hauteur de l'épaule, c'est l'omoplate seule qui la détermine : les différences dont elle est susceptible offrent donc les mêmes rapports que ceux de la largeur de cet os. Elle est moindre chez la femme et chez les individus d'une faible constitution, plus grande au contraire dans l'homme et dans les tempéramens vigoureux, etc.

La direction de l'épaule, considérée soit dans la clavicule, soit dans l'omoplate, est singulièrement sujette à varier dans les divers mouvemens de cette partie. En général, elle est inclinée d'avant en ar-

rière, dans sa position naturelle. Alors la cavité glénoïde est constamment dirigée en dehors, ce qui
prouve bien évidemment que les membres supérieurs, destinés à saisir les objets extérieurs, ne sont
point faits pour soutenir le corps dans l'attitude
quadrupède. En effet, les membres supérieurs appuyant sur le sol, la tête de l'humérus ne porterait
point contre la cavité glénoïde, mais contre la partie
postérieure de la capsule fibreuse, qui, bientôt distendue, céderait à l'impulsion de bas en haut qui
lui serait communiquée.

ARTICLE DEUXIÈME.

DES OS DE L'ÉPAULE EN PARTICULIER.

§ Ier. *De l'Omoplate.*

Os irrégulier, occupant la partie postérieure et
supérieure du thorax, triangulaire, divisé en faces
dorsale et costale, en bords coracoïdien, vertébral
et axillaire.

Face dorsale. Elle est inégale, et présente trois
portions, la fosse sur-épineuse, l'épine et la fosse
sous-épineuse.

1°. La *fosse sur-épineuse* est supérieure, large en
arrière, plus étroite en devant, et donne, dans ses
deux tiers postérieurs, insertion au muscle sur-épineux qui la remplit.

2°. L'*épine*, éminence triangulaire, aplatie, coupe
obliquement cette face vers son tiers supérieur, fait
partie des fosses sur et sous-épineuses, et se termine

en dehors par un bord concave, épais et court, en
arrière par un autre bord plus long, inégal, lequel
commence par une surface polie triangulaire pour
le glissement du trapèze, et dans le reste de son étendue donne attache, en haut au trapèze, en bas au
deltoïde.

À sa réunion avec le bord précédent se trouve
l'*acromion*, éminence considérable, aplatie en sens
inverse de l'épine, convexe et inégale en haut, où
elle est sous-cutanée, concave et lisse en bas, offrant en dedans des insertions au trapèze et une
facette oblique ovalaire qui s'articule avec la clavicule, terminée en dehors et en arrière par un bord
inégal auquel s'implante le deltoïde, donnant par son
sommet attache au ligament acromio-coracoïdien.

3°. Sous l'épine se remarque la *fosse sous-épineuse*,
remplie en arrière par le muscle de ce nom, convexe à son milieu, concave aux environs de l'épine
et du bord axillaire. Près de ce dernier, on voit une
crête longitudinale pour l'attache d'une aponévrose
qui sépare le sous-épineux d'avec les grand et petit
ronds, puis une surface allongée qui s'élargit inférieurement pour l'insertion du premier, et se rétrécit en haut pour celle du second de ces muscles. Une
crête oblique sépare ces deux attaches, en traversant
le tiers inférieur de la surface.

Face costale. Elle correspond aux côtes, forme la
fosse sous-scapulaire, est concave et coupée d'espace
en espace par diverses lignes saillantes et obliques,
pour l'insertion des aponévroses du sous-scapulaire
qui occupe cette région et s'implante à ses deux tiers
internes. On y observe près du bord vertébral, en

haut et en bas, une surface inégale où s'attache le grand dentelé, qui est aussi fixé tout le long de ce bord sur une ligne plus ou moins marquée et intermédiaire à ces surfaces.

1°. *Bords.* Le coracoïdien est supérieur, court et mince en arrière, où s'attachent l'angulaire et l'omohyoïdien, surmonté en devant par l'*apophyse coracoïde*, éminence recourbée sur elle-même, convexe et inégale en haut, où se fixe le ligament coraco-claviculaire, concave en bas, fournissant des attaches, en devant au petit pectoral, en arrière au ligament acromio - coracoïdien, par son extrémité aux biceps et coraco-brachial réunis. Vers sa base est une échancrure convertie en trou par un ligament, et traversée tantôt par le nerf et les vaisseaux suscapulaires, tantôt par le nerf seul.

2°. Le bord vertébral, qui est le plus long, avoisine en haut la colonne vertébrale ; s'en éloigne en bas, et donne attache dans le premier sens à l'angulaire, dans le second au rhomboïde. De sa réunion avec le bord coracoïdien résulte un angle auquel s'insère en partie l'angulaire.

3°. Le bord axillaire, qui répond à l'aisselle, est creusé en haut d'une espèce de gouttière où s'attache la longue portion du triceps. Au milieu le sousscapulaire ; en bas le grand rond y ont aussi des insertions. De sa réunion avec le bord vertébral résulte un angle, inférieur, épais, arrondi, pour l'attache de ce dernier muscle, et souvent de quelques fibres du grand dorsal. A son union avec le coracoïdien se voit la *cavité glénoïde*, ovalaire, plus large en bas qu'en haut, superficielle, ayant son

grand diamètre perpendiculaire, encroûtée de cartilage, surmontée du long tendon du biceps, qui en
augmente la profondeur par un bourrelet fibreux
dont il l'entoure, articulée avec l'humérus, et supportée par une espèce de col court, aplati, plus marqué en dehors, embrassé par la capsule.

L'omoplate, celluleuse à ses angles, et surtout à
ses apophyses, principalement compacte dans ses
autres parties, surtout aux fosses sur et sous-épineuses, se développe par un seul point d'ossification qui paraît d'abord au milieu (1).

§ II. *De la Clavicule.*

Os long, irrégulier, situé à la partie supérieure
et externe de la poitrine, contourné en ∽, plus
courbé et plus gros chez l'homme que chez la femme,
aplati en dehors, divisé en extrémités sternale et
scapulaire, et en corps.

Extrémité sternale. Elle a un volume très-sensible
et offre une surface cartilagineuse, convexe et concave en sens opposé, triangulaire, articulée avec
une autre beaucoup plus petite du sternum, entourée d'insertions ligamenteuses.

---

(1) Le développement de l'omoplate se fait par six ou sept
points d'ossification : un au centre du corps de l'os, un dans la
cavité glénoïde, un au sommet de l'apophyse coracoïde, un
pour la face supérieure et le sommet de l'acromion, un pour le
bord dorsal, un pour le bord postérieur de l'épine, et souvent un
pour l'angle inférieur de l'os.

Extrémité scapulaire. Elle est aplatie, et présente une facette allongée, étroite, cartilagineuse, coupée obliquement pour s'unir à une semblable de l'acromion.

Corps. 1°. En haut il est sous-cutané, large du côté externe, arrondi du côté interne, où se fixe le sterno-mastoïdien; 2° en bas il est inégal, disposé par rapport à sa largeur comme en haut, et offre, de dedans en dehors, l'insertion du ligament costo-claviculaire, une dépression oblongue où se fixe le sous-clavier, et où se voit le trou médullaire, une crête saillante et oblique à laquelle s'implantent les ligamens coraco-claviculaires; 3° en arrière, il forme un bord épais, concave et libre en dedans, convexe et raboteux en dehors, où se fixe le trapèze; 4° en devant, on y voit un autre bord également épais, de forme inverse à celle du précédent, et donnant attache en dedans au grand pectoral, en dehors au deltoïde.

Compacte au milieu, celluleuse à ses extrémités, la clavicule se développe et s'accroît par un seul point osseux (1).

_____

(1) D'abord, en effet, la clavicule se développe par un seul point d'ossification, mais plus tard une croûte osseuse se forme à chaque extrémité et finit par faire corps avec l'os.

ARTICLE TROISIÈME.

ARTICULATIONS DE L'ÉPAULE.

L'ÉPAULE s'articule, au moyen de la clavicule, avec le sternum; ses deux os sont de plus unis ensemble: voilà deux articulations à examiner. Quant aux rapports de l'omoplate avec le tronc, les muscles seuls assujettissent cet os, qui parcourt, dans ses divers mouvemens, un trajet auquel ne se prêteraient point des organes fibreux.

§ Iᵉʳ. *Articulation sterno-claviculaire.*

La surface convexe qui termine l'extrémité sternale de la clavicule, et celle légèrement concave placée au-dessus du sternum, sont les deux parties par lesquelles ces deux os sont articulés. Recouvertes d'une couche cartilagineuse, plus épaisse sur la clavicule, plus mince sur le sternum, ces deux surfaces ont une disproportion considérable de volume, disproportion très-apparente sur les individus maigres, et qui est une des causes prédisposantes aux luxations. Quatre ligamens, un antérieur, un postérieur, un inter-claviculaire et un costo-claviculaire, servent à affermir cette articulation, qui est en outre pourvue de deux synoviales, lesquelles sont divisées par un fibro-cartilage qui y forme deux cavités isolées.

Ligament antérieur. Il consiste en un faisceau large, à fibres parallèles très-nombreuses, quelquefois séparées par de petits intervalles vasculaires, qui recouvre tout le devant de l'articulation, se fixe en haut au-devant de l'extrémité de la clavicule, se porte de là en bas et en dedans, et vient se terminer sur les bords de la cavité articulaire du sternum. Il sépare le sterno-mastoïdien et les tégumens des deux synoviales et du fibro-cartilage, auquel il adhère fortement.

Ligament postérieur. Moins large et moins prononcé que le précédent, il est composé, comme lui, de fibres parallèles et obliques, qui, de la partie postérieure de l'extrémité claviculaire, se porte au sternum sur les bords de la cavité articulaire. Ce ligament, appliqué en devant sur l'articulation, et adhèrent au fibro-cartilage, correspond en arrière aux sterno-hyoïdien et sterno-thyroïdien.

Ligament costo-claviculaire. Quoiqu'il ne tienne qu'à l'un des deux os de l'articulation que nous décrivons, ce ligament doit malgré cela trouver place ici : car, comme la première côte et le sternum sont presque continus entre eux, et ne forment pour ainsi dire qu'un seul tout dans l'adulte, il a immédiatement pour usage d'assurer la solidité de cette articulation. C'est un faisceau court, aplati, très-fort, qui, du cartilage de la première côte, monte obliquement en arrière et en dehors pour s'implanter à une saillie que la clavicule présente en bas près de son extrémité sternale. Ses fibres, parallèles, plus longues en dehors qu'en dedans, toutes obliques, correspondent en devant et en dehors au sous-clavier, en arrière à la veine sous-clavière, en dedans à l'articulation.

Ligament inter-claviculaire. Il consiste en un faisceau transversal, légèrement aplati, peu épais, à fibres parallèles, plus longues en haut qu'en bas, souvent écartées par de petits intervalles, toujours plus rapprochées et plus serrées dans le milieu qu'aux extrémités. Étendu postérieurement entre les extrémités sternales des deux clavicules, et fixé au-dessus de chacune de ces extrémités, ce ligament correspond en arrière aux sterno-thyroïdien et sterno-hyoïdien, en devant aux tégumens, dont le sépare beaucoup de tissu cellulaire, en bas à l'échancrure supérieure du sternum, avec laquelle il forme un intervalle pour le passage de quelques petits vaisseaux.

On voit, d'après la disposition des ligamens précédens, que l'articulation sterno-claviculaire est entourée de toutes parts d'organes fibreux qui, souvent continus par leurs bords voisins; ne laissant jamais entr'eux que de petits intervalles où l'on voit les synoviales à nu, semblent remplir par leur ensemble l'office des capsules qu'on trouve autour des grandes articulations de l'humérus et du fémur, dont celle-ci se rapproche d'ailleurs par le nombre de ses mouvemens.

Fibro-cartilage. Il est arrondi, accommodé par sa forme aux deux surfaces du sternum et de la clavicule auxquelles il correspond. Sa circonférence, assez épaisse, avoisine immédiatement les ligamens que nous venons d'exposer, contracte même des adhérences avec l'antérieur et le postérieur, s'attache en haut et en arrière à la surface claviculaire, en bas à l'union du sternum avec la première côte; en sorte que, solidement fixé, ce fibro-cartilage ne peut, comme celui de la mâchoire, éprouver de locomotion, et que, dans les luxations complètes, il est inévitable qu'il soit rompu. Plus mince et d'une texture plus délicate à son centre, il y est quelquefois percé d'une ouverture qui établit alors une communication entre les deux cavités articulaires, qu'il isole dans le plus grand nombre des cas. Sa structure est celle de tous les organes analogues. Ses fibres extérieures sont assez apparentes ; des couches cartilagineuses envahissent les moyennes au point que souvent on ne peut les voir.

Membranes synoviales. Elles sont l'une et l'autre remarquables par le peu de synovie qu'on y trouve ordinairement, mais du reste elles se comportent, à l'égard de chaque cavité articulaire, comme les autres membranes analogues. La supérieure appartient à l'extrémité interne de la clavicule et à la face correspondante du fibro-cartilage. L'inférieure revêt la face opposée de ce dernier, qui se trouve ainsi intermédiaire à elles deux, et la surface contiguë du sternum. Adhérentes l'une et l'autre, dans le lieu de leur réflexion, aux ligamens qui environnent l'articulation, elles sont peu apparentes ; se voient cependant là où les ligamens laissent des intervalles, forment même, lorsqu'on presse fortement les surfaces les unes contre les autres, de petites poches ou vésicules saillantes dans ces intervalles. Elles n'ont aucune communication, si ce n'est dans le cas où le fibro-cartilage est percé.

§ II. *Articulation scapulo - claviculaire.*

L'extrémité scapulaire de la clavicule et l'apophyse acromion présentent l'une et l'autre une surface articulaire, étroite, allongée, encroûtée d'un cartilage mince pour leur articulation, qu'affermissent deux ligamens, et sur laquelle se déploie une petite synoviale. Outre cela cette extrémité de la clavicule est unie à l'apophyse coracoïde, sans nulle contiguité de surfaces, par un faisceau ligamenteux très-fort.

Ligament supérieur. C'est un faisceau assez fort, quadrilatère, aplati, situé sur l'articulation, formé de fibres parallèles d'autant plus longues qu'elles sont plus supérieures, inséré d'une part à l'extrémité de la clavicule, de l'autre part à la portion correspondante de l'acromion, distinct des fibres aponévrotiques du deltoïde et du trapèze, qui forment au-dessus de lui un plan épais, lequel étant enlevé laisse très-bien voir ses fibres se fixant des deux côtés aux os, tandis que celles de ce plan superficiel se continuent d'un côté avec les fibres charnues.

Ligament inférieur. Il est aussi distinct que le précédent; ses fibres, moins nombreuses, écartées par de petits intervalles les unes des autres, sont attachées aux bords des deux surfaces articulaires, et assez lâches pour permettre des mouvemens marqués à ces surfaces. Elles se continuent en devant avec celles du ligament supérieur, et s'en trouvent isolées en arrière par un espace rempli de tissu cellulaire. La synoviale en haut, le sous-épineux en bas, forment les rapports de ce ligament.

Membrane synoviale. Elle se déploie sur les deux surfaces articulaires en se réfléchissant de l'une à l'autre, et paraît remarquable, comme celle des articulations précédentes, par le peu de synovie qu'elle contient. Le plus ordinairement unique, elle est quelquefois double à cause de l'existence d'un fibro-cartilage assez mince qui se trouve dans l'articulation, et qui présente, quand il existe, des dispositions tellement variables qu'on ne peut en donner une description précise.

Ligament coraco-claviculaire. Ce ligament, considéré par plusieurs comme double, par rapport à la direction de ses deux faisceaux, unit la clavicule à l'apophyse coracoïde. Sa forme est fort irrégulière, son volume considérable, le nombre de ses fibres très-grand, sa force extrêmement marquée. Il s'attache à la partie postérieure et externe de l'apophyse coracoïde, par deux faisceaux quelquefois réunis, souvent distincts par un espace cellulaire. L'interne de ces faisceaux, plus court, conoïde, à fibres très-serrées et divergentes, vient s'attacher à l'espèce de tubérosité que présente en bas et en dehors la clavicule. L'externe, plus long, plus large, moins épais, quadrilatère, à fibres écartées par de petits espaces cellulaires, se fixe à une ligne oblique qui de la tubérosité précédente se porte à l'extrémité de la clavicule. En arrière, la réunion de ces deux faisceaux forme un angle assez marqué; en devant se trouve entr'eux une espèce de cavité remplie de graisse.

Le sous-épineux et un peu le ligament acromio-coracoïdien en dehors, le trapèze en arrière, en avant le sous-clavier, entourent ce ligament, qui laisse un espace d'un pouce entre son faisceau interne et l'articulation scapulo-claviculaire. Les fractures ne peuvent être accompagnées de déplacement, lorsqu'elles ont lieu dans cet espace : le poids du bras tend, en effet, également alors à porter en bas les deux fragmens, puisque tous deux restent alors attachés à l'omoplate.

Outre les ligamens dont les deux articulations précédentes sont pourvues, l'omoplate en a deux très-distincts, tendus entre ses diverses parties, et étrangers aux os voisins.

§. III. *Ligamens propres à l'Omoplate.*

Ligament coracoïdien. Il convertit en trou l'échancrure qu'offre l'omoplate derrière la base de l'apophyse coracoïde. Quelquefois il n'existe pas : alors le trou est entièrement formé par l'os, disposition cependant assez rare. C'est un faisceau mince, étroit au milieu, plus large à ses bouts, tendu entre les deux extrémités de l'échancrure, composé de fibres serrées, à direction très-apparente, d'un blanc argenté, et dont quelques-unes se continuent avec le ligament coraco-claviculaire. Le trou qui en résulte est traversé par le nerf sus-scapulaire; et quelquefois par ce nerf et par les vaisseaux de même nom, qui passent ordinairement au-dessus.

Ligament acromio-coracoïdien. Il est considérable, de forme triangulaire, large, mince et aplati. Il s'implante au bord externe de l'apophyse cora-

coïde, par deux faisceaux que sépare du tissu cellulaire, qui communiquent cependant par quelques
fibres, et qui se dirigent de là, l'antérieur, plus court,
transversalement en dehors, le postérieur, plus long,
obliquement en devant et en dehors. Tout deux se
réunissent ensuite en un faisceau commun, d'autant plus rétréci et plus épais qu'il s'approche davantage du sommet de l'acromion, auquel il se fixe.

Ce ligament, à fibres très-manifestes, souvent séparées par des intervalles plus petits que celui qui
existe entre ses deux parties, est recouvert par le
deltoïde et la clavicule, se trouve appliqué sur le
sus-épineux, et se continue en devant avec une sorte
de membrane celluleuse assez dense, subjacente au
deltoïde.

ARTICLE QUATRIÈME.

DÉVELOPPEMENT DE L'ÉPAULE.

Dans le fœtus, l'épaule est très-développée, proportionnellement aux autres parties, aux inférieures
surtout. Cependant, dans ce développement précoce,
les deux os dont elle résulte offrent des différences
essentielles à indiquer.

La clavicule a une longueur considérable et des
formes déjà très-caractérisées. Ses extrémités sont
cartilagineuses dans une étendue bien moindre que
celles des autres os, à cause des progrès de l'ossification. On dirait presque qu'elle est terminée dans
cet os, qui diffère évidemment aussi des autres os
longs par sa direction. Ce n'est qu'avec l'âge que

ceux-ci éprouvent ces courbures, ces torsions qu'ils offrent la plupart dans l'adulte. Au contraire, à l'époque qui nous occupe, la clavicule est déjà contournée sur elle-même, et sa forme est proportionnellement bien mieux prononcée qu'elle ne le sera par la suite.

Quant à l'omoplate, elle a aussi une largeur plus considérable proportionnellement que le plus grand nombre des autres parties du système osseux; son ossification est plus avancée. Comparez, par exemple, l'état de la cavité glénoïde qu'elle présente, à celui où se trouve alors la cavité cotyloïde, vous verrez quelle est la différence du développement entre l'une et l'autre. Les points osseux sont à une distance considérable de la cavité cotyloïde; tout son voisinage est cartilagineux : entre elle et la cavité du bassin en arrière, entre elle et l'échancrure sciatique en dehors, entre elle et la circonférence supérieure du bassin en haut, il n'y a point d'os, ce n'est qu'un cartilage; en sorte qu'elle offre au fémur une faible résistance. Au contraire, la couche cartilagineuse de la cavité glénoïde appuie sur un plan osseux qui dépend de l'ossification du centre de l'omoplate, et de l'angle sur lequel est creusée cette cavité, disposition qui fait que la tête de l'humérus trouve au-dessous de cette dernière un point d'appui solide. Aussi les mouvemens de l'humérus sont-ils bien plus forts, bien plus assurés que ceux du fémur, qui ne se prête qu'à une locomotion imparfaite et irrégulière dans le premier âge.

Cependant toute l'omoplate n'est point encore développée : les points les plus saillans, les plus éloignés du centre osseux primitif, comme l'acromion, l'apophyse coracoïde, les angles, etc., sont encore cartilagineux; et comme ce sont spécialement ces points saillans qui servent d'attache aux muscles, il en résulte pour les mouvemens une cause de faiblesse que l'âge fait peu à peu disparaître.

On chercherait en vain la raison du développement précoce de l'épaule dans la proximité du cœur : pourquoi le sternum, les vertèbres cervicales, qui sont aussi proches de lui que l'épaule, ne participent-ils pas en effet également à son influence ? Le développement de l'épaule, comme celui de toutes les autres parties, tient aux lois générales de l'organisation, qu'il suffit d'observer, sans en chercher la cause immédiate.

Par les progrès de l'âge, les dimensions de cette partie augmentent d'une manière absolue; mais cet accroissement n'étant pas proportionné à celui qui a eu lieu antécédemment, l'équilibre de grandeur s'établit entre elle et les autres organes, qui croissent davantage. Les éminences se prononcent avec plus d'énergie, et enfin l'épaule parvient à l'état dans lequel nous l'avons décrite dans l'adulte, et dont nous avons assigné les variétés. La vieillesse n'apporte pas de modifications dans sa conformation. Jamais l'articulation sternale de la clavicule ne se soude qu'accidentellement. Ce phénomène a eu quelquefois lieu dans son articulation scapulaire, mais il y est très-rare, et je ne doute pas que quelque accident ne l'amène toujours aussi.

ARTICLE CINQUIÈME.

MÉCANISME DE L'ÉPAULE.

Il faut envisager ce mécanisme sous le double rapport des fonctions isolées de chacun des deux os qui composent l'épaule, et de leurs fonctions communes.

§ Ier. *Mécanisme isolé des Os de l'Épaule.*

La clavicule, isolément considérée, remplit plusieurs usages importans : 1°. Elle soutient le poids de l'épaule, et par conséquent de tout le membre. Les phénomènes de sa fracture suffisent pour en convaincre : alors en effet le moignon se déprime, le bras tombe, et le niveau ne se trouve plus entre l'un et l'autre côtés. Remarquons cependant que, dans cette fonction, la clavicule elle-même est aussi soutenue par les muscles qui s'y attachent en haut; sans cela, pressée fortement contre la première côte, elle comprimerait les vaisseaux et les nerfs axillaires. 2°. Placée entre l'omoplate et le sternum, elle forme une espèce d'arc-boutant dont l'existence est nécessaire à divers mouvemens, à celui, par exemple, par lequel nous portons la main à la bouche, et en général à tous ceux qui dirigent le membre en dedans, en lui faisant décrire un arc de cercle. Par lui, les mouvemens simples sont favorisés; il assure la circumduction du bras, en éloignant celui-ci du tronc : aussi les animaux non-claviculés ne jouissent-ils pas de la plupart de ces mouvemens. De même, une personne qui a la clavicule fracturée ne peut porter la main à la bouche : c'est la tête qui va pour ainsi dire à la rencontre de l'objet qu'on veut avaler. La circumduction du bras est entièrement empêchée par cet accident. Chez la femme, où cette espèce d'arc-boutant a plus d'étendue proportionnelle, le bras ayant à décrire un arc de cercle plus grand dans ses mouvemens en devant, imprime à toute la partie supérieure du tronc une espèce de rotation, remarquable dans la projection d'une pierre, ou dans tout autre mouvement analogue, etc.

L'omoplate, outre qu'elle est un des abris postérieurs du thorax, et qu'elle sert d'insertion à la plupart des muscles de l'épaule, fonctions pour lesquelles elle est très-bien conformée, a de plus l'usage principal de servir de point d'appui aux mouvemens du bras, à peu près comme nous verrons l'os iliaque remplir cet usage relativement au fémur. Il y a cependant cette différence entre elle et cet os, qu'elle accompagne tous les mouvemens de l'humérus en devant et en arrière; mais quand cet os se porte en dehors, ou qu'il se rapproche du tronc, l'omoplate est presque immobile.

Ce mouvement de l'omoplate qui accompagne ceux de l'humérus en devant ou en arrière, a lieu en vertu d'une espèce de rotation dont l'axe traverserait la partie moyenne du premier, et qui se fait aussi en avant ou en arrière. Dans le premier cas, l'angle inférieur de l'omoplate est porté en dehors, en même temps qu'il s'élève un peu; le postérieur, au contraire, s'abaisse et se rapproche de la colonne

vertébrale. Dans le second cas, il y a des phénomènes opposés : l'angle inférieur se rapproche de
l'épine, tandis que le postérieur s'en éloigne. Au
reste, si elle n'est pas tout-à-fait étrangère à ces deux
mouvemens, la clavicule au moins n'y a que très-peu
de part : ils se passent principalement dans l'articu-
culation scapulo-claviculaire. Cet os, presque immobile, est alors comme le point d'appui; l'omoplate
tourne à son extrémité, et les deux surfaces articulaires glissent l'une sur l'autre; la synoviale et les
deux ligamens supérieur et inférieur sont ou tendus
ou relâchés suivant l'un ou l'autre mouvement. Ces
liens ne seraient pas capables de prévenir le déplacement dans un effort très-violent : c'est alors le
puissant ligament coraco-claviculaire qui remplit
spécialement cet usage, en se tendant dans l'une ou
l'autre de ses portions, suivant le sens où se porte
l'omoplate. Au reste, comme un effort un peu considérable imprime une secousse à la totalité de l'é-
paule, celle-ci cède, et le déplacement ne peut être
produit; il faudrait, pour qu'il eût lieu dans cette
rotation, que la clavicule fût complètement immobile, pendant que l'omoplate serait forcée dans son
mouvement.

§ II. *Mécanisme commun des Os de l'Épaule.*

Le mécanisme général de l'épaule a rapport aux
différens mouvemens de totalité qu'elle exécute et
qui sont d'élévation, d'abaissement, en avant, en
arrière, et de circumduction. Quoique tous, si on en
excepte le dernier, se passent principalement dans

l'articulation sterno-claviculaire, cependant c'est l'omoplate qui reçoit la première impulsion, la clavicule ne fait que suivre les mouvemens de cet os. Voici quels sont les phénomènes que présentent ces divers mouvemens, dans lesquels l'épaule représente un levier angulaire dont les deux branches n'ont pas alors une très-grande mobilité l'une sur l'autre.

1°. Dans l'élévation, l'omoplate se porte en haut par un mouvément un peu oblique qui la dirige en même temps en avant. Entre la clavicule et la première côte se forme un espace triangulaire; le creux de l'aisselle est agrandi; l'extrémité sternale de la clavicule, par l'élévation de la scapulaire, s'enfonce de plus en plus dans sa cavité articulaire; le ligament costo-claviculaire fortement tendu s'oppose à la luxation, que l'enfoncement de l'extrémité de l'os dans sa cavité rend d'ailleurs impossible dans cette sorte de mouvement. Alors le ligament interclaviculaire est relâché; l'antérieur et le postérieur restent dans le même état; l'articulation scapulo-claviculaire éprouve peu de changement; seulement l'angle des deux os devient plus aigu et plus saillant.

2°. L'abaissement offre des phénomènes inverses. Le retour de l'omoplate à sa position naturelle a lieu de telle manière, que cet os en descendant revient un peu en arrière, et rétrécit le creux de l'aisselle. L'espace disparaît entre la première côte et la clavicule qui s'appuie sur elle, au point même, si ce mouvement est un peu fort, de comprimer assez l'artère axillaire pour déterminer un engourdissement du membre. L'extrémité sternale de la clavicule tend à sortir en haut de la cavité sternale; mais

la première côte s'oppose à ce que le mouvement
soit assez considérable pour produire la luxation,
qu'empêche aussi le ligament inter - claviculaire,
qui serait rompu par elle; le costo-claviculaire est
relâché ; l'antérieur et le postérieur restent les
mêmes; l'angle de l'articulation scapulo - claviculaire devient moins aigu et presque droit.

3°. Dans le mouvement en avant, l'omoplate s'é-
loigne, par un mouvement horizontal; de la colonne
vertébrale; la clavicule s'écarte de la première côte,
en formant un espace triangulaire horizontal; au
lieu que celui né de l'élévation se trouve dans un
plan perpendiculaire. Le ligament inter-claviculaire
est un peu tendu; le postérieur l'est davantage, l'antérieur se trouvant relâché. L'extrémité sternale de
la clavicule tend à se luxer en arrière : mais comme
le mouvement qui nous occupe est assez borné, et
qu'il est rare que, pendant l'action des corps extérieurs sur l'épaule, celle-ci se trouve dirigée dans
ce sens, et que d'ailleurs ces corps eux-mêmes tendent rarement aussi à l'y porter, rien n'est moins
fréquent que cette espèce de déplacement, dont quelques auteurs rapportent cependant des exemples, et
où la trachée-artère pourrait être comprimée.

4°. Dans le mouvement en arrière, le bord vertébral de l'omoplate se rapproche de la colonne vertébrale; l'extrémité scapulaire de la clavicule se porte
en arrière, tandis que la sternale distend le ligament
antérieur de son articulation, et peut, si un coup
violent pousse l'épaule en arrière, abandonner sa
cavité pour se placer au-devant du sternum; c'est
même là le mode le plus fréquent de luxation,

qu'une difficulté très-grande à être maintenue caractérise spécialement alors. Le ligament inter-claviculaire est un peu tendu dans ce mouvement ; le
postérieur est relâché. L'articulation scapulo-claviculaire reste à peu près dans le même état; ses ligamens n'éprouvent aucune tension, phénomène que
le mouvement précédent nous présente aussi ; dans
l'impulsion horizontale communiquée à l'épaule en
totalité, on conçoit en effet que le rapport des deux
os doit peu varier.

Outre ces mouvemens principaux en quatre sens
opposés, l'épaule peut en exécuter d'intermédiaires;
elle peut se mouvoir en haut et en devant, en haut
et en arrière, en bas et en devant, en bas et en arrière, etc., etc. Les phénomènes participent alors à
ceux des mouvemens primitifs auxquels ceux-là
sont intermédiaires.

5°. La succession simultanée de tous les mouvemens simples dont nous venons de parler, et de tous
ceux qu'on peut concevoir dans la direction de leurs
diverses diagonales, donne lieu à la *circumduction*,
mouvement dans lequel la clavicule décrit un cône
dont le sommet est à son extrémité sternale, et dont
la base est tracée par son extrémité opposée.

Il est inutile de revenir sur les divers états des articulations, des ligamens et des os dans ce mouvement, qui n'est que l'assemblage des précédens, et
qui nous présente par conséquent en même temps
tous les phénomènes que les autres nous offrent en
des temps isolés. Il est inutile aussi d'observer que
ce mouvement diffère essentiellement de la rotation
de l'omoplate, dont nous avons parlé plus haut.

DES MEMBRES SUPÉRIEURS.

ARTICLE PREMIER.

CONSIDÉRATIONS GÉNÉRALES SUR LES MEMBRES SUPÉRIEURS.

Les *membres supérieurs*, étrangers chez l'homme à la station et à la progression, destinés seulement à saisir les corps environnans, à les repousser, etc., présentent des différences essentielles lorsqu'on les compare aux inférieurs, où tout se rapporte aux premières fonctions. Quelques considérations sur lesquelles nous reviendrons encore dans la suite, feront facilement sentir ces différences.

1°. La première de ces différences est celle qui naît de la position relative des membres supérieurs et des inférieurs. En effet, l'articulation des premiers avec l'épaule se fait plus en arrière que celle des seconds avec le bassin. Il suffit, pour s'en convaincre, d'observer la direction de la ligne étendue, chez l'adulte, d'une des cavités glénoïdes à la cotyloïde du même côté. Cette ligne est très-oblique de haut en bas et d'arrière en avant, parce que le plan sur lequel est la première cavité est bien postérieur à celui sur lequel se trouve la seconde. On sent l'avantage d'une semblable disposition dans les membres supérieurs, dont les mouvemens principaux se faisant en devant, peuvent être beaucoup plus étendus que si la cavité glénoïde, qui est le centre de ces mouvemens, avait été plus rapprochée de la partie antérieure du tronc, auquel ils communiquent une impulsion qui serait capable souvent, sans cette disposition, d'entraîner trop en avant le centre de gravité, et de déterminer la chute.

Outre la différence des membres, sous le rapport des deux plans sur lesquels ils sont situés, il en est une autre relative à l'espace qui les sépare, en haut et en bas, de ceux du côté opposé. Si, pour juger de cet espace, on prenait l'intervalle des cavités glénoïdes d'une part et celui des cotyloïdes de l'autre part, on serait conduit à trouver entre eux une grande différence. En effet, les clavicules, plus larges, écartent bien plus les premières que les pubis ne séparent les secondes. Mais remarquons que, dans les membres inférieurs, le col du fémur, en éloignant l'axe de l'os de la cavité cotyloïde, l'écarte de celui du côté opposé. Cet écartement, qui se mesure par la distance des deux trochanters, compense celui qui existe entre les deux extrémités scapulaires des humérus.

2°. En comparant la longueur de l'humérus à celle du fémur, celle de l'avant-bras à celle de la jambe, on observe une prédominance considérable des membres inférieurs sur les supérieurs, par rapport à leur étendue. Mais ceux-ci reçoivent de la main qui les termine, et dont la plus grande dimension suit l'axe de l'avant-bras, une augmentation bien plus grande que celle que les inférieurs empruntent de l'épaisseur seule du pied, qui s'articule avec eux à angle droit; en sorte qu'il n'y a qu'une très-légère différence entre l'étendue des membres supérieurs et celle des inférieurs. Au reste, la longueur des premiers est telle que, dans leur situation perpendiculaire, l'extrémité des doigts correspond un peu au-dessous des trochanters. Il peut bien y avoir à cet égard quelques variétés; mais rarement elles portent sur les deux membres à la fois, et elles dépendent presque toujours alors de quelque vice de conformation. L'inégalité de longueur d'un membre isolé est plus commune : elle dépend des fractures, des luxations mal réduites, etc., et d'autres causes accidentelles, plus rarement d'un vice de naissance. Au reste, cette disproportion entraîne moins d'inconvéniens ici qu'aux membres inférieurs, où la claudication en est l'inévitable résultat.

3°. Les membres supérieurs, dans leur situation ordinaire, sont à peu près parallèles, tandis que les inférieurs, très-distans l'un de l'autre en haut, se rapprochent en bas d'une manière remarquable. Cette différence tient à la poitrine et à l'abdomen, qui écartent les premiers, tandis que rien ne sépare les seconds.

4°. Le volume différent de toutes les parties constituantes des membres supérieurs et des inférieurs, indique manifestement la différence de leurs usages. Si l'on compare l'humérus au fémur, l'avant-bras à la jambe, on voit que ce qui appartient aux membres inférieurs est plus gros, plus épais, plus solide, et plus favorablement disposé par conséquent pour être le soutien du tronc : les surfaces articulaires, plus larges, plus prononcées, assurent un rapport plus exact entre les diverses parties de ces membres. Au contraire, dans les supérieurs, le peu de volume des os, l'étroitesse des surfaces articulaires, sont arrangés pour la mobilité, qui est leur attribut principal. La main, comparée au pied, nous offre des différences aussi générales et aussi tranchées sous ce double rapport. Tout ce qui, dans la première, est destiné à la solidité, comme le carpe, le métacarpe, est moins prononcé, a moins de volume que les parties correspondantes du pied, où le métatarse, et principalement le tarse, sur lesquels repose en dernier résultat tout le poids du tronc dans la station, sont remarquables, l'un par sa longueur, l'autre par le volume et la grosseur des os qui le composent. Au contraire, les phalanges, qui, dans la main, sont les principaux agens de la préhension des corps, ont plus de longueur, plus de volume que dans le pied, où elles ne sont pas essentielles à la progression ni à la station. Le pied et la main sont donc disposés en sens inverse : c'est la partie postérieure de l'une qui est la plus importante, la plus longue, la plus développée; c'est la partie antérieure de l'autre qui joue le rôle principal, qui prédomine.

ARTICLE DEUXIÈME.

DES OS DES MEMBRES SUPÉRIEURS EN PARTICULIER.

CES os sont divisés comme les membres, savoir, en ceux du bras, de l'avant bras et de la main. Un seul se trouve au bras; deux occupent l'avant-bras;

vingt-sept se trouvent à la main, et y sont divisés en trois ordres, le carpe, le métacarpe et les phalanges.

§ Ier. *De l'Os du bras, ou de l'Humérus.*

Os long, irrégulier, tordu sur lui-même un peu au-dessous de son milieu, divisé en extrémités scapulaire et antibrachiale, et en corps.

Extrémité scapulaire. Elle est supérieure et formée par trois éminences. L'interne, ou la *tête*, presque demi-sphérique, cartilagineuse, articulée avec l'omoplate, est supportée par un *col* très-court, épais, dont l'axe, oblique à celui de l'os, forme avec lui un angle obtus plus prononcé en bas qu'en haut. Des deux autres, appelées *tubérosités* et situées en dehors, l'antérieure, plus petite, est l'insertion du sous-scapulaire; la postérieure, plus grosse, offre trois facettes assez distinctes, où se fixent les sus-épineux, sous-épineux et petit rond. Entre ces deux tubérosités se voit le commencement de la coulisse bicipitale.

Extrémité antibrachiale. Elle est aplatie, un peu recourbée en devant, et à sa plus grande étendue transversale. 1°. En dedans, elle présente une tubérosité très-prononcée, pour l'insertion du ligament interne de l'articulation, et d'un tendon commun à la plupart des muscles antérieurs de l'avant-bras. 2°. En dehors est une autre tubérosité plus petite, où se fixent le ligament externe et un tendon commun à divers muscles de la région postérieure. 3°. En bas, et entre ces deux tubérosités, s'observent diverses éminences et enfoncemens formant une

surface articulaire continue, et qui, examinés du
côté radial au cubital, sont la *petite tête*, éminence
arrondie que reçoit une cavité du radius; une coulisse correspondant au rebord de celle-ci; une crête
demi-circulaire, logée dans l'intervalle du cubitus
et du radius; une coulisse très-étendue, plus large
en arrière qu'en devant, contournée obliquement,
et recevant la saillie de la grande cavité sigmoïde;
une éminence très-marquée, en forme de poulie,
reçue dans la partie interne de cette cavité, et descendant plus bas que la petite tête, d'où naît l'obliquité de l'humérus lorsqu'on le fixe par cette extrémité sur un plan horizontal. 4°. En devant est une
cavité superficielle, qui, dans la flexion de l'avant-
bras, reçoit l'apophyse coronoïde. 5°. En arrière, une
autre plus profonde, nommé *cavité olécrânienne*,
loge, dans l'extension de l'avant-bras, l'apophyse
olécrâne.

Corps. Il a une figure irrégulièrement prismatique, arrondie en haut, aplatie en bas. On y voit trois
lignes saillantes. 1°. L'interne, étendue de la petite
tubérosité supérieure à la grosse tubérosité inférieure, peu marquée en haut, où se fixent d'abord
les tendons des grand dorsal et grand rond, puis le
triceps, est plus prononcée en bas, où s'insère une
aponévrose inter-musculaire. 2°. L'externe, dirigée
obliquement de la partie postérieure du col à la
petite tubérosité inférieure, recouverte en haut par
le triceps, obliquement déprimée au milieu par la
torsion de l'os, devient très-saillante en bas, où
s'implantent une aponévrose inter-musculaire et le
long supinateur. 3°. L'antérieure, se portant oblique-

ment de la grosse tubérosité supérieure au-devant de l'extrémité antibrachiale, donne attache au grand pectoral en haut, dans le milieu au deltoïde, en bas au brachial.

Ces trois lignes bornent trois surfaces longitudinales et de largeur différente. 1°. L'interne offre, en haut, la *gouttière bicipitale*, cartilagineuse, recouverte d'une membrane synoviale, formée d'abord par les deux tubérosités supérieures, puis par les lignes qui en partent, logeant le tendon du biceps. Au milieu de cette face interne se trouvent le trou médullaire et l'insertion du coraco-brachial. 2° L'externe, recouverte en bas par ce dernier muscle qui s'y attache aussi, en haut par le deltoïde, présente au milieu, d'abord une éminence raboteuse pour l'attache de ce muscle, puis un enfoncement oblique que traverse le nerf radial. 3°. La postérieure, étroite, arrondie en haut et au milieu, où s'implante le triceps, est large et aplatie en bas, où elle ne lui est que contiguë.

L'humérus, celluleux à ses extrémités, est compacte dans son corps. Trois points osseux lui donnent naissance, un pour le centre, et deux pour les extrémités (1).

---

(1) C'est par sept ou huit points d'ossification que se développe l'humérus : il y en a un pour le corps, un pour la tête, un pour chaque tubérosité de l'extrémité supérieure, un pour chaque tubérosité et pour la poulie de l'extrémité antibrachiale, et le plus ordinairement un pour la petite tête.

(*Note ajoutée.*)

§ II. Des Os de l'Avant-Bras.

a. Du Radius.

Os long, irrégulier, placé au côté externe de l'avant-bras, dans une direction presque verticale, un peu plus court que le cubitus, moins gros en haut qu'en bas, légèrement courbé au milieu, divisé en extrémités humérale et carpienne, et en corps.

Extrémité humérale. Elle comprend, 1° la *tête* de l'os, où se voit en haut une cavité circulaire, cartilagineuse, articulée avec la petite tête de l'humérus, et dont la circonférence, également cartilagineuse, est contiguë en dedans, où elle est plus large, au cubitus, et au ligament annulaire dans le reste de son étendue; 2° le *col*, portion de l'os arrondie, assez longue, un peu courbée en dehors, et qui supporte la tête; 3° la *tubérosité-bicipitale*, raboteuse, saillante, placée en dedans et au dessous du col, donnant insertion au biceps, dont la sépare d'abord une petite bourse synoviale.

Extrémité carpienne. Plus volumineuse que la précédente, elle offre, 1° en bas, une surface articulaire, traversée par une ligne saillante, et où sont reçus le scaphoïde et le semi-lunaire; 2° en devant, des inégalités pour des insertions ligamenteuses; 3° en arrière, deux coulisses, dont l'interne, plus large, reçoit les tendons de l'extenseur commun des doigts et de l'extenseur propre de l'indicateur, l'externe celui du long extenseur propre du pouce; 4° en dehors, deux autres coulisses, l'antérieure pour

les tendons des grand abducteur et court extenseur
du pouce, la postérieure / pour ceux des radiaux
externes; puis l'*apophyse styloïde*, éminence verticale, triangulaire, à l'extrémité de laquelle s'implante le ligament externe de l'articulation; 5° en
dedans une cavité oblongue, cartilagineuse, recevant l'extrémité correspondante du cubitus.

Corps. Il est plus mince en haut qu'en bas. On
y remarque trois lignes saillantes longitudinales.
1°. L'interne, très-marquée, étendue de la·tubéro-
sité bicipitale à la petite cavité articulaire inférieure,
donne insertion au ligament interosseux. 2°. L'antérieure, moins marquée, se dirige obliquement du
devant de la même tubérosité à l'apophyse styloïde, et
donne attache au fléchisseur sublime, puis au carré
pronateur, tout-à-fait en bas au long supinateur.
3°. La postérieure, encore moins saillante, naît insensiblement derrière le col, et se prolonge jusque
derrière l'extrémité carpienne, où elle isole deux
coulisses.

Ces trois lignes séparent autant de surfaces longitudinales. 1°. L'antérieure, s'élargissant de haut
en bas, présente vers son milieu l'orifice du conduit médullaire, en haut et au milieu l'insertion du
long fléchisseur du pouce, en bas celle du carré
pronateur. 2°. La postérieure, de même forme que
la précédente, examinée successivement de sa partie
supérieure à l'inférieure, correspond au court supinateur, aux extenseurs et grand abducteur du
pouce, qui s'y implantent, aux extenseur commun
des doigts, extenseur propre de l'index, et grand
extenseur du pouce, qui la recouvrent seulement.

3°. L'externe, arrondie, est en rapport, en haut avec le court supinateur, au milieu avec le rond pronateur, auxquels elle donne insertion; en bas avec les radiaux externes qui ne font qu'y glisser.

Le radius est un peu moins celluleux à ses extrémités que les autres os longs, et presque tout compacte à sa partie moyenne, qui est pourvue d'un canal médullaire étroit. Trois points d'ossification lui donnent naissance : l'un appartient au corps, les deux autres à chacune des extrémités, qui restent long-temps épiphyses avant de s'unir au corps de l'os.

b. *Du Cubitus.*

Os long, irrégulier, placé à la partie interne de l'avant-bras, un peu plus long que le radius, plus épais en haut qu'en bas, presque droit, divisé en extrémités humérale et carpienne, et en corps.

Extrémité humérale. Elle présente deux éminences considérables : 1° l'une, appelée *olécrâne*, postérieure, très-saillante, recourbée, est inégale en haut où elle donne attache au triceps, concave et cartilagineuse en devant où elle concourt à la grande cavité sigmoïde, sous-cutanée en arrière; 2° l'autre, nommée *apophyse coronoïde*, placée au devant de la première, moins haute qu'elle, correspond en haut à la cavité ci-dessus, donne en bas insertion au brachial antérieur, en dedans fournit quelques attaches au rond pronateur, au fléchisseur sublime, et au ligament interne de l'articulation huméro-cubitale, et s'articule en dehors avec le radius, au moyen de la *petite cavité sigmoïde.* Celle-ci, trans-

versale, ovalaire, cartilagineuse, se continue en haut
avec la *grande cavité* du même nom. Cette dernière
cavité, profonde, dirigée en devant, bornée par les
deux apophyses ci-dessus, convexe transversalement, cartilagineuse, traversée par une ligne saill-
lante qui la divise inégalement, s'articule avec l'extrémité antibrachiale de l'humérus.

Extrémité carpienne. Elle est très-petite et présente, 1° en dedans, l'*apophyse styloïde*, éminence
verticale, grêle, arrondie, dont l'extrémité sert d'attache au ligament interne de l'articulation radio-
carpienne; 2° en dehors, une autre éminence arrondie, plus large, moins saillante, articulaire, laquelle correspond en bas au fibro-cartilage de l'articulation, est séparée de l'apophyse styloïde par un
enfoncement où s'insère ce fibro-cartilage, et se
continue avec une autre surface articulaire qui se
joint à l'extrémité carpienne du radius; 3° en arrière,
une petite gouttière longitudinale pour le tendon du
cubital postérieur.

Corps. Il est légèrement courbé en devant, et
plus gros en haut qu'en bas. On y voit trois lignes
saillantes. 1°. L'externe, très-prononcée au milieu,
étendue de la petite cavité sigmoïde à l'éminence
externe de l'extrémité carpienne, donne insertion
au ligament interosseux. 2°. L'antérieure, plus
mousse, destinée, en haut et au milieu, à l'attache
du fléchisseur profond, et en bas, à celle du carré
pronateur, va du côté interne de l'apophyse coronoïde au devant de la styloïde. 3°. La postérieure,
née derrière l'olécrâne, donne attache en haut à une
aponévrose, et se perd insensiblement en bas.

Des trois surfaces longitudinales que ces lignes séparent, 1° l'antérieure, large en haut, où se fixe ainsi qu'au milieu le fléchisseur sublime, est étroite en bas, où elle répond au carré pronateur ; on y voit un trou médullaire ; 2° la postérieure est divisée par une ligne perpendiculaire en deux portions, dont l'une, plus large, donne insertion à l'anconé et au cubital postérieur, et l'autre correspond de haut en bas au court supinateur, aux long et court extenseurs du pouce, à son grand abducteur et à l'extenseur de l'index : 3° l'interne, très-large en haut, est presque toute recouverte par le fléchisseur profond ; en bas, elle devient sous-cutanée, et se rétrécit beaucoup.

Compacte à sa partie moyenne, le cubitus est celluleux à ses extrémités, surtout à l'humérale. Il se forme et s'accroît par trois points, qui sont distribués à chacune de ses divisions.

§ III. *Des Os de la Main.*

a. *Du Carpe.*

Le carpe est la première partie de la main. Il résulte de l'assemblage de huit petits os d'une forme très-irrégulière et disposés sur deux rangées, l'une supérieure ou antibrachiale, l'autre inférieure ou métacarpienne.

Rangée antibrachiale.

Les os qui entrent dans sa composition sont, de

dehors en dedans, le scaphoïde, le semi-lunaire, le
pyramidal et le pisiforme. Malgré leur irrégularité,
on peut, ainsi que ceux de la seconde rangée, les
considérer dans leur conformation externe sous six
rapports, savoir : en haut, en bas, en devant, en
arrière, en dedans, et en dehors.

Du Scaphoïde. C'est le plus gros de cette rangée.
Il est allongé, convexe du côté de l'avant-bras, concave en sens opposé, et situé obliquement. Il présente en haut une surface convexe, triangulaire et
cartilagineuse pour s'unir au radius ; en bas, une
autre facette également cartilagineuse, triangulaire
et convexe, contiguë au trapèze et au trapézoïde ;
en devant, une surface étroite, allongée, à insertions
ligamenteuses, terminée inférieurement par une
saillie assez marquée ; en arrière, une rainure transversale et étroite pour de semblables insertions ; en
dehors, le point d'attache inégal du ligament externe
de l'articulation radio-carpienne ; en dedans, une
double facette cartilagineuse, articulée supérieurement, où elle est étroite, avec le semi-lunaire, et
inférieurement, où elle est large et concave, avec
le grand os.

Du Semi-lunaire. Il succède au précédent, est
moins gros, et de forme moins allongée. Il offre en
haut une surface convexe, triangulaire, articulée
avec le radius ; en bas, une facette concave, rétrécie
transversalement, unie au grand os et un peu à l'unciforme ; en devant et en arrière, des insertions ligamenteuses ; en dehors, une petite surface plane,
cartilagineuse, jointe au scaphoïde ; en dedans, une
facette analogue qui repose sur le pyramidal.

Du Pyramidal. Il est un peu moins volumineux que le précédent, en dedans et un peu au-dessous duquel il se trouve. On y remarque, en haut, une facette convexe, contiguë au fibro-cartilage de l'articulation radio-carpienne; en bas, une surface légèrement concave, dirigée obliquement, articulée avec l'unciforme; en devant et près du côté interne, une facette cartilagineuse, plane, unie au pisiforme, bornée du côté externe par des attaches ligamenteuses; en arrière, des insertions analogues, ainsi qu'en dedans, où se voit une rainure sensible; en dehors, une surface quadrilatère, plane et cartilagineuse, sur laquelle glisse le semi-lunaire.

Du Pisiforme. Il emprunte son nom de sa forme arrondie presque en tous sens. Il est le plus petit des os du carpe, et se trouve sur un plan antérieur aux trois précédens. Il présente, en arrière, une surface analogue et correspondante à celle qu'offre en devant le pyramidal; dans tout le reste de son étendue, il est garni d'inégalités qui servent aux insertions confondues du cubital antérieur en haut, de l'adducteur du petit doigt en bas, du ligament annulaire du carpe en devant.

Rangée métacarpienne.

Elle se compose également de quatre os, qui sont, de dehors en dedans, le trapèze, le trapézoïde, le grand os, et l'unciforme.

Du Trapèze. Sa situation est oblique; il dépasse un peu en avant le niveau des autres os. On y remarque, en haut, une facette concave unie au scaphoïde; en bas, une facette plus étendue, convexe et concave en sens opposé, qui s'articule avec le premier os du métacarpe; en devant, une petite gouttière que traverse le tendon du radial antérieur, et qui borne une éminence pyramidale pour l'insertion du ligament annulaire; en arrière et en dehors, des insertions ligamenteuses; en dedans, une facette articulaire large et concave pour le trapézoïde, et une autre étroite et plane pour le second os du métacarpe.

Du Trapézoïde. Il est plus petit que le précédent, plus étendu d'arrière en avant que dans tout autre sens, et offre en haut une facette très-étroite, unie au scaphoïde; en bas, une autre facette traversée par une ligne saillante, et articulée avec le second os métacarpien; en devant, où il est large, et en arrière, où il se rétrécit, des inégalités pour l'attache de ligamens; en dehors, une surface légèrement convexe, articulaire, jointe au trapèze; en dedans, une petite facette plane, contiguë au grand os, et bornée postérieurement par des insertions ligamenteuses.

Du grand Os. C'est le plus considérable de ceux de cette rangée, et même de la précédente. Il est plus long que large, épais et quadrilatère dans sa partie inférieure, arrondi dans la supérieure. On y observe, en haut, une tête arrondie, cartilagineuse, soutenue par une sorte de col, et reçue dans une concavité résultant du scaphoïde et du semi-lunaire; en bas, une triple facette articulaire, dont la portion moyenne, qui a le plus d'étendue, s'unit au troisième os du métarcarpe, tandis que les latérales, bien plus étroites, sont contiguës au second et au quatrième; en devant, où il est étroit, et en arrière, où il offre une surface large et convexe, des attaches ligamenteuses; en dehors, une facette plane; jointe au trapézoïde; en dedans, une surface plus considérable, articulée avec l'unciforme, et bornée par quelques impressions ligamenteuses.

De l'Unciforme. Il est, après le précédent, le plus gros de ceux de cette rangée, qu'il termine en dedans; sa forme est à peu près celle d'un coin. On y observe, en haut, un angle mousse contigu au semi-lunaire; en bas, une double facette pour le quatrième et le cinquième os métacarpien; en arrière, une surface large, triangulaire, à insertions ligamenteuses; en devant, des insertions analogues supérieurement, et de plus, inférieurement, une éminence considérable, recourbée sur elle-même, servant à l'attache du ligament annulaire; en dehors, une surface qui s'articule en partie avec le grand os, et dont une partie présente des insertions ligamenteuses; en dedans, une facette oblique, unie au pyramidal; et tout-à-fait en bas, de semblables insertions.

Les os du carpe ont une structure commune : très-légèrement compactes au dehors, ils sont presque entièrement spongieux.

Un seul point d'ossification leur donne naissance: quelquefois j'en ai vu deux à l'unciforme, l'un pour son corps, l'autre pour son apophyse.

b. *Du Métacarpe.*

C'est la seconde partie de la main. Il est formé

par la réunion de cinq os désignés par les noms nu-
mériques, en commençant du côté radial. Ces os
sont parallèlement placés les uns à côté des autres,
et presque sur le même plan, excepté le premier, qui
est sur un plan plus antérieur, et qui change d'ailleurs de position dans ses mouvemens divers. Leur
grandeur varie : le premier est beaucoup plus court
et plus gros que les suivans, dont la longueur va en
diminuant du deuxième au cinquième. Tous sont
légèrement concaves en avant, plus volumineux à
leurs extrémités qu'à leurs corps, terminés en bas
par une tête arrondie, en haut par une éminence
inégale. Chacun est divisé en extrémités carpienne
et phalangienne, et en corps.

   Extrémité carpienne. Elle offre dans chacun des
différences essentielles. On y voit :

   Dans le premier, une surface convexe et concave
en sens opposé, articulée avec le trapèze, et dont
la circonférence offre, en dehors, l'insertion du grand
abducteur du pouce;

   Dans le deuxième, une surface concave, recevant
celle du trapézoïde, et bornée, en dehors par une
facette articulée avec le trapèze, en dedans par une
double facette unie au grand os et à l'os du métacarpe suivant, en devant par l'insertion du radial antérieur, en arrière par celle du premier radial externe;

   Dans le troisième, une face presque plane qui se
joint avec le grand os, et autour de laquelle s'observent, en devant, des insertions ligamenteuses;
en arrière, celle du deuxième radial externe; en dehors, une facette pratiquée en partie sur une petite
saillie pyramidale, et articulée avec l'os précédent;

en dedans deux facettes séparées par un enfoncement, et qui se joignent à l'os suivant;

Dans le quatrième, deux surfaces articulaires, correspondant au grand os et au crochu, et ayant pour
limites, en devant et en arrière, des empreintes ligamenteuses; en dehors, une double facette unie à
l'analogue du troisième os; en dedans, une facette articulée avec une semblable de l'os suivant;

Dans le cinquième, une surface concave dirigée
en dehors, contiguë à l'unciforme, et autour de laquelle se remarquent, en devant et en arrière, des
impressions ligamenteuses; en dehors, une facette
qui s'unit avec la correspondante du quatrième os;
en dedans, une légère tubérosité pour l'attache du
cubital postérieur.

Extrémité phalangienne. Elle offre, dans tous, une
surface articulaire, convexe, plus prolongée et plus
large dans le sens de la flexion que dans celui de
l'extension, destinée à s'articuler avec les phalanges,
et bornée latéralement par des insertions ligamenteuses. Le premier os offre de particulier, devant
cette extrémité, deux petites dépressions pour des
os sésamoïdes.

Corps. Il a une figure irrégulière: on peut cependant y distinguer, dans tous, une face dorsale, une
palmaire, et deux latérales.

La face dorsale, convexe dans le premier, présente,
dans le deuxième, le troisième et le quatrième, en
haut une ligne longitudinale, saillante, qui se bifurque pour former les côtés d'une surface triangulaire
plane qu'on voit en bas; dans le cinquième, une ligne saillante aussi, oblique de dedans en dehors, et

de haut en bas. Dans tous, cette face est recouverte par les tendons extenseurs.

La face palmaire est généralement étroite : elle présente dans son milieu une ligne saillante, qui sépare les insertions musculaires , et qui correspond aux tendons fléchisseurs, et en outre, dans le premier, à l'opposant et au court fléchisseur du pouce, dans le troisième, à une portion de ce dernier muscle, et à l'adducteur du même doigt.

Les faces latérales donnent insertion aux muscles interosseux adducteurs et abducteurs; excepté cependant l'externe du premier, et l'interne du dernier, qui donnent attache à l'opposant du doigt qu'ils soutiennent. Larges dans les quatre derniers os, ces faces sont rétrécies et forment même deux bords dans le premier.

Les os du métacarpe ont une structure commune: Principalement compactes à leur partie moyenne ; ils sont celluleux à leurs extrémités, et se développent par trois points, comme tous les os longs (1).

§ VI. Des Phalanges.

Elles sont irrégulières, de forme allongée, au nombre de trois pour chacun des quatre derniers

---

(1) Les os métacarpiens ne se développent que par deux points d'ossification. Dans le premier de ces os, il y a un point pour le corps et un pour son extrémité supérieure; dans les autres, il y a de même un point pour le corps, mais l'autre point est pour l'extrémité inférieure.   (Note ajoutée.)

doigts : le pouce n'en a que deux. Elles sont placées verticalement les unes au-dessous des autres, et distinguées en métacarpiennes, moyennes, et unguinales. Toutes se divisent en extrémités supérieure et inférieure, et en corps.

Phalanges métacarpiennes.

Il y en a une à chaque doigt. La troisième est la plus longue de toutes. Elles diminuent successivement de grosseur, depuis celle du pouce jusqu'à la dernière, qui est la plus mince.

Extrémité supérieure. C'est la plus volumineuse. On y voit, en haut, une facette concave, ovalaire, pour s'articuler avec l'os correspondant du métacarpe; sur chacun des côtés une empreinte ligamenteuse.

Extrémité inférieure. Elle présente, en bas, une petite surface articulée avec la phalange moyenne correspondante, traversée par une rainure qui sépare deux petits condyles prolongés un peu plus en devant, où la rainure est plus large; sur chaque côté, l'insertion des ligamens latéraux.

Corps. Légèrement courbé en avant, il y offre une gouttière longitudinale pour les tendons fléchisseurs. En arrière, il est convexe, et correspond à ceux des extenseurs. Sur chaque côté, il est côtoyé par les vaisseaux et nerfs collatéraux, et donne attache à des gaînes fibreuses.

Phalanges moyennes.

Le pouce en est dépourvu. Elles sont plus minces et plus courtes que les précédentes. Celle du doigt du milieu est la plus longue; la dernière est la plus courte et la plus grêle. L'étendue de ces phalanges est remarquable, en les comparant à leurs analogues dans le pied.

Extrémité supérieure. Elle offre, en haut, deux facettes concaves, cartilagineuses, séparées par une saillie, et qui s'articulent avec les deux petits condyles des phalanges métacarpiennes; sur chaque côté, l'insertion des ligamens latéraux.

Extrémité inférieure. Elle est en tout conforme à celle des phalanges précédentes.

Corps. Il ne diffère de celui de ces phalanges que par son peu de longueur, et par des inégalités qui se trouvent en devant et sur chaque côté pour le tendon bifurqué du fléchisseur sublime.

Phalanges unguinales.

Ce sont les plus petites. Tous les doigts en sont pourvus : parmi elles, la première et la dernière forment les extrêmes pour la grosseur.

Extrémité supérieure. Elle présente la même disposition que celle des phalanges moyennes; et de plus elle offre, en arrière, l'insertion des tendons de l'extenseur commun.

Extrémité inférieure. Elle est arrondie, très-inégale, plus aplatie, plus large que le corps, et termine les doigts.

Corps. En arrière, il est convexe et soutient l'ongle ; il donne, en devant, insertion au fléchisseur profond, et correspond, de chaque côté, aux vaisseaux et nerfs collatéraux.

Les phalanges sont presque entièrement compactes. Elles se développent ; les métacarpiennes et les moyennes par trois points, comme les os longs ; les unguinales par deux seulement pour chaque extrémité (1).

ARTICLE TROISIÈME.

DES ARTICULATIONS DES MEMBRES SUPÉRIEURS.

Les articulations sont très-multipliées dans ces membres, et par conséquent les ligamens très-nombreux, à cause de la grande quantité de mouvemens qu'ils exécutent : nous allons successivement les examiner, de la partie supérieure à l'inférieure.

§ Ier. *Articulation scapulo-humérale.*

La tête de l'humérus est reçue, pour cette articulation, dans la cavité glénoïde de l'omoplate, qui

---

(1) Les phalanges métacarpiennes et les moyennes ne se développent, comme les unguinales, que par deux points ; et, dans toutes les phalanges, l'un de ces points est pour le corps, et l'autre pour l'extrémité supérieure.

(*Note ajoutée.*)

présente moins de surface qu'elle et très-peu de profondeur, en sorte que le contact n'est point général, et qu'une partie de la tête correspond à la capsule, qui est très-lâche. Ces deux surfaces articulaires sont revêtues chacune d'une couche cartilagineuse : celle de la tête de l'humérus est plus épaisse au centre qu'à la circonférence; on observe une disposition inverse dans la cavité glénoïde. Un ligament glénoïdien, un capsulaire et une synoviale, appartiennent à cette articulation : chacun va nous occuper.

Ligament glénoïdien. C'est une espèce de bourrelet ovalaire, formé en partie par les fibres antérieures du tendon du biceps, qui se partage en deux faisceaux pour embrasser la cavité de l'un et l'autre côtés, en partie par des fibres propres, qui, partant d'un point de la circonférence de cette cavité, se terminent à un endroit plus ou moins éloigné.

Ligament capsulaire. Il est le seul lien destiné, dans cette articulation, à assurer la solidité du rapport des surfaces. C'est un sac à deux ouvertures, en forme de cône, dont le sommet, tronqué, correspond à la cavité glénoïde, et la base au col de l'humérus; la circonférence de celui-ci, ayant plus d'étendue que celle de la cavité, détermine cette forme. Ce ligament est remarquable par sa longueur, bien plus considérable qu'il ne le faut pour assurer seulement la contiguïté des surfaces; car en tirant celles-ci en sens opposé, on les écarte de près d'un pouce, disposition qui est unique dans les articulations mobiles. Il est fixé au-delà du ligament précédent, autour de la cavité glénoïde, excepté quelquefois en

dedans où ses fibres laissent entre elles un écartement que bouche la synoviale, et auquel supplée le
tendon du sous-scapulaire, comme on le voit en
soulevant celui-ci de l'omoplate vers l'humérus. Dirigé de là au col de ce dernier, il s'y termine de la
manière suivante : en bas, il s'épanouit et se prolonge sensiblement au-dessous de cette portion de
l'os; il se confond, en haut avec le tendon du sus-
épineux, en dehors avec celui du sous-épineux; il
manque en dedans, comme à son insertion supérieure, et le tendon du sous-scapulaire le remplace
dans ce sens.

Ce ligament, formé de fibres entre-croisées, a plus
d'épaisseur supérieurement que dans tout autre
sens; ce qu'il doit à un faisceau très-dense qui de
l'apophyse coracoïde se rend à sa partie supérieure,
et se confond là avec ses fibres. En haut le deltoïde
et le tendon du sus-épineux, en devant celui du
sous-scapulaire; en arrière ceux des sous-épineux et petit rond, l'entourent immédiatement et
contribuent à augmenter sa force. En bas, il est
avoisiné par la longue portion du triceps, par les
vaisseaux et nerfs axillaires. Sa surface interne est
entièrement revêtue par la synoviale.

Membrane synoviale. Elle se comporte de la manière suivante : après avoir tapissé la cavité glénoïde, elle vient revêtir la surface interne du ligament capsulaire, et à l'endroit de l'écartement des
fibres de celui-ci le tendon du sous-scapulaire, jusqu'au col de l'humérus, où elle se réfléchit pour re-
couvrir le cartilage de la tête et se confondre avec
lui. En se réfléchissant ainsi, elle envoie, au niveau

de la coulisse bicipitale, un prolongement qui, dans l'étendue d'un pouce à peu près, tapisse d'abord cette coulisse, puis revient sur le tendon du biceps en formant inférieurement un cul-de-sac qui s'oppose à l'effusion de la synovie, dans l'état naturel, et de tous les fluides qu'on y verse artificiellement. Il en résulte pour le tendon une gaîne qui se prolonge jusqu'à la cavité glénoïde, qui est mince, facile cependant à être isolée par le scalpel, surtout en bas, et qui fait que le tendon n'est point, comme on le croirait au premier abord, contenu dans l'articulation.

Ce tendon du biceps diffère de celui du sous-scapulaire, en ce que ce dernier n'est revêtu que d'un côté par la synoviale, tandis que lui en est exactement entouré.

§ II. *Articulation huméro-cubitale.*

La surface articulaire commune de l'extrémité antibrachiale de l'humérus, et chacune de celles qu'offrent les extrémités humérales du radius et du cubitus, forment deux rangées d'éminences et de cavités qui s'emboîtent réciproquement les unes dans les autres, qui sont très-serrées et revêtues de cartilages assez épais. Quoique le radius concoure à la rangée inférieure, le cubitus y a cependant la principale part : aussi il entre seul dans la dénomination de l'articulation, comme le radius servira exclusivement à dénommer celle de l'avant-bras avec le carpe.

Deux ligamens latéraux, des fibres antérieures et des postérieures, sont les liens destinés à affermir le rapport des surfaces articulaires, sur lesquelles une capsule synoviale assez étendue se déploie.

Ligament externe. C'est un faisceau allongé, arrondi, composé de fibres parallèles et serrées, presque entièrement confondu avec le tendon commun à la plupart des muscles postérieurs de l'avant-bras. Fixé supérieurement au sommet de la tubérosité externe de l'humérus, il descend, dans une direction verticale, jusqu'au ligament annulaire du radius, avec lequel il s'entrelace; il est appliqué sur la membrane synoviale de l'articulation.

Ligament interne. Il diffère un peu du précédent pour la forme; il a plus de longueur, plus de largeur, paraît plus prononcé, et se trouve composé de deux faisceaux, l'un antérieur, l'autre postérieur. Le premier, fixé en haut à la tubérosité interne de l'humérus, vient se terminer au côté correspondant de l'apophyse coronoïde. Subjacent au tendon commun de la plupart des muscles antérieurs de l'avant-bras, il entrelace en partie ses fibres avec celles de ce tendon. En dehors, la membrane synoviale le revêt; il fait même saillie dans l'articulation.

Le faisceau postérieur résulte de beaucoup de fibres rayonnées, qui, de la même tubérosité de l'humérus, vont en divergeant se perdre sur le côté interne de l'olécrâne, qui leur donne insertion; le nerf cubital passe sur elles; la synoviale les tapisse, et s'en trouve fortifiée.

Ligamens antérieur et postérieur. L'un et l'autre consistent en une bande fibreuse très-irrégulière, très-mince, souvent peu apparente, à fibres quelquefois isolées et laissant des intervalles entre elles,

placée, pour le premier, derrière le tendon du brachial antérieur, et pour le second, au-devant de
celui du triceps. Séparées toutes deux de la membrane synoviale par une couche de tissu cellulaire
graisseux très-abondant, elles résultent de fibres
parallèles obliquement dirigées de devant la tubérosité interne au ligament annulaire du radius pour
l'antérieure, de derrière la tubérosité externe à l'interne pour la postérieure.

Membrane synoviale. Pour la disséquer exactement, il faut renverser de haut en bas le tendon des
extenseurs, couper le ligament postérieur de l'articulation, et enlever le paquet graisseux subjacent.
En commençant à l'examiner en cet endroit, on la
voit s'étendre, libre de toute adhérence, de la cavité
olécrânienne qu'elle revêt, à l'apophyse olécrâne,
se prolonger dans la cavité sigmoïde, la tapisser,
ainsi que la partie supérieure du radius, descendre
entre les deux os, revêtir la partie interne du ligament annulaire, l'abandonner ensuite, et se prolonger plus bas le long du col du radius, sur lequel
elle se réfléchit ensuite en formant tout autour un
cul-de-sac qu'on aperçoit très-bien en enlevant le
court supinateur, remonter ensuite derrière les fibres antérieures de l'articulation, fibres dont la sépare un tissu cellulaire abondant, se réfléchir enfin
sur la cavité coronoïde, et se porter de là à la cavité
olécrânienne, d'où elle a été supposée partir.

§ III. *Articulations radio-cubitales.*

Le cubitus et le radius ont entre eux des rapports

immédiats en haut et en bas, par leurs extrémités
humérale et carpienne ; mais dans leur partie
moyenne, il sont distans l'un de l'autre par un espace allongé, large au milieu, et que complète un
ligament interosseux. Examinons isolément ces trois
modes d'articulation.

a. *Articulation supérieure.*

Elle résulte du contact d'une partie de la circonférence de la tête du radius avec la petite cavité
sigmoïde du cubitus, se trouve affermie par un
ligament annulaire ; et n'a d'autre membrane synoviale que le prolongement dont il a été parlé, et
qui naît de celle de l'articulation du coude.

Ligament annulaire. C'est un faisceau fort, aplati,
étroit, composé de fibres presque circulaires, et qui,
du bord antérieur de la petite cavité sigmoïde, se
porte, en se contournant sur la circonférence du col
du radius, au bord postérieur de la même cavité :
celle-ci forme à peu près le tiers d'un anneau, dont
le ligament compose les deux autres tiers et dans lequel tourne le radius. Ce ligament, recouvert par
divers muscles, se trouve séparé du radius par la
capsule synoviale de l'articulation précédente. Diverses fibres ligamenteuses de cette articulation,
celles du ligament externe en particulier, le fixent
solidement en s'y attachant en haut ; en bas, il est
libre et correspond au repli de la synoviale : seulement quelques fibres très-distinctes des siennes
par leur direction oblique naissent du cubitus en
arrière et au-dessous de lui, et viennent s'y attacher.

Sa densité est très-grande ; souvent il s'encroûte de gélatine, et devient comme cartilagineux.

b. *Articulation moyenne.*

Il n'y a pas ici rapport de surfaces articulaires : un ligament interosseux et un ligament rond servent seulement à empêcher l'écartement des deux os, et à remplir l'intervalle qu'ils laissent entre eux.

Ligament interosseux. Il se présente sous la forme d'une membrane mince, moins longue que l'espace interosseux, parce qu'elle commence seulement au-dessous de la tubérosité bicipitale. Recouvert en devant par les muscles profonds de la région antérieure de l'avant-bras, et par les vaisseaux interosseux antérieurs, en arrière par les muscles profonds de la région postérieure, ce ligament est borné en haut par le passage des vaisseaux interosseux postérieurs, et percé en bas d'une ouverture que traversent les antérieurs. Il résulte de fibres parallèles resplendissantes comme les aponévroses, écartées en divers endroits pour le passage des vaisseaux, peu apparentes en haut, où elles sont comme cellulaires, et qui, dans le reste de leur étendue, se portent très-obliquement en bas et en dedans, de la ligne saillante interne du radius à l'externe du cubitus. Quelques-unes offrent postérieurement une disposition opposée, et croisent par conséquent les premières.

Ligament rond. Nous avons dit que le ligament interosseux commence seulement au-dessous de la tubérosité bicipitale. Son absence est nécessitée, au niveau de cette apophyse, pour la facilité de la ro-

tation de celle-ci et du tendon qui s'y attache, rotation qui détermine, dans ces deux parties, une
locomotion à laquelle ne se prêterait point un organe fibreux. Mais, pour assurer l'union des os en
cet endroit, et suppléer à ce défaut de ligament interosseux, on trouve un cordon fibreux, nommé
ligament rond, étendu obliquement de l'éminence
coronoïde au bas de la tubérosité du radius, où il
vient se fixer, après avoir côtoyé, en descendant,
le tendon du biceps. Ce ligament, moins remarquable par son volume, qui est très-petit, que par
sa direction opposée à celle des fibres de l'interosseux, par sa forme arrondie, et par sa position sur
un plan antérieur à celui de ce dernier, laisse entre
lui et le radius un espace très-marqué, triangulaire,
et rempli de tissu cellulaire, pour la rotation de la
tubérosité de cet os.

c. *Articulation inférieure.*

Nous avons vu qu'en haut le radius était reçu
dans la petite cavité sigmoïde : ici c'est la tête du
cubitus qui est logée dans une surface articulaire
concave qu'offre en dedans l'extrémité carpienne du
radius. L'une et l'autre surface sont revêtues d'un
cartilage mince. Quelques fibres irrégulières, qui
sont à peine sensibles, se remarquent devant et
derrière l'articulation, qui est pourvue d'un fibro-
cartilage et d'une synoviale.

Fibro-cartilage. Il est mince, étroit, et de forme
triangulaire. Fixé à l'enfoncement qui sépare l'apophyse styloïde d'avec la surface articulaire du cubi-

tus, il se porte en dehors, s'unit dans son trajet, en devant et en arrière, avec les fibres de l'articulation radio-carpienne, et vient se terminer au bord qui sépare les deux cavités articulaires du radius. J'ai observé que souvent il n'adhère point à ce bord, mais lui tient seulement par le double repli des deux synoviales entre lesquelles il se trouve, et qui du radius passe sur ses deux surfaces, ce qui ne contribue pas peu à sa mobilité. Ces deux synoviales sont, en haut celle que nous allons décrire, en bas celle de l'articulation radio-carpienne. Formé de fibres divergentes et distinctes, ce fibro-cartilage est plus cartilagineux en haut qu'en bas. Il supplée au défaut de longueur du radius, et sépare les deux articulations.

Membrane synoviale. Elle est très-lâche, surtout en arrière et en devant, à cause de la grande étendue de la rotation du radius. Elle tapisse d'abord la partie supérieure du fibro-cartilage, se réfléchit ensuite sur la surface du radius, passe au cubitus, en formant en haut un cul-de-sac très-lâche comme on peut le voir en écartant les deux os sans le rompre, en avant et en arrière deux autres plus lâches encore que revêtent les fibres indiquées plus haut; puis elle tapisse la tête du cubitus, et revient au fibro-cartilage.

§. IV. *Articulation radio-carpienne.*

L'extrémité du radius, et le fibro-cartilage décrit plus haut, forment une cavité oblongue, transversale, qui reçoit une surface convexe, formée par le

scaphoïde, le semi-lunaire et le pyramidal. Les deux
premiers correspondent au radius, et le dernier au
fibro-cartilage, qui le sépare du cubitus. Une membrane synoviale revêt toutes ces surfaces, dont deux
ligamens latéraux, un antérieur et un postérieur,
affermissent les rapports.

Ligament interne. Il part de l'apophyse styloïde
du cubitus, descend de là au pyramidal, et s'y fixe
en envoyant un prolongement de ses fibres superficielles au ligament annulaire et au pisiforme.

Ligament externe. Implanté à l'apophyse styloïde
du radius, il vient de là se fixer au scaphoïde, en se
continuant aussi, par ses fibres antérieures, qui
sont plus longues, avec le ligament annulaire, et
en s'arrêtant même un peu au trapèze. Sa forme,
ainsi que celle du précédent, est irrégulière.

Ligament antérieur. Il est large, aplati et mince.
Fixé au-devant de l'extrémité carpienne du radius,
il se porte obliquement en dedans à la partie antérieure des scaphoïde, semi-lunaire et pyramidal,
auxquels il s'insère d'une manière assez difficile à
bien distinguer. Ses rapports sont, en devant avec
les tendons fléchisseurs, en arrière avec la synoviale.
Ses fibres, qu'on n'aperçoit bien que supérieurement, laissent souvent entre elles de petits espaces
pour le passage de vaisseaux.

Ligament postérieur. Il diffère du précédent par
sa moindre largeur, par ses fibres plus prononcées,
plus blanches; sa direction est la même. Attaché
d'une part derrière l'extrémité carpienne du radius,
de l'autre aux semi-lunaire et pyramidal, il ne se fixe
point en bas au scaphoïde, et se trouve intermé-

diaire aux tendons extenseurs et à la synoviale.
Comme cés deux ligamens sont absolument étrangers au cubitus, la rotation de cet os en est plus
facile, la synoviale supérieure déjà décrite n'étant
nullement gênée.

Membrane synoviale. Elle se déploie d'abord sur
la surface articulaire du radius. et sur le fibro-cartilage; püis elle revêt la surface interne des ligamens,
est apparente entre eux en divers endroits où leurs
fibres s'écartent, et où elle s'élève sous forme de
vésicule lorsqu'on presse fortement l'articulation;
elle se continue ensuite sur la convexité des os du
carpe, ainsi que sur le tissu intermédiaire qui les
unit, et où on la distingue très-bien.

§ V. *Articulations carpiennes.*

On peut considérer ces articulations, qui sont en
nombre proportionné à celui des os, sous un triple
rapport; savoir, dans la rangée antibrachiale, dans
la métacarpienne, dans les deux réunies.

à. *Articulations de la Rangée antibrachiale.*

Les trois premiers os de cette rangée ont un mode
articulaire analogue : ils se correspondent par des
surfaces encroûtées d'un mince cartilage, et sont
assujettis par des ligamens interosseux, dorsaux et
palmaires.

Ligamens interosseux. Ce sont deux couches peu
épaisses, fibreuses, denses et serrées, qui occupent
la partie supérieure des deux intervalles que le sca-

phoïde et le semi-lunaire d'une part, ce dernier et le pyramidal de l'autre, laissent entre eux. Revêtus par la synoviale de l'articulation radio-carpienne, dans laquelle ils sont apparens en haut, ils se trouvent bornés en bas par les surfaces articulaires des os qu'ils unissent.

Ligamens dorsaux. L'un est étendu entre le scaphoïde et le semi-lunaire, l'autre entre celui-ci et le pyramidal. Tous deux sont transverses, se continuent par quelques fibres superficielles, et se confondent en partie avec les ligamens voisins.

Ligamens palmaires. Ils ont une disposition et une direction semblables à celles des précédens; ils sont moins apparens, et adhèrent, en passant d'un os à l'autre, aux ligamens interosseux.

L'articulation du pisiforme avec le pyramidal est différente des précédentes. D'abord une petite synoviale isolée, assez lâche, revêt les deux surfaces, et tapisse, en se réfléchissant de l'une à l'autre, les parties voisines. De plus, deux faisceaux fibreux très-distincts et très-prononcés, bien antérieurs par leur position aux autres ligamens du carpe, naissent de la partie inférieure du pisiforme, et vont se rendre, l'externe à l'apophyse de l'os crochu, l'interne à la partie supérieure du dernier os métacarpien. Ils complètent de ce côté l'espèce de gouttière où glissent les tendons fléchisseurs. Les tendons du cubital antérieur en haut, de l'adducteur du petit doigt en bas, remplissent aussi, pour maintenir le pisiforme, des usages analogues à ces ligamens.

b. *Articulations de la Rangée métacarpienne.*

Les os de cette rangée, contigus les uns aux autres par leurs faces cartilagineuses latérales, sont affermis dans leurs articulations respectives par des ligamens analogues à ceux des trois premiers os de la rangée antibrachiale.

Ligamens dorsaux et *palmaires.* Il sont au nombre de trois de chaque côté du carpe, et s'étendent transversalement d'un os à l'autre; du trapèze au trapézoïde, de celui-ci au grand os, de ce dernier à l'unciforme. Ils sont formés de fibres superficielles plus longues, et de fibres profondes plus courtes. Les palmaires ne paraissent presque pas distincts des ligamens voisins.

Ligamens interosseux. Il y en a un entre l'unciforme et le grand os, au-devant des surfaces articulaires de ces os : il est composé de quelques fibres très-serrées. Un autre, moins marqué, existe entre ce dernier os et le trapézoïde. On ne voit leurs fibres qu'en les rompant, ou en les coupant, lorsqu'on écarte les os.

c. *Articulation des deux Rangées.*

Pour cette articulation, le trapèze et le trapézoïde sont contigus au scaphoïde, le grand os est reçu dans une cavité commune à ce dernier et au semi-lunaire, l'unciforme appuie sur le pyramidal. Toutes ces surfaces sont légèrement cartilagineuses. Deux ligamens latéraux, un antérieur, un postérieur, et une synoviale générale, s'observent ici.

Ligamens latéraux. Ils sont très-courts. L'externe, qui est plus apparent, composé de fibres plus nombreuses, s'étend de la partie externe du scaphoïde au trapèze; l'interne, qui est moins sensible, passe du pyramidal à l'unciforme. Ils semblent être la continuation des ligamens latéraux de l'articulation radio-carpienne.

Ligamens antérieur et postérieur. Peu sensibles au dehors, ils paraissent mieux lorsqu'on les examine dans l'intérieur de l'articulation, à travers la synoviale qui les revêt. Ils résultent d'un assemblage de fibres qui, des trois premiers os de la rangée antibrachiale du carpe, se portent en devant et en arrière à ceux de l'autre rangée où elles se terminent. Ils ont, en dehors, les mêmes rapports que ceux de l'articulation radio-carpienne, et se confondent tellement dans ce sens avec les ligamens voisins, qu'on dirait au premier coup d'œil qu'une couche générale, et nullement distincte dans ses fibres, embrasse tous les os du carpe en devant et en arrière.

Membrane synoviale. Non-seulement elle revêt les surfaces au moyen desquelles les deux rangées se réunissent, mais encore elle envoie des prolongemens, dont deux supérieurs tapissent les surfaces contiguës des trois premiers os de la rangée métacarpienne, en s'y terminant par deux petits culs-de-sac qui revêtent les ligamens interosseux de ces os, et dont trois inférieurs se déploient sur les surfaces articulaires correspondantes des quatre os de la ran-

gée métacarpienne, passent de là entre les quatre
derniers os du métacarpe et ceux du carpe, enfin
sur les facettes destinées à l'union mutuelle des premiers : entre ces facettes, elle se termine en formant
de petits culs-de-sac. Cette synoviale établit donc
une communication générale depuis le haut du carpe
jusqu'au métacarpe. Non-seulement elle revêt les surfaces articulaires, mais elle se prolonge encore en
plusieurs endroits sur les environs : par exemple, en
arrière, le col du grand os, auquel elle sert comme
de périoste, s'en trouve tout recouvert. Elle revêt, en
dedans, tous les ligamens qui attachent ensemble
ces divers os; en est en différens endroits séparée
par du tissu cellulaire, et paraît quelquefois à nu, soit
dans les intervalles de ces ligamens, soit dans les petits écartemens que présentent leurs fibres.

§ VI. Articulations carpo-métacarpiennes.

Le mode d'union des os du métacarpe avec ceux
du carpe diffère dans le premier et les suivans.

Articulation du premier Métacarpien.

Une facette obliquement inclinée, concave et
convexe en sens opposé, supporté, dans le trapèze,
l'extrémité cartilagineuse du premier métacarpien,
et s'y trouve unie par une capsule et une synoviale.
Ligament capsulaire. Né autour de la surface articulaire du trapèze; il se porte de là à l'extrémité de
l'os du métacarpe, sert à unir ces deux os, et favorise les mouvemens que le second exécute en tous

sens sur le premier. Ses fibres sont longitudinales, plus marquées en dehors et en arrière que dans les autres sens : elles laissent entre elles de petits écartemens.

Membrane synoviale. Elle se déploie sur l'une et l'autre surfaces articulaires, revêt l'intérieur du ligament capsulaire, et s'élève quelquefois en petites vésicules dans les écartemens de celui-ci, lorsqu'on presse brusquement et avec force les deux os l'un contre l'autre.

Articulation des quatre derniers Métacarpiens.

Une triple facette articulaire unit le second os métacarpien au trapèze, au trapézoïde et au grand os. Celui-ci est le seul avec lequel s'articule le troisième; le quatrième se joint au grand os et au crochu; le cinquième à ce dernier seulement. Un prolongement de la membrane synoviale générale du carpe revêt, comme nous l'avons dit, ces surfaces articulaires, qui sont maintenues par des ligamens dorsaux et palmaires.

Ligamens dorsaux. Ils descendent obliquement ou perpendiculairement de la rangée métacarpienne aux quatre derniers os du métacarpe. Le second en reçoit deux, l'un du trapèze; l'autre du trapézoïde; le troisième n'en a qu'un, qui vient du grand os; cet os et l'unciforme en envoient chacun un au quatrième; le cinquième n'est retenu que par un descendant de l'unciforme. Tous ces petits faisceaux sont aplatis, minces, et laissent entre eux des écartemens pour des vaisseaux.

Ligamens palmaires. Ils ont une disposition analogue à celle des précédens; ils naissent et se terminent de même, mais sont moins distincts, plus confondus avec les ligamens voisins, excepté un qui vient du trapèze pour aller au troisième os métacarpien, et que recouvre le tendon du radial antérieur, lequel fait en partie fonction de ces ligamens pour le second os.

§ VII. *Articulations métacarpiennes.*

Le premier os du métacarpe est isolé des autres; mais les quatre derniers sont contigus par de petites facettes, sur lesquelles se déploie la synoviale générale du carpe, excepté sur la facette antérieure du troisième et du quatrième, pour laquelle il y a une petite poche isolée. Ces quatre os sont unis entre eux par des ligamens dorsaux et palmaires : les premiers n'existent qu'à l'extrémité carpienne des os du métacarpe; les seconds se voient et à cette extrémité et à la phalangienne.

Ligamens dorsaux. Ils sont au nombre de trois, affectant une disposition transversale. Ils sont distincts les uns des autres, et se trouvent entre le second et le troisième, entre celui-ci et le quatrième, entre ce dernier et le cinquième.

Ligamens palmaires supérieurs. Ils sont disposés comme les précédens, et en nombre égal, passent d'un os à l'autre, et envoient même entre eux des prolongemens qui forment au-dessous des culs-de-sac de la synoviale des espèces de ligamens interosseux. Ils sont moins distincts les uns des autres que les dorsaux, parce que leurs fibres superficielles, plus longues, se confondent ensemble.

Ligament palmaire inférieur. C'est une bandelette fibreuse transversale, tendue au-devant de l'extrémité phalangienne des quatre derniers os métacarpiens, recouverte par les tendons fléchisseurs, recouvrant les interosseux, se continuant, au niveau de chaque articulation métacarpo-phalangienne, avec son ligament antérieur, résultant de fibres superficielles plus longues, qui embrassent les quatre os, et de profondes plus courtes, qui vont immédiatement de l'un à l'autre.

§ VIII. *Articulations métacarpo-phalangiennes.*

L'extrémité cartilagineuse et convexe de chaque os métacarpien est reçue, pour cette articulation, dans l'extrémité correspondante, concave et cartilagineuse aussi, de chaque première phalange. Un ligament antérieur, deux latéraux, sont les liens articulaires; une synoviale revêt les surfaces.

Ligament antérieur. C'est une espèce de demi-anneau fibreux, qui embrasse la partie antérieure de l'articulation. Il s'attache de l'un et de l'autre côtés à l'os du métacarpe, au-devant de chaque ligament latéral, descend un peu, et revêt la partie antérieure de la synoviale. Tout-à-fait en devant, il emprunte beaucoup de fibres de la gaîne des tendons fléchisseurs; en sorte qu'il est formé en cet endroit de deux plans : l'un appartient à cette gaîne, se continue avec elle, offre par conséquent une concavité antérieure, et se voit en ouvrant cette gaîne, où il garantit l'articulation de l'impression du tendon ; l'autre, venant de l'os métacarpien, continu en arrière aux ligamens latéraux, forme le demi-anneau à concavité postérieure, et se distingue en ouvrant l'articulation, où ses origines et son trajet paraissent très-bien à travers la synoviale. Aucun auteur n'a parlé de ce ligament, qui est intermédiaire à cette synoviale et à celle de la coulisse tendineuse. Au pouce, il se développe, de chaque côté, dans son épaisseur, un petit os sésamoïde, qui favorise le glissement du long fléchisseur, et qui laisse entre lui et son semblable un espace fibreux plus ou moins grand.

Ligamens latéraux. Nés des parties latérales de l'extrémité de chaque os métacarpien, derrière le précédent, et même conjointement avec lui, ils descendent un peu obliquement en avant, et viennent se fixer sur les côtés de l'extrémité de la phalange correspondante. Leurs fibres, très-nombreuses, parallèles, forment deux faisceaux, forts, très-distincts, arrondis, et qui, côtoyés par des vaisseaux et des nerfs en dehors, sont revêtus en dedans par la synoviale.

Membrane synoviale. Voici son trajet : elle est libre et très-lâche derrière le tendon extenseur, où on la voit en renversant en bas celui-ci, qu'elle tapisse dans une certaine étendue; elle descend de là sur la surface phalangienne, qu'elle revêt, ainsi que les ligamens latéraux, remonte, en passant sur le ligament antérieur, à la surface de l'os du métacarpe; mais avant d'y arriver, elle se déploie dans un petit espace sur la face antérieure et non cartilagineuse

de cet os, laquelle concourt ainsi à agrandir les surfaces articulaires en devant, et à favoriser par là
même la flexion de la première phalange.

§ IX. *Articulations phalangiennes.*

Il n'y a qu'une articulation phalangienne dans le
pouce. Les doigts suivans en ont deux qui se ressemblent parfaitement, soit sous le rapport des surfaces articulaires, soit sous celui des liens articulaires. Chaque extrémité inférieure des premières et
secondes phalanges offre deux petits condyles latéraux, cartilagineux, reçus dans deux petites cavités
analogues de chaque extrémité supérieure des secondes et dernières phalanges. Deux ligamens latéraux et un antérieur affermissent ces surfaces, dont
une synoviale favorise les mouvemens.

Ligament antérieur. Il est à peu près analogue à
celui de l'articulation précédente. Moins marqué
dans la première que dans la dernière articulation
phalangienne, il présente une forme demi-annulaire,
s'attache à chaque côté de l'extrémité de la phalange d'en haut, et reçoit en devant, de la gaîne des
tendons fléchissenrs, beaucoup de fibres qui le font
paraître en cet endroit plus épais, plus dense, plus
resplendissant. Il est destiné spécialement à garantir les surfaces de l'impression de ces tendons.

Ligamens latéraux. Fixés de chaque côté, et derrière le précédent, à la phalange d'en haut, ils se
portent obliquement à celle d'en bas, et ressemblent
en tout à ceux de l'articulation métacarpo-phalangienne.

Membrane synoviale. Son trajet, analogue aussi à celui de la synoviale précédente, est celui-ci : elle adhère à la partie du tendon extenseur qui correspond à l'articulation, descend sur la face articulaire inférieure en recouvrant les ligamens latéraux, remonte à la supérieure en tapissant le ligament antérieur, auquel elle adhère intimement, et en formant auparavant un cul-de-sac très-étendu qui embrasse près du tiers antérieur-inférieur et non cartilagineux de la phalange ; elle revient ensuite au tendon d'où elle a été supposée partir.

ARTICLE QUATRIÈME.

DÉVELOPPEMENT DES MEMBRES SUPÉRIEURS.

C'EST surtout dans le fœtus et l'enfant que s'observent les variétés de structure des membres supérieurs ; car lorsqu'ils sont parvenus à leur parfait accroissement, ils ne subissent presque plus de changement.

§ Ier. *État des Membres supérieurs dans le premier âge.*

Dans le fœtus et au moment de la naissance, les membres supérieurs sont plus développés que les inférieurs. La grosseur des artères ombilicales, qui rapportent une très-grande quantité de sang de l'enfant au placenta, restreint considérablement la portion de ce fluide destinée à ceux-ci ; tandis que les vaisseaux qui se distribuent aux premiers ont un calibre bien plus grand. Cette disproportion qui existe entre les membres, quoique toujours réelle et manifeste, commence à être bien moins marquée à l'époque de la naissance. Elle est d'autant plus grande, que le fœtus est plus près du moment de la conception. Il suffit, pour s'en convaincre, de comparer, à cette double époque, l'humérus au fémur, l'avant-bras à la jambe. Outre ces différences générales, voici quelles sont, à l'époque de la naissance, les particularités de conformation de chacune des pièces dont résultent les membres supérieurs.

1°. L'extrémité scapulaire de l'humérus est alors entièrement cartilagineuse; les tubérosités n'ont pas encore de point osseux. Un volume plus considérable proportionnellement accompagne cet état de l'extrémité osseuse, disposition qui du reste est générale pour la plupart des os longs, qui ont au moment de la naissance leurs extrémités plus grosses, par là même qu'elles sont cartilagineuses. C'est surtout à cette étendue des surfaces articulaires qu'il faut attribuer la difficulté et la rareté des luxations chez l'enfant; car plus le contact est large, moins le déplacement est facile. Joignez à cela que les extrémités cartilagineuses n'offrent pas assez de résistance pour rompre les liens ligamenteux qui environnent les articulations, et que l'action musculaire indispensable pour ces déplacemens est, en général, très-peu énergique à cet âge. L'extrémité inférieure de l'humérus est remarquable, chez le fœtus et l'enfant, par le volume de la petite tête, qui fait une saillie considérable en devant, et occupe un espace très-grand proportionnellement à la poulie articulaire interne, qui est beaucoup moins développée, et qui fait une saillie bien moindre inférieurement, que celle que, par la suite, elle doit offrir.

2°. Dans l'avant-bras, le cubitus est remarquable par le développement de l'apophyse olécrâne, et par le peu de saillie de la coronoïde : d'où il résulte, d'une part, que la grande cavité sigmoïde est moins concave à proportion que dans l'adulte; d'une autre part, que la petite, située sur la dernière de ces apophyses, est peu marquée et presque plane. Dans l'extrémité inférieure de l'humérus, chacune des deux cavités qui reçoivent, lors de l'extension et de la flexion de l'avant-bras, les deux éminences dont nous venons de parler, est accommodée, à cet âge, par sa profondeur, à la saillie différente de chacune.

Le radius offre, chez le fœtus, une particularité dans sa direction, qui est telle, que l'extrémité supérieure de cet os est bien plus antérieure que chez l'adulte. Il est facile de s'en convaincre, en comparant, dans ces deux âges, l'avant-bras placé en supination et examiné en devant : on voit alors, en effet, que le radius de l'enfant est beaucoup plus saillant. Cette circonstance paraît dépendre du développement de la petite tubérosité à laquelle répond le radius, développement plus marqué que celui de la poulie à laquelle le cubitus est adjacent. Cette disposition rend, chez le fœtus, la pronation un peu plus étendue ; car le radius se meut d'autant plus facilement sur le cubitus, en croisant sa direction en devant, qu'il lui est plus antérieur. Cette étendue plus grande de pronation rend évidemment plus marquée la distension du ligament annulaire en arrière, et

par là même facilite la disposition aux luxations.
C'est à cette disposition qu'il faut, je pense, rapporter la fréquence des déplacemens consécutifs de
l'extrémité du radius chez les enfans. Les efforts in-
considérés qu'on fait souvent en les soulevant par
l'avant-bras situé en pronation, forcent ce mouvement, distendent les ligamens, et produisent peu à
peu la luxation. Il y a divers exemples de ces déplacemens, qui sont étrangers aux adultes.

L'espace qui sépare les deux os de l'avant-bras a,
chez l'enfant, une largeur à peu près uniformément
décroissante de haut en bas, à cause du défaut de la
courbure qui élargit un peu le milieu de cet espace
chez l'adulte.

3°. Dans la main, le carpe est tout cartilagineux
chez l'enfant; mais les os qui le composent sont déjà
très-formés. Quelques anatomistes ont cru faussement qu'un cartilage commun était destiné à tous,
et que leur isolement n'avait lieu qu'à l'époque de
l'ossification. Tous les petits cartilages qui dans la
suite doivent former les os, sont distincts, prononcés, et revêtus d'une synoviale mince. Cependant il
est à observer que, dans cet état cartilagineux, les
os du carpe ne sont pas comme les extrémités des os
longs dans l'état de cartilage, c'est-à-dire, plus gros
proportionnellement: leur volume est analogue à
ce qu'il sera par la suite, ce qui même le fait paraître petit relativement à celui de l'extrémité du
radius et des os métacarpiens.

4°. Les os du métacarpe sont à peu près disposés
comme tous les os longs. Déjà ossifiés dans leur
partie moyenne, ils ont leurs extrémités encore

cartilagineuses; du reste ils sont plus développés que les os du carpe, mais moins que les phalanges.

5°. Celles-ci sont remarquables par leur développement, et par leurs formes déjà caractérisées : aussi les doigts sont-ils alors très-prononcés, très-propres à saisir les corps, à s'appliquer sur eux; disposition essentielle chez l'enfant, qui, presque aussitôt après la naissance, exerce le toucher, palpe les objets qui se présentent à lui, cherche à tout connaître par ce moyen, à confirmer ou à rectifier les sensations que lui donnent ses autres organes des sens. Ce sont principalement les notions qui lui viennent de la vue et de l'ouïe qui ont besoin d'être associées à celles du toucher, pour que celles-ci les perfectionnent, les corrigent, les agrandissent. Or, les yeux et les oreilles sont très-développés chez l'enfant : donc la main, dont les fonctions coïncident avec les leurs, devait l'être aussi d'une manière spéciale.

Cet état de la main, chez le fœtus et l'enfant en bas âge, contraste singulièrement avec celui du pied à la même époque. Le rapport du développement de ces deux parties à cet âge dénote bien la différence des fonctions auxquelles la nature les a destinées. En effet, nous venons de voir que, dans la main, le carpe est presque seul cartilagineux, tandis que le métacarpe, et surtout les phalanges, destinés au toucher, dont l'exercice commence tout de suite à la naissance, sont très-développés. Or, ces deux dernières parties sont celles qui forment principalement la main : donc celle-ci est beaucoup plus osseuse que cartilagineuse. Au contraire, le pied est plus cartilagineux qu'osseux. En effet, le tarse est alors, comme nous le verrons, dans l'état complet de cartilage; or, il forme près de la moitié du pied : si on y ajoute de plus la portion contiguë du métatarse, qui est cartilagineuse, on verra que cet état prédomine dans le pied. Mais remarquons que c'est précisément cette partie non développée du pied, savoir, la postérieure, qui est importante pour ses fonctions, car c'est sur elle que porte le poids du corps dans la station. La main et le pied sont donc en sens inverse pour leur développement : dans la première, c'est la partie essentielle, celle qui sert à ses usages principaux, qui est la plus développée; dans le second, c'est cette partie essentielle, celle qui doit être dans la suite en permanence d'action, qui est la moins prononcée.

On conçoit facilement que la station et la progression ne s'exerçant qu'au bout d'un temps plus ou moins long après la naissance, ne nécessitaient point dans la partie postérieure du pied ce développement précoce qui, dans la partie antérieure de la main, est nécessaire pour les fonctions qui doivent être exercées tout de suite après la naissance par cette partie.

§ II. *État des Membres supérieurs dans les âges suivans.*

Tout ce qui a été dit jusqu'à présent sur le développement des membres supérieurs est d'autant plus manifeste, plus apparent, qu'on se rapproche plus de l'époque de la conception. A mesure qu'on

avance en âge, les caractères indiqués s'effacent peu
à peu. Le corps de l'humérus se tord un peu sur lui-
même; sa tête devient toute osseuse, ainsi que sa
partie inférieure : dans cette partie, la poulie articulaire devient à proportion plus saillante que la petite tête. Le radius se déjette un peu plus en arrière :
cependant il reste encore au-devant du cubitus dans
sa partie supérieure; et même, sans cette position,
la pronation ne pourrait s'opérer : car, pour que le
radius passe sur le cubitus, il faut évidemment qu'il
soit sur un plan antérieur au sien en haut; en bas,
l'augmentation d'épaisseur qu'il éprouve suffit pour
produire cet effet. En se courbant un peu en dehors, le radius augmente l'espace interosseux. Le
cubitus prend, ainsi que ce dernier, des formes
plus prononcées; l'apophyse coronoïde devient plus
saillante, la grande cavité sigmoïde plus profonde,
et l'articulation un peu plus solide sous ce rapport,
parce que l'emboîtement est plus parfait. ...

Le carpe devient osseux : ses os les plus considérables présentent les premiers des points rouges. Le
grand os et l'unciforme devancent les autres sous ce
rapport. Le métacarpe finit de se développer, ainsi
que les phalanges.

Dans l'adulte et le vieillard, les éminences et les
cavités se prononcent seulement un peu plus; tout
reste, sous les autres rapports, dans le même état.

L'ossification n'envahit jamais que par accident
les diverses articulations de ces membres.

ARTICLE CINQUIÈME.

MÉCANISME DES MEMBRES SUPÉRIEURS.

LE mécanisme des membres supérieurs peut évidemment se considérer sous un double rapport, savoir, sous celui de leur solidité, et sous celui de leur mobilité. Ce dernier est le plus important; car, dans l'homme, les membres supérieurs ne sont que des leviers propres à saisir ou à repousser, à rapprocher ou à écarter, à modifier dans tous les sens les corps vers lesquels le transportent les membres inférieurs.

§ Ier. *Mécanisme des Membres supérieurs relativement à leur solidité.*

Quoique la mobilité soit l'apanage essentiel des membres supérieurs, à cause de leurs fonctions principales, il est cependant certaines circonstances, la plupart accidentelles à la vérité, qui exigent de leur part une solidité presque aussi réelle que celle des membres inférieurs, pour résister à l'action des corps extérieurs; or, cette solidité peut se considérer sous deux points de vue : 1° dans les diverses parties de ces membres; 2° dans leur ensemble, lorsque toutes leurs parties se réunissent pour soutenir un effort.

a. *Solidité des Membres supérieurs considérée dans leurs diverses-parties.*

La solidité des membres supérieurs varie dans chacun de leurs os. En général, elle va en croissant de la partie supérieure jusqu'aux phalanges, qui deviennent plus mobiles que les os qui leur sont supérieurs. La mobilité va, au contraire, en diminuant, à cause du mode des articulations. Cette mobilité est très-marquée dans l'humérus, qui échappe plutôt par les mouvemens dont il est susceptible, que par la résistance de son articulation, aux chocs divers qu'il reçoit.

L'avant-bras, composé de deux os unis entre eux par des ligamens assez forts, commence à devenir très-solide, et se trouve favorablement construit pour opposer une grande résistance.

Le carpe, encore plus solide, emprunte sa résistance du nombre des os dont il résulte, de la multiplicité des ligamens, de la largeur des surfaces articulaires comparée à la petitesse des os, de l'espèce de voûte qu'il représente : aussi est-il moins protégé du côté de la convexité de cette voûte, où répondent les tendons extenseurs, que du côté de la concavité, que garantissent et les fléchisseurs qui sont plus nombreux, et le ligament annulaire, et quatre éminences saillantes, lesquelles dépassent beaucoup cette concavité, et sont formées, en dedans par le pisiforme et l'apophyse de l'unciforme, en dehors par le trapèze et le scaphoïde. Une autre cause assure puissamment la solidité du carpe, c'est que l'articulation de ses deux rangées ne se trouve point sur la même ligne, comme est, par exemple, celle du carpe avec l'avant-bras. Le grand os, emboîté dans la cavité du scaphoïde et du semi-lunaire, remonte beaucoup au-dessus du niveau du trapèze et du trapézoïde; l'unciforme est aussi inégal dans son union; en sorte que la même impulsion ne peut, comme au poignet, produire le déplacement; il faudrait à chaque os un choc particulier, et il ne saurait y avoir de luxation générale de la première rangée sur la seconde.

Quoique encore assez grande, la solidité du métacarpe est moindre que celle du carpe, à cause de la mobilité déjà assez sensible des extrémités inférieures des os qui le forment. En effet, tandis qu'en haut cette partie participe, par sa solidité, au caractère du carpe, elle commence en bas à prendre celui des phalanges.

La solidité diminue dans celles-ci, vu la fréquence et la facilité de leurs mouvemens. Cependant le peu de longueur de ces os, qui ne donne que très-difficilement prise aux efforts extérieurs, en assure jusqu'à un certain point les rapports, et empêche les fractures, quoique les doigts soient plus immédiatement en butte à l'action des corps extérieurs qu'aucune autre partie des membres.

b. *Solidité des Membres supérieurs considérée dans leur ensemble.*

Les membres supérieurs diffèrent évidemment des inférieurs, dont l'ensemble, dans l'attitude la plus commune, exerce un effort considérable pour soutenir le poids du tronc et assurer la station. Eux, au contraire, dans leur attitude ordinaire, dans leur état d'immobilité, pendans sur les côtés du tronc, n'ont d'autre résistance à vaincre que leur propre poids. Le principal effort se passe alors dans l'articulation supérieure de l'humérus ; c'est le haut de la capsule fibreuse qui supporte presque tout : aussi est-elle munie en cet endroit d'un ligament accessoire venant de l'apophyse coronoïde, et dont la disposition indique assez l'usage, qui est de retenir l'humérus et tout le bras, que leur poids entraînerait en bas. Le tendon de la longue portion du biceps paraît encore alors destiné au même but. J'observe que, dans cette position, les membres supérieurs étendus peuvent être plus ou moins longs, suivant que la tête de l'humérus est appliquée par la contraction des muscles contre la cavité glénoïde, ou que, la capsule étant abandonnée à sa laxité naturelle, les surfaces s'écartent l'une de l'autre. La différence entre ces deux états est à peu près d'un pouce. Aucune autre articulation dans les membres supérieurs, ou dans les inférieurs, n'est susceptible de déterminer de semblables variétés, parce qu'aucune ne permet ainsi aux surfaces de s'écarter ou de se rapprocher.

Tous les cas dans lesquels les membres supérieurs supportent de grands efforts, et opposent une grande résistance, peuvent se réduire à deux principaux : ou bien ils partagent cet effort avec les inférieurs, comme dans la progression sur les quatre membres, dans la chute sur les deux mains ;

sur une seule, dans la prépulsion, etc.; ou bien ils supportent seuls tout le poids du corps, ce qui a lieu dans la station sur les deux mains, ou sur une seule:

1°. Dans le marcher sur les quatre membres, une circonstance d'abord remarquable, c'est la disproportion qui existe entre les supérieurs et les inférieurs. Cette disproportion n'a pas lieu lorsque les premiers pendent le long du tronc, à cause de la main qui, placée dans la direction du membre, supplée au raccourcissement de l'humérus et de l'avant-bras; qui est réel lorsqu'on le compare à la longueur du fémur et de la jambe; mais elle devient on ne peut plus sensible dans le cas dont il s'agit, parce que nous sommes alors forcés d'appliquer sur le sol toute la paume de la main, et en conséquence d'étendre celle-ci sur l'avant-bras, lequel, joint au bras, ne se trouve plus en rapport de longueur avec la cuisse, la jambe et le pied réunis. Aussi, pour corriger cette disproportion et affermir la base de sustentation, on est obligé, dans cette attitude, ou bien de fléchir les diverses articulations des membres inférieurs, ou, s'ils restent dans leur rectitude, de les prolonger en arrière, de manière qu'ils soient très-obliques au sol, tandis que les supérieurs y sont perpendiculaires. En général, ceux-ci supportent le plus grand effort : de là vient sans doute que, dans cette sorte de station ou de progression, l'articulation du poignet est très-fatiguée, à cause de l'état de tension dans lequel se trouvent ses ligamens antérieurs. Il en est de même de l'articulation du bras; car alors l'humérus n'arc-boute pas contre la cavité glénoïde, mais distend la capsule en arrière. Enfin, dans l'articulation du coude, les surfaces sont pressées les unes contre les autres, et s'arc-boutent mutuellement.

2º. Il se passe des phénomènes à peu près analogues lorsque nous tombons en devant, et que nous prolongeons dans ce sens les deux membres supérieurs pour nous soutenir. Alors nous nous trouvons vraiment dans l'attitude quadrupède, et le mécanisme des membres supérieurs est à peu près le même que dans le cas précédent, si ce n'est qu'on doit ajouter à l'effort que supportent dans ce cas ces membres, celui que leur imprime la chute : aussi n'est-il pas rare qu'il survienne alors des luxations.

3º. Quand nous tombons sur une seule main, tantôt le membre supérieur est projeté au-devant du corps; tantôt il se trouve dirigé en arrière; d'autres fois enfin il est en dehors, et directement écarté du tronc. Dans les deux premiers cas, il ne peut guère survenir de luxation de l'humérus, à cause de l'obliquité de la pression du corps sur l'articulation, et du relâchement de quelques-uns des muscles dont l'action concomitante est indispensable pour que le déplacement s'opère. Au contraire, quand la chute se fait de côté, le bras étant écarté du tronc, et dirigé directement en dehors, d'une part le poids du corps porte à plomb sur la tête de l'humérus, et tend à la déprimer, d'une autre part le grand pectoral, le grand dorsal et le grand rond, distendus, prennent leur point fixe sur la poitrine, et leur point mobile sur l'humérus, qu'ils dépriment, en agissant concurremment avec le poids du corps.

4°. La prépulsion ou l'action de repousser un corps en devant avec un des membres supérieurs a beaucoup d'analogie avec les mouvemens précédens. La main s'applique d'abord sur l'objet qu'on veut repousser ; puis l'avant-bras et le bras, étendus entre elle et le corps, forment un levier qui transporte tout le poids de celui-ci sur l'objet à repousser. Ce poids, joint à l'effort musculaire, est la cause de la prépulsion. Dans ce mouvement, la main étant étendue sur l'avant-bras, l'articulation du poignet est très-fatiguée ; la cavité sigmoïde arc-boute directement contre l'extrémité inférieure de l'humérus ; la tête de celui-ci appuie directement sur la cavité glénoïde, si le bras est dirigé en dehors dans la prépulsion ; si sa direction est en devant ou en arrière, c'est la capsule qui supporte son effort. Il est évident que la première circonstance est la plus favorable à la solidité des mouvemens ; aussi quand il dépend de nous de donner telle ou telle attitude au tronc, pendant que nous repoussons un corps avec un seul membre, nous le plaçons toujours de manière que l'humérus appuie directement sur la cavité glénoïde, et arc-boute contre elle : par exemple, si l'objet à repousser est placé devant nous, nous nous tournons latéralement, de manière que le côté du tronc correspondant au membre qui doit agir soit dirigé contre cet objet.

5°. Dans l'action de presser en bas, d'appuyer sur un cachet, par exemple, dans celle opposée qui consiste à pousser en haut un corps, etc., le mécanisme des os est à peu près le même pour les membres supérieurs que dans la chute sur ces membres, dans la prépulsion, etc. Dans. tous ces cas, en effet, la main est étendue sur l'avant-bras, et fait un angle avec lui; celui-ci, placé sur la même ligne que le bras, concourt à former avec lui un levier, où l'articulation du coude, fortement assujettie, reste immobile; en sorte que, dans tous ces divers mouvemens, l'état des os du membre est le même depuis la main jusqu'à l'articulation du bras; mais celle-ci, diversement distendue dans sa capsule, éprouve des changemens en haut, en bas, en devant et en arrière, suivant l'espèce de mouvement.

6°. Dans tous les cas précédens, les membres supérieurs ne supportent qu'une partie du poids du tronc; ils le partagent avec les inférieurs. Il est d'autres attitudes où ce poids repose en entier sur eux : telle est, par exemple, celle de ces sauteurs qui, appuyant leurs mains sur le sol, relèvent le corps en l'air, et font ainsi remplir momentanément à ces membres des fonctions analogues à celles des inférieurs. Dans cette attitude, qui est très-pénible à cause du défaut de muscles suffisans pour la maintenir, et de l'étroitesse des surfaces articulaires, les membres supérieurs forment deux leviers continus, qui transmettent sur les mains le poids du corps, et dans lesquels l'articulation du poignet souffre beaucoup, parce que les surfaces n'arc-boutent pas les unes contre les autres, mais distendent les ligamens; l'articulation du coude est moins distendue, les rapports des surfaces étant plus précis; celle de l'aisselle est telle, que la tête de l'humérus ne porte point contre la cavité glénoïde, mais contre la capsule, qui est tiraillée et qui souffre. Dans cette atti-

tude, comme, d'une part, le poids des viscères pectoraux et abdominaux tend à entraîner le corps en
devant, et comme, d'une autre part, les membres
supérieurs s'articulent avec le tronc plus en arrière
que les inférieurs, ils n'offrent pas un appui assez
antérieur à la ligne de gravité : aussi on projette en
arrière le bassin et les membres pour rétablir l'é-
quilibre.

§ II. *Mécanisme des Membres supérieurs relative-*
ment à leur mobilité.

Tout dans les membres supérieurs semble être
fait pour multiplier l'étendue, la force et le nombre
de leurs mouvemens. Or, ces mouvemens peuvent
se considérer sous deux rapports ; il en est de généraux ou de particuliers : les premiers, communs
à toutes les parties des membres, se passent dans
toutes les articulations, et ne sont que l'assemblage
des seconds, qui ont lieu chacun dans une articulation isolée, et ne sont destinés qu'à mouvoir une
seule partie. Commençons par l'examen de ceux-ci :
ils appartiennent au bras, à l'avant-bras et à la main.

a. *Mouvemens du Bras.*

L'humérus est l'os qui, dans les mouvemens généraux des membres, donne l'impulsion à tous les
autres. Son articulation est non-seulement celle du
bras, mais encore celle de tout le membre. Or, il
diffère essentiellement par le point d'appui sur lequel il se meut, de celui sur lequel le fémur exerce
sa mobilité. En effet, ce point d'appui est mobile

lui-même, et tous les grands mouvemens que nous voyons exécuter au bras ne se passent pas exclusivement dans l'articulation scapulo-humérale, mais en partie dans l'épaule, comme déjà je l'ai fait observer. Si c'est en devant ou en arrière que se porte le bras, l'omoplate, par la rotation qu'elle éprouve dans ces deux sens, aide singulièrement ce mouvement; alors l'articulation scapulo-claviculaire devient, comme la scapulo-humérale, le siége du mouvement. Si c'est en dehors ou en dedans, c'est l'articulation sterno-claviculaire qui partage avec la précédente la fonction d'être le centre de tous ces mouvemens; car alors l'omoplate ne peut suivre ceux qu'exécute l'humérus, surtout en dedans, où le tronc l'arrêterait.

Cette disposition des trois articulations scapulo-humérale, sterno-claviculaire et scapulo-claviculaire, qui sont tellement arrangées qu'elles se partagent les mouvemens généraux des membres supérieurs, augmente beaucoup d'un côté l'étendue de ces mouvemens, d'un autre côté empêche les divers déplacemens qui pourraient en résulter, parce que, partagés sur trois points, les efforts ont moins d'influence que s'ils se concentraient sur un seul. Aussi dans les membres inférieurs, où tous les mouvemens généraux se passent exclusivement dans la cavité cotyloïde, il y a deux causes de solidité qui n'existent point ici : ces causes sont 1° la profondeur de cette cavité; 2° le ligament inter-articulaire qui unit le fémur à l'iliaque. C'est là un double obstacle aux déplacemens, qui existe dans la solidité de l'articulation; tandis que dans les membres supérieurs c'est la mobilité qui forme cet obstacle : en sorte qu'on peut dire que la profondeur de la cavité cotyloïde compense l'immobilité de l'iliaque, et que la mobilité de l'omoplate supplée au peu de profondeur de la cavité glénoïde.

Cela posé, examinons les mouvemens que les membres supérieurs peuvent exécuter en haut. Ces mouvemens sont d'élévation, d'abaissement, en avant, en arrière, en dedans, en dehors, de circumduction et de rotation.

1°. Dans l'élévation, la tête de l'humérus glisse de haut en bas dans la cavité glénoïde, et vient s'appliquer sur la partie inférieure de la capsule, qu'elle distend plus ou moins, suivant que l'omoplate a accompagné plus ou moins loin la tête de l'humérus. Si cet os s'élève pendant qu'il est dirigé en devant, l'omoplate le suit avec plus de facilité : si c'est pendant qu'il est tourné en dehors que se fait son élévation, cette dernière ne l'accompagne pas si aisément; en sorte que la capsule est plus distendue, et que dans cette attitude il y a plus de disposition aux luxations; car il faut, pour que le déplacement ait lieu, que l'humérus ait un excès de mouvement sur l'omoplate ; si celle-ci le suivait toujours exactement, la cavité glénoïde et la tête resteraient toujours en rapport de position, et malgré leur locomotion, ne s'abandonneraient point. Dans ce mouvement, c'est la luxation en bas qui se fait surtout : mais il est rare que le mouvement musculaire seul l'opère; il faut presque toujours le poids du corps, qui, comme nous l'avons dit, presse sur la tête de l'humérus lorsqu'on tombe le bras étant écarté du corps.

2°. Dans l'abaissement, les parties rentrent dans leur position naturelle; le ligament capsulaire, très-lâche en bas, se distend un peu en haut; la grosse tubérosité, qui s'était enfoncée sous la voûte de l'acromion, en sort et devient extérieure. Dans aucun cas, le déplacement n'est alors possible en haut. En effet, pour le produire, il faudrait que la tête fût portée dans ce sens : or, si, le bras étant ainsi perpendiculairement abaissé, un effort extérieur élève le coude, la voûte de l'acromion, qui rencontre la tête de l'humérus, s'oppose à son déplacement. Il faudrait donc, pour éviter cette voûte, qu'elle se dirigeât un peu en dehors; mais pour s'écarter, dans ce sens, de la cavité glénoïde, il serait nécessaire que l'extrémité antibrachiale de l'humérus fût portée en dedans : or le tronc, qu'elle rencontre, s'y oppose : donc, pendant l'abaissement des membres supérieurs, la luxation de l'humérus ne peut point être produite en haut.

3°. Lorsque l'humérus, et par conséquent le membre supérieur, se portent en avant, la partie postérieure de la capsule est distendue par la tête de l'humérus qui se dirige en arrière; mais comme c'est l'attitude ordinaire, et que la tête est peu disposée à abandonner dans ce sens la cavité glénoïde, la distension est moindre et la luxation difficile.

4°. Dans les mouvemens en arrière, la tête, dirigée en devant, presse avec plus de force la capsule dans ce sens, est plus disposée à la rompre, et les luxations primitives en devant et en dedans peuvent très-bien s'opérer, si surtout à l'effort musculaire est ajouté le poids du corps dans une chute. Au reste, j'ai déjà fait observer que, le bras étant en devant ou en arrière lors de la chute, la pression oblique qu'il éprouve est bien moins favorable au déplacement que la pression directe exercée sur lui quand il est écarté du tronc.

5°. La circumduction est extrêmement étendue dans l'articulation scapulo-humérale ; elle est, comme ailleurs, la succession de tous les mouvemens précédens. Je remarque que le cône qu'elle représente n'a pas son axe exactement dirigé en dehors, qu'il se porte un peu en devant : cela vient de ce que tous les mouvemens antérieurs sont beaucoup plus étendus et plus faciles que les mouvemens postérieurs. En général, pendant le demi-cercle qui forme la moitié postérieure de la base du cône, on est plus gêné, les mouvemens sont moins libres que pendant que le bras parcourt le demi-cercle antérieur. Le but de ces mouvemens, qui est de saisir ou de repousser les corps que nous indiquent les organes des sens, qui sont en devant, explique facilement ce phénomène, dont la direction de la tête de l'os en dedans nous offre la cause mécanique.

6°. La rotation est extrêmement bornée dans les membres supérieurs, à cause du peu de longueur du col de l'humérus, dont l'axe est le levier sur lequel s'opère le mouvement : aussi la luxation ne peut pas être produite pendant qu'il se fait : par lui toute la capsule éprouve une espèce de torsion, soit de dedans en dehors, soit dans le sens opposé, suivant le côté vers lequel le bras tourne. Dans l'ankylose de l'avant-bras, où il n'y a plus de pronation, ce mouvement devient un peu plus marqué, pour suppléer à celui-ci, qui le remplace dans l'état ordinaire. Au reste, l'articulation scapulo-humérale est exclusivement le siége de ce mouvement, tandis que la circumduction et les mouvemens simples sont communs en partie à celle de la clavicule et de l'omoplate.

b. *Mouvemens de l'Avant-Bras.*

Nous devons les envisager sous un double rapport. En effet, l'avant-bras exécute d'une part des mouvemens de totalité sur l'humérus; les deux os qui le composent en exercent d'autre part l'un sur l'autre.

Mouvemens généraux de l'Avant-Bras.

Le cubitus est l'agent essentiel des mouvemens de totalité de l'avant-bras sur le bras. Le radius ne fait qu'obéir à l'impulsion que lui communique cet os, auquel il n'est véritablement qu'accessoire dans cette circonstance : au contraire, inférieurement c'est sur son extrémité presque seule que la main trouve la base de ses mouvemens; le cubitus ne concourt que par une très-petite surface à l'articulation du poignet. Ces deux os, le radius et le cubitus, sont donc disposés en sens inverse dans les deux articulations huméro-cubitale et radio-carpienne : en haut, le premier est accessoire, le second joue le rôle principal; en bas, celui-ci est de peu d'importance, l'autre étant presque tout. Leur forme est accommodée à l'usage différent de chacun : mince

en haut, plus large en bas, le radius offre une conformation tout - à - fait opposée à celle du cubitus,
dont l'extrémité supérieure a une épaisseur et un
volume considérables, tandis que l'inférieure est
très-petite. Cette double opposition dans la forme de
ces deux os fait que l'avant-bras a partout une largeur assez uniforme ; mais elle est cause aussi que,
tout solide à ses extrémités, il n'y présente point
d'espace interosseux, lequel n'est bien marqué qu'au
milieu, où les corps des deux os, plus minces,
ne se touchent point. Je remarque encore qu'il résulte de là que le même os ne supportant pas l'effort des mouvemens des deux articulations huméro-cubitale et radio-carpienne, mouvemens qui
s'exécutent souvent en même temps dans l'une et
l'autre, les fractures et les déplacemens sont moins
à craindre.

L'avant-bras exécute sur l'humérus des mouvemens de flexion, d'extension et d'inclinaison latérale. Voici quel est le mécanisme de chacun d'eux :
1°. La flexion peut être complète ou incomplète.
Dans la première, l'avant-bras n'est point fléchi directement sur le bras, mais un peu tourné en dedans, et dirigé au-devant de la poitrine; en sorte
qu'alors la main se trouve naturellement portée à la
bouche pour la préhension des alimens. Cette disposition tient à la direction oblique de la poulie
articulaire interne de l'humérus. L'homme est, parmi
les animaux, celui qui jouit le plus spécialement de
ce mouvement, lequel suppose inévitablement les
fonctions de la clavicule, sans laquelle, au lieu de
se porter à la bouche, la main se dirigerait sur

l'épaule opposée. Aussi, dans la série des animaux, l'existence de cet os et le mouvement de pronation sont en général liés avec l'obliquité de flexion [de l'avant-bras. Dans ce dernier mouvement, les surfaces articulaires du cubitus et du radius, après avoir glissé de derrière en devant sur celles de l'humérus, offrentle rapport suivant : l'apophyse coronoïde est reçue dans la cavité du même nom; l'olécrâne ayant abandonné la sienne, se trouve au-dessous des tubérosités, surtout de l'interne; en outre, la capsule synoviale est légèrement tendue en arrière, ainsi que les fibres accessoires postérieures, et le triceps; les antérieures sont relâchées, aussi bien que les ligamens latéraux. Tout déplacement est alors impossible : le contact de l'apophyse coronoïde sur l'humérus y met un obstacle insurmontable.

Dans la demi-flexion, le rapport ou l'état des diverses parties de l'articulation est tout différent : l'apophyse coronoïde ne touche pas encore l'humérus; le sommet de l'olécrâne se trouve sur le même plan que les tubérosités de ce dernier; tous les ligamens sont uniformément tendus. On ne peut alors concevoir le déplacement que dans le cas où un effort violent, appliqué par-derrière sur l'olécrâne, pousserait le cubitus en devant: mais encore, dans cette circonstance, tout le membre, dans la plupart des attitudes, obéirait à l'impulsion communiquée en vertu de son extrême mobilité; l'effort serait insuffisant et inutile dans le plus grand nombre de cas.

2°. Lors de l'extension, l'olécrâne, reçu dans sa cavité, surmonte de beaucoup le niveau des tubérosités; les ligamens latéraux sont dans un état de tension; la saillie de l'extrémité inférieure de l'humérus en devant, distend dans ce sens la capsule synoviale, les fibres accessoires antérieures, le biceps et le brachial antérieur: elle peut même éprouver un déplacement qui constitue la luxation en arrière de l'avant-bras. Cette luxation survient dans plusieurs circonstances différentes : ordinairement c'est lors d'une chute sur la main, l'avant-bras étant dans l'extension. Dans ce cas, celui-ci reste immobile, et devient, par l'apophyse olécrâne, le point d'appui sur lequel se meut l'humérus; comme un levier du premier genre, dans lequel la puissance, représentée par le poids du corps pressant sur l'extrémité scapulaire, agit avec d'autant plus de force, qu'elle est bien plus éloignée du point d'appui que la résistance, qui se trouve dans les ligamens placés au-devant de l'articulation. Si ceux-ci se rompent dans un tel effort, l'extrémité inférieure de l'humérus se place à la partie antérieure du cubitus et du radius, qui remontent en arrière, ou plutôt qui se trouvent placés dans ce sens, l'humérus ayant été porté en bas et en devant. Rien n'est plus facile que d'opérer sur le cadavre des luxations du coude par un mécanisme semblable : je l'ai fait souvent. Autant il est difficile de produire artificiellement après la mort les déplacemens de l'articulation scapulo-humérale, autant ceux-ci présentent peu de résistance.

Dans toute extension un peu forte de l'avant-bras, il y a constamment effort très-marqué de l'extrémité de l'humérus contre les ligamens antérieurs de l'articulation. On sent très-bien cet effort lorsqu'on lève

un fardeau un peu pesant *à bras tendu*, comme on
le dit vulgairement: l'olécrâne arc-boute alors avec
force contre sa cavité; le cubitus tend à décrire un
arc de cercle de haut en bas, et à s'écarter de l'humérus, contre l'extrémité duquel sont appliquées
avec force toutes les parties molles du devant de
l'articulation. Aussi y a-t-il souvent alors au pli du
coude un tiraillement, et par suite une douleur consécutive assez vive.

3°. L'avant-bras exécute sur le bras de légers
mouvemens latéraux, qui ne sauraient avoir lieu
dans la flexion complète ni dans l'extension : dans
l'un et l'autre cas, les surfaces articulaires sont trop
serrées, les ligamens trop tendus. Mais ces mouvemens peuvent s'opérer dans la demi-flexion; et alors
ils consistent seulement en une légère inclinaison
de l'avant-bras à droite ou à gauche, laquelle du
reste ne présente pas de phénomènes bien remarquables.

Mouvemens partiels de l'Avant-Bras.

Dans les mouvemens particuliers aux os de l'a-
vant-bras, mouvemens qui se communiquent à la
main, et d'où résultent la pronation et la supination de celle-ci, le cubitus est presque entièrement
immobile, au moins lorsque l'avant-bras, pendant
ces mouvemens, est en même temps étendu sur
l'humérus: alors, en effet, la tension des ligamens,
la présence de l'apophyse olécrâne dans sa cavité,
s'opposent à une mobilité sensible de cet os. Mais
lorsque la demi-flexion accompagne les mouvemens

du radius sur le cubitus, ce dernier peut se mouvoir légèrement, par la même raison que l'inclinaison latérale de l'avant-bras, impossible dans l'état
d'extension ou de flexion complètes, se fait d'une
manière sensible lors de la demi-flexion. C'est donc
le radius qui est l'agent presque exclusif des mouvemens dont nous allons parler. Sa position sur un
plan un peu antérieur à celui du cubitus en haut,
y est singulièrement favorable. La largeur de son
extrémité inférieure n'y est pas moins avantageuse,
parce qu'en écartant l'axe de l'os du cubitus, elle
facilite sa rotation sur celui-ci.

1°. La pronation est la position la plus ordinaire
à la main qui, par elle, est habituellement dirigée
vers les objets environnans qu'elle doit saisir, soit
pour nous instruire de leurs qualités tactiles, soit
pour les diriger en divers sens. Pour que la main se
trouve dans cette position, voici quel est le mouvement qu'exécute le radius : son extrémité supérieure roule sur son axe propre dans l'espèce d'anneau que lui forment la petite cavité sigmoïde et le
ligament annulaire, qui est alors légèrement distendu en arrière. L'extrémité inférieure, au contraire, tourne de dehors en dedans sur l'axe du
cubitus, dont la petite tête distend en arrière les
ligamens, et peut même abandonner dans ce sens
l'articulation. La partie moyenne du radius croisant
celle du cubitus, l'espace interosseux diminue de
largeur. Enfin la main, en vertu du mouvement
communiqué, se dirige en arrière. On voit, d'après
cela, que, si la pronation est portée trop loin, il
peut survenir ou une luxation de l'extrémité supé-

rieure du radius en arrière, ou bien une de l'extrémité inférieure du cubitus dans le même sens. Mais
remarquons que la première est bien plus difficile;
car 1° le mouvement est plus faible en haut qu'en
bas, puisque le radius est bien plus éloigné dans ce
dernier sens du centre du mouvement, qui se confond avec son axe dans l'autre sens; 2° les ligamens
sont plus forts en haut qu'en bas; 3° dans ce dernier sens, l'effet nécessaire d'une pronation forcée
est de les distendre considérablement; au lieu qu'en
haut, le radius tournant sur lui-même, la distension
du ligament annulaire est peu marquée; 4° comme
le même mouvement sert à déterminer l'une et l'autre luxation, celle d'en bas a d'abord lieu, parce
que, comme nous venons de le voir, elle est plus
facile : or, par là même qu'elle existe, le mouvement est arrêté; donc celle d'en haut ne peut plus
s'opérer.

2°. Dans la supination, la main affecte une disposition opposée à celle que détermine la pronation; sa face palmaire regarde en devant : ce qui a
lieu par un double mouvement du radius en sens
contraire. Mais il est à observer que ce mouvement
ne peut guère aller au-delà du parallélisme des deux
os de l'avant-bras. S'il est borné là, l'état des articulations n'offre rien de bien remarquable : mais si,
par un effort considérable, la supination de la main
dépasse ses limites naturelles, alors la petite tête du
cubitus distend en devant l'articulation inférieure,
et peut abandonner dans ce sens la cavité qui la
reçoit; circonstance qui, au reste, est très-rare. Un
des grands obstacles à cette luxation, comme à la

précédente; c'est le fibro-cartilage : je remarque à
ce sujet que, quand ses adhérences au radius sont
peu marquées, quand il n'y tient presque que par
le double repli des deux synoviales auxquelles il
est intermédiaire, son déchirement est plus facile,
et le déplacement plus prompt à se faire.

c. *Mouvemens de la Main.*

Nous avons vu par quelle organisation particulière la main jouit d'une solidité indispensable pour
les fonctions qui la mettent sans cesse en rapport
immédiat avec les corps extérieurs. Cette propriété
y est alliée à une mobilité très-étendue. Considérée
sous ce dernier point de vue, la main exécute d'a-
bord des mouvemens généraux dans son articulation avec l'avant-bras, puis des mouvemens partiels
dans le carpe, le métacarpe et les doigts.

Mouvemens généraux de la Main.

Ils sont de flexion, d'extension, d'inclinaison latérale et de circumduction. Nous ne rangeons pas
ici ceux de pronation et de supination, qui nous ont
déjà occupés, et que la main doit aux mouvemens
correspondans dont est doué le radius sur le cubitus;
ils sont étrangers à l'articulation radio-carpienne :
aussi comme cette articulation n'éprouve aucun effort lorsqu'ils ont lieu, jamais on ne voit de luxation
de la main survenir dans cette circonstance; il est
même impossible qu'un tel déplacement s'o père

alors, si une cause différente ne se joint à ce mouvement.

1°. Dans la flexion, la convexité de la première rangée du carpe glisse d'avant en arrière dans la surface articulaire des deux os de l'avant-bras. Le ligament antérieur est relâché ; le postérieur ainsi que les tendons extenseurs sont distendus par la convexité du carpe ; les latéraux se trouvent dans leur degré naturel de tension. Si ce mouvement est porté trop loin, le déplacement en arrière de la main peut sans doute avoir lieu ; ce qui arrive surtout dans le cas où, celle-ci étant fixement assujettie en flexion, un coup violent incliné sur elle l'avant-bras.

2°. L'extension s'accompagne de phénomènes absolument opposés : c'est la partie antérieure de l'articulation qui éprouve le plus grand effort. Il est une observation digne de remarque à l'égard de ce mouvement : dans toutes les articulations analogues, comme celle du coude, celle du genou, etc., l'extension ne se porte pas au-delà de l'axe du membre ; ici, au contraire, le mouvement n'est pas seulement un retour de la main à sa position naturelle, mais une sorte de flexion en sens opposé, de telle manière que la main forme un angle presque droit avec l'avant-bras. Cette disposition favorise singulièrement les divers exercices de la main, comme la prépulsion, et autres analogues, dans lesquels elle ne peut s'appliquer tout entière sur un plan horizontal ou vertical. Au reste, ce qu'elle gagne dans ce sens, elle semble le perdre dans celui de la flexion, qui est bien moins étendue qu'au coude, qu'au ge-

nou, etc. La luxation peut survenir ici, comme dans
ce dernier mouvement.

3°. Quant aux mouvemens latéraux, ils peuvent
se faire en dedans et en dehors : alors le ligament
latéral opposé au sens vers lequel s'incline la main,
est distendu, l'autre étant relâché; l'antérieur et
le postérieur sont progressivement tendus, du côté
où l'inclinaison a lieu, vers le côté opposé. La luxation du poignet peut aussi s'effectuer dans l'un ou
l'autre de ces mouvemens; mais alors elle est constamment incomplète, à cause de l'étendue transversale des surfaces articulaires; les apophyses styloïdes, peu saillantes, sont alors un faible obstacle.

4°. La succession des mouvemens simples que
nous venons d'exposer constitue la circumduction
ou le mouvement en fronde, dont la main jouit à
un certain degré.

Mouvemens partiels de la Main.

Outre sa mobilité générale, la main est douée,
dans ses diverses parties, de mouvemens qui leur
sont propres, mais dont l'étendue est inverse du degré de leur résistance; en sorte que ces mouvemens
sont très-marqués en bas, et peu prononcés en haut.

1°. Le pisiforme est tout-à-fait étranger au mécanisme des os du carpe; ce n'est, pour ainsi dire,
qu'un os sésamoïde, développé dans le tendon du
cubital antérieur. Il s'élève et s'abaisse un peu, et ne
saurait que difficilement se luxer, à cause des forts
ligamens et des muscles qui le retiennent en bas.

La mobilité isolée des autres os est infiniment

obscure : un glissement à peine sensible a lieu entre
les divers os de la première rangée, et entre ceux de
la seconde ; il n'est d'ailleurs aucun effort qui exige
que ces glissemiens isolés soient portés très-loin.

Les mouvemens les plus sensibles du carpe sont
ceux qui se passent dans l'articulation de la première rangée avec la seconde ; mouvemens qui, du
reste, sont presque les mêmes que ceux de l'articulation radio-carpienne, à l'étendue près. Néanmoins, malgré leur obscurité, ils coopèrent avec ces
derniers à la mobilité générale de la main, et, sous
ce rapport, ils ont l'avantage de répartir l'effort dans
un plus grand nombre de surfaces, et de s'opposer,
jusqu'à un certain point, à la fréquence des luxations du poignet. Ils ont lieu en devant, en arrière
et de côté. C'est principalement autour de la tête
du grand os que ces mouvemens s'opèrent alors :
aussi cet os, qui supporte le plus d'effort, se luxe-
t-il quelquéfois en arrière. L'inégalité des surfaces
articulaires de la seconde rangée avec la première,
et l'étroitesse des mouvemens ne permettent jamais
de déplacement général.

2°. Parmi les os du métacarpe, le premier jouit
de mouvemens très-étendus en tous sens, excepté
la rotation ; mais ceux d'adduction et d'abduction
sont les principaux. La combinaison du premier
avec la flexion constitue dans le pouce le mouvement particulier en vertu duquel ce doigt peut s'opposer aux autres, pour embrasser plus exactement
les objets extérieurs. La facilité de ce mouvement
est principalement due à l'obliquité de la surface
articulaire du trapèze ; elle est aussi favorisée par la

position du pouce sur un plan antérieur à celui des autres doigts. Il est à observer que la flexion de ceux-ci accompagne toujours le mouvement du pouce dont nous parlons: ils viennent pour ainsi dire alors à sa rencontre; car sans cela celui-ci, beaucoup plus court, ne pourrait, dans ce mouvement, s'appliquer que sur leur extrémité supérieure.

La circumduction du pouce est très-étendue, surtout la moitié antérieure du cercle que décrit alors ce doigt, car la moitié postérieure, celle qui est décrite dans le sens du dos de la main, est très-rétrécie. L'intervalle qui sépare le premier os du métacarpe d'avec le second, intervalle beaucoup plus considérable que les autres, favorise singulièrement cette circumduction.

Les os suivans du métacarpe sont très-serrés les uns contre les autres, et ne jouissent que d'un léger rapprochement les uns des autres et d'un petit mouvement en devant, lequel, plus sensible à leur extrémité inférieure; augmente la concavité de la main en cet endroit, et contribue pour beaucoup à la perfection du toucher, en favorisant la préhension des corps et l'application de la main par un plus grand nombre de points sur ces corps. Ce double mouvement en dedans et en avant est plus marqué dans le second et le dernier os du métacarpe que dans les deux moyens.

3°. Quant aux phalanges, elles n'exécutent pas toutes les mêmes mouvemens. La flexion, l'extension, l'adduction et l'abduction s'observent dans les premières, si on en excepte celle du pouce. Celle-ci, ainsi que les suivantes des autres doigts, est bornée à la flexion, ainsi qu'à l'extension, laquelle, comme au coude et au genou, ne dépasse point l'axe du membre, tandis que l'autre est très-étendue; disposition dépendante des surfaces articulaires, qui sont beaucoup plus prolongées en devant qu'en arrière, de la membrane synoviale, qui est plus étendue aussi dans ce sens, des deux petits condyles et des cavités qui les reçoivent, dans chaque articulation.

Au reste, la longueur des doigts, le nombre des os dont ils résultent, la multiplicité et la nature de leurs mouvemens, notamment l'opposition du pouce, sont autant de circonstances auxquelles le toucher doit le degré de perfection presque exclusif dont l'homme jouit; peut-être même, comme le disait un philosophe, ce sens serait-il encore plus exquis si l'on pouvait supposer les doigts plus nombreux, les phalanges plus multipliées. Il dépend, en effet, moins de la sensibilité plus grande des doigts, qui cependant y a quelque influence, que de leur extrême mobilité, qui fait qu'ils peuvent s'appliquer en tous sens sur les corps extérieurs, se mouler, pour ainsi dire, de mille manières à leurs configurations diverses, et par conséquent nous faire percevoir avec plus de justesse et de précision les propriétés de ces corps qui sont du domaine du toucher. Dans cette mobilité générale, nécessaire au toucher, le métacarpe, qui forme le fond, la paume de la main, supporte tous les efforts des quatre derniers doigts; c'est au contraire le carpe qui supporte ceux du pouce : or, comme ce doigt, sans cesse en opposition avec les autres, fait presque à

lui seul un effort égal à tous leurs efforts réunis,
il en résulte que, les mouvemens se partageant presque également et sur le corps et sur le métacarpe,
ces deux parties ont chacune un moindre choc à
éprouver.

d. *Mouvemens généraux des Membres supérieurs.*

Il est facile de concevoir, d'après ce que nous
venons de dire des mouvemens particuliers à chaque pièce des membres supérieurs, les mouvemens
généraux qui résultent de l'assemblage de ceux-ci.
Dans ces mouvemens, l'articulation du bras est
toujours le centre de la mobilité de tout le membre;
elle lui imprime un mouvement de totalité pendant
lequel divers mouvemens particuliers s'exercent au-
dessous d'elle. L'articulation de l'avant-bras est aussi
commune et à cette partie et à la main; celle du poignet l'est aux différentes parties de celle-ci; en sorte
que, quand toutes les pièces des membres supérieurs sont en même temps en mouvement dans
leurs articulations respectives, il y a dans la main,
1º mouvement partiel de ses diverses parties; 2º mouvement général imprimé par l'articulation radio-
carpienne; 3º mouvement plus général dépendant
et de l'huméro-cubitale et de la cubito-radiale;
4º mouvement plus général encore de la totalité du
membre, dépendant de la scapulo-humérale. Dans
l'avant-bras, on observe, 1º un mouvement partiel
des deux os; 2º un mouvement général venant de
l'articulation huméro-cubitale; 3º un mouvement
de totalité dépendant de la scapulo-humérale. Dans

le bras il n'y a que ce dernier mouvement de totalité.

On voit d'après cela qu'à mesure qu'on avance
plus inférieurement, les mouvemens deviennent
plus composés, parce que les différentes pièces dont
ils résultent obéissent non-seulement à ceux de
leurs articulations propres, mais de plus à tous ceux
des articulations supérieures ; en sorte que les doigts,
par exemple, peuvent être mus en même temps en
un grand nombre de sens différens et même opposés.

Ces mouvemens divers se font tantôt dans la même
direction, tantôt dans des directions opposées :

1°. Ils ont lieu de la première manière, d'abord
lorsque toutes les articulations sont fléchies simultanément, comme dans l'action de saisir et d'embrasser un corps, etc. ; ensuite quand elles sont
toutes étendues, comme lorsque, dans les différentes
prépulsions, dans la diduction, dans l'écartement,
dans l'adduction, l'abduction, l'élévation, l'abaissement, la circumduction, les membres forment un
levier unique et général dont toutes les pièces, immobiles les unes sur les autres, sont solidement
fixées par les muscles.

2°. D'autres fois, et c'est le cas le plus ordinaire,
les articulations des membres supérieurs se meuvent en sens opposé ; en sorte que, les unes étant
dans la flexion, les autres se trouvent dans l'extension. Dans l'action de saisir les corps et de les porter
à la bouche, de les agiter en divers sens, dans le
nager, dans les efforts pour soulever le tronc sur
les membres préliminairement fixés, en un mot,
dans presque tous les mouvemens, on voit ces
flexions et extensions alternatives.

DES MEMBRES INFÉRIEURS.

ARTICLE PREMIER.

CONSIDÉRATIONS GÉNÉRALES SUR LES MEMBRES INFÉRIEURS.

Nous avons été conduits, par les considérations générales sur les membres supérieurs, à émettre quelques idées comparatives sur la structure et la conformation des inférieurs, relativement à leur propriété dominante, la solidité. Nous allons plus particulièrement revenir ici sur cet objet, en faisant apprécier les nombreux avantages qui résultent pour la station de l'organisation particulière de ces membres dans leurs trois parties, la cuisse, la jambe et le pied.

§ Iᵉʳ. *Rapport des formes de la Cuisse avec les fonctions des Membres inférieurs.*

Dans la cuisse, 1° le fémur, qui la forme seul, présente dans son corps une courbure saillante en devant, courbure qui joint à l'avantage de laisser en arrière un grand espace pour les muscles, l'avantage aussi réel de diriger antérieurement la base de sustentation que cet os offre au tronc, et par là de le soutenir dans le sens où il a le plus de tendance à tomber.

2°. La disposition de l'extrémité supérieure de cet os n'est pas moins favorable à ses fonctions. La tête, articulée avec la cavité cotyloïde, presse dans la station contre la partie la plus résistante de cette cavité, c'est-à-dire, contre celle que surmontent et fortifient l'éminence ilio-pectinée et l'épine antérieure-inférieure de l'os iliaque. Remarquez aussi que c'est précisément sur la portion supérieure du ligament capsulaire que vient se répandre le faisceau fibreux accessoire né de la dernière de ces éminences : de là résulte un surcroît d'épaisseur pour cet endroit du ligament qui dans la station partage l'effort que la tête du fémur, incomplètement contenue dans la cavité cotyloïde, exerce sur toutes les parties supérieures de l'articulation.

3°. Enfin, dans cette attitude, la tension du ligament inter-articulaire et la résistance qu'il oppose à la tête, qui, par l'effort du tronc, tend à être dirigée en haut, ajoutent encore à la solidité des membres inférieurs.

4°. Le col du fémur, indépendamment de son usage relatif à la rotation de l'os, usage dont nous aurons occasion de parler, remplit encore ici celui d'élargir transversalement la base de sustentation, et d'assurer par là la station, sans nuire à la progression, puisque c'est l'articulation qui est le centre des mouvemens, et non le corps du fémur. Supposons en effet que, ce col n'existant pas, les fémurs soient à la même distance l'un de l'autre, par l'articulation du bassin plus élargi qu'il ne l'est avec la portion du corps de l'os voisine du grand trochanter : la station sera sans doute alors aussi solide, la base du tronc étant aussi large ; mais on voit, dans cet écartement supposé, la source d'une difficulté pour la progression, d'après l'espèce de gêne du marcher chez la femme, gêne qui est due à l'écartement un peu plus considérable des cavités cotyloïdes, par suite de la prédominance des diamètres transverses du bassin chez ce sexe.

§ II. *Rapport des formes de la Jambe avec les fonctions des Membres inférieurs.*

On peut rapporter à la jambe le genou, qui la commence en haut : or, la largeur des surfaces articulaires du genou, le nombre et la force des ligamens qui les affermissent, donnent à cette jointure une solidité bien supérieure à celle de l'articulation du coude, qui lui correspond. Du reste, elle est proportionnée à l'effort qu'elle a à supporter de la part du tronc, dont le poids lui est transmis par les fémurs. La rotule, qui semble au premier coup d'œil correspondre à l'olécrâne, ne remplit cependant pas les mêmes fonctions que celui-ci. En effet, ce sont les ligamens croisés qui, dans le genou, bornent et maintiennent l'extension de la jambe, et l'empêchent de dépasser dans ce mouvement l'axe de la cuisse, de faire un angle avec lui ; tandis que c'est l'olécrâne qui est destinée à cet usage dans le coude. La rotule semble plutôt propre à borner la flexion, à protéger l'articulation, à favoriser les mouvemens des extenseurs, à écarter leur tendon du centre mobile, à servir dans l'attitude à genou, etc.

La direction perpendiculaire de la jambe est très-

favorable à la solidité des membres inférieurs. Il en
est de même de l'immobilité des deux os qui la composent. Leurs fonctions respectives contrastent singulièrement avec celles des deux os de l'avant-bras,
où le cubitus est, en haut, l'agent principal des mouvemens généraux, tandis que le radius est, en bas, le
point d'appui de la main; en sorte que, comme je
l'ai fait observer, l'effort des deux articulations se
partage à peu près également sur ces deux os. Au
contraire, le tibia à la jambe; par sa position et son
épaisseur considérable, réunit les deux usages correspondans; c'est lui qui, en même temps, reçoit
des fémurs le poids du corps, et transmet ce poids
au pied. Le péroné, grêle, et ne contribuant nullement à l'articulation du genou, est presque étranger
à la solidité de la jambe, qu'il paraît plutôt destiné
à élargir, pour fournir des points d'attache aux
muscles : aussi peut-on marcher et se tenir debout
lors de sa fracture, au lieu que celle du tibia inter-
dit la station. Desault, fondé sur cette remarque,
avait proposé la résection de la partie moyenne de
cet os dans un cas de *spina-ventosa* (1).

---

(1) Cette opération a, en effet, été pratiquée avec succès, et
notamment par Béclard en 1819, sur une jeune demoiselle affectée d'un *spina-ventosa*, qui occupait le tiers supérieur du
péroné.

§ III. *Rapport des formes du Pied avec les fonctions des Membres inférieurs.*

Si jusqu'ici la conformation de ces membres s'est trouvée accommodée à l'usage d'être les supports du tronc, les pieds, qui les terminent, et qui représentent en dernier résultat la base de sustentation, doivent, par leurs formes, confirmer cette assertion générale, savoir, que presque tout, dans les membres inférieurs, se rapporte à la solidité : or, c'est ce que prouvent les remarques suivantes : 1°. Le pied s'articule à angle droit avec la jambe, et reçoit de celle-ci le poids du corps dans une direction perpendiculaire, de manière à ce que l'effort soit directement supporté par la face supérieure de l'astragale, et que tout le pied porte sur le sol, disposition qu'aucun animal ne présente, au moins aussi exactement, et qui est opposée à celle du poignet. 2°. Cette articulation a lieu plus près de la partie postérieure des pieds que de l'antérieure; ce qui donne à la base de sustentation qu'ils représentent une étendue plus grande en devant, sens dans lequel le poids du tronc porte la ligne de gravité. 3°. La saillie considérable des malléoles, comparée à celle des apophyses styloïdes du cubitus et du radius, qui leur correspondent, assure bien plus la solidité de cette articulation. Aussi lorsque, dans la fracture du péroné, la malléole externe se porte en dehors par le déjettement en dedans de la partie supérieure du fragment, l'action musculaire opère la torsion du pied dans le premier sens. 4°. La largeur de celui-ci, successivement croissante en devant, fait que la base de sustentation du corps repose sur une plus grande étendue de surface. 5°. La longueur des os du métatarse détermine le même avantage. La disposition du premier, comparée à celle de l'os du métacarpe qui supporte le pouce, démontre surtout le rapport de conformation de cette portion du pied avec la station. En effet, cet os est le plus long, le plus gros de tous, ne jouit presque d'aucune mobilité, et se trouve sur le même plan que les autres, tandis que le pouce est sur un plan antérieur. Cela dépend de ce qu'il n'y a point dans la facette du cunéiforme, avec lequel il s'articule, cette obliquité qui, dans le trapèze, est si favorable au mouvement d'opposition du pouce. Enfin, il n'est pas séparé, comme le pouce, des autres os, par un espace interosseux plus large que les espaces suivans.

On voit donc, d'après cela, que les os du métatarse sont, en tout favorablement conformés pour opposer une grande résistance, et présenter une grande solidité : et à cet égard, il est dans le pied, relativement à la station, une disposition remarquable ; c'est que, dans sa moitié postérieure à peu près, il repose sur le sol, principalement par son côté externe qu'occupent le calcanéum et le cuboïde, le côté interne offrant une voûte remplie par des parties molles ; au contraire, dans sa moitié antérieure, c'est le côté interne, et par conséquent le premier métatarsien et les phalanges qu'il soutient, qui concourent à la station d'une manière plus spéciale à cause de leur volume plus considérable ; le côté externe, plus mince de beaucoup, faisant un effort bien moindre.

La forme concave du pied est encore une disposition très-favorable à la progression et à la station. Cette forme concave peut être considérée sous deux rapports : 1° d'avant en arrière ; 2° transversalement. Dans le premier sens, elle dépend de ce que la tubérosité postérieure du calcanéum et l'extrémité des orteils sont au-dessous du niveau des autres parties du pied, qui s'élève surtout dans son milieu. Dans le second sens, la concavité est déterminée par la figure des cunéiformes, par celle de l'extrémité tarsienne des os du métatarse, extrémité plus large en haut qu'en bas, surtout dans les trois moyens. Au reste, ce n'est point en faisant supporter le poids du corps à la manière des voûtes, que cette forme est avantageuse : c'est que, par elle, il peut jusqu'à un certain point embrasser les corps sur lesquels il repose, se mouler aux différentes inégalités du sol, et procurer ainsi à la station l'aplomb qui lui est nécessaire.

Malgré les nombreux avantages qu'offrent les membres pour cette attitude, on ne peut disconvenir qu'elle ne soit beaucoup moins solide chez l'homme que chez les quadrupèdes. Ceux-ci, qui ont peu de hauteur, à proportion de leur tronc, sont supportés par quatre membres qui embrassent une base de sustentation très-large : aussi la chute est-elle difficile chez eux, et ont-ils sur nous de grands avantages pour la course. L'homme, au contraire, dans l'attitude bipède, représente un levier très-long, balancé continuellement par l'action musculaire qui fait effort pour le maintenir dans cette position, et supporté par une base de sustentation étroite : aussi a-t-il moins d'agilité que les quadrupèdes ; la station est moins assurée chez lui ; les chûtes sont plus faciles, surtout d'après l'influence de nos habitudes sociales, qui, par l'usage de nos chaussures, privent le pied d'une partie des avantages de sa conformation, de celui surtout de pouvoir se mouler sur les formes des corps extérieurs.

ARTICLE DEUXIÈME.

DES OS DES MEMBRES INFÉRIEURS EN PARTICULIER.

Les os des membres inférieurs sont en nombre à peu près proportionné à celui des supérieurs. La cuisse correspond au bras, la jambe à l'avant-bras; excepté cependant sous le rapport de la rotule, qui est de plus dans celle-ci. Le tarse est formé de sept os, le carpe en ayant huit ; le métatarse et le métacarpe, les phalanges des doigts et celles des orteils se ressemblent exactement par le nombre.

§ Ier. *De l'Os de la Cuisse, ou du Fémur.*

Os le plus long du squelette, irrégulier, existant seul à la cuisse, courbé en devant, divisé en extrémités iliaque et tibiale, et en corps.

Extrémité iliaque. Elle est supérieure et présente trois éminences : la tête, le grand et le petit trochanters. 1°. La tête du fémur est supérieure, interne, demi-sphérique, beaucoup plus prolongée en haut qu'en bas, cartilagineuse, excepté au centre, où se voit un enfoncement inégal pour le ligament inter-articulaire. Elle est reçue dans la cavité coty-loïde, et soutenue par un *col* assez étendu, aplati d'avant en arrière, épais à sa base, plus long en bas qu'en haut, et en arrière qu'en devant, formant avec l'os un angle obtus qui varie beaucoup, embrassé par des prolongemens fibreux et par la synoviale. 2°. Le *grand trochanter* est en dehors. Epais, aplati, quadrilatère, convexe du côté externe, où glisse le tendon du grand fessier, concave du côté interne, où se fixent les jumeaux, le pyramidal et les obturateurs, il est borné en devant par un bord épais auquel le petit fessier prend insertion ; en arrière, par un autre pour l'attache du carré ; en haut, par un troisième où se fixe le moyen fessier ; en bas, par l'insertion du vaste externe. 3°. Le *petit trochanter* est inférieur et interne, de longueur variable, de forme pyramidale ; il sert d'insertion au tendon réuni des psoas et iliaque. 4°. Une ligne saillante, oblique, unit les deux trochanters postérieurement ; antérieurement une ligne plus grande, oblique aussi, part du grand trochanter et se dirige en dedans. Ces deux lignes bornent le col, et donnent, l'antérieure surtout, attache à la capsule fibreuse..

Extrémité tibiale. Elle est très-grosse, formée par deux *condyles*, l'un interne, l'autre externe ; tous deux sont convexes, plus saillans en arrière qu'en avant, cartilagineux en bas pour s'articuler avec le tibia, bornés en arrière par une petite facette concave où s'insère chacun des jumeaux, très-écartés l'un de l'autre dans ce sens, où se remarque entre eux une cavité profonde et inégale pour l'insertion des ligamens croisés, plus rapprochés en devant et unis par une surface concave, cartilagineuse, en forme de poulie, sur laquelle glisse la rotule.

Le condyle interne, un peu plus prolongé en arrière, mais plus mince que l'autre, offre en dedans, où il est très-inégal, une tubérosité très-saillante à laquelle se fixent le troisième adducteur et l'un des ligamens latéraux. Le condyle externe, plus saillant que le précédent antérieurement, présente en dehors une éminence analogue, mais moins prononcée, pour l'autre ligament latéral, et au-dessous une dépression pour l'attache du poplité.

Corps. Il est arrondi dans ses deux tiers supérieurs, il s'élargit et s'aplatit inférieurement. On y voit, en arrière, une seule ligne saillante, appelée *ligne âpre,* étendue des deux trochanters aux deux condyles, et présentant la disposition suivante : 1°. En haut, elle naît par deux lignes, dont l'une, externe, très-saillante, venant du grand trochanter, donne insertion au tendon du grand fessier; l'autre, interne, partant du petit trochanter, peu marquée, sert d'attache au pectiné, et se trouve séparée de la précédente par une surface que recouvrent le carré et le troisième adducteur. 2°. Au niveau du corps de l'os, la ligne âpre formée par la réunion des deux précédentes présente le trou médullaire dont la position varie, et l'insertion des trois adducteurs et d'une portion du biceps. 3°. En bas, elle offre une bifurcation qui se porte derrière chacun des condyles, et dont la portion externe, très-marquée,

continue l'insertion du biceps, tandis que l'interne
est obliquement traversée par une dépression qui
loge l'artère crurale. Entre elles existe une surface triangulaire, légèrement concave, correspondant aux vaisseaux et nerf poplités. Tout le long des
deux lignes qui forment la ligne âpre, soit aux extrémités où elles s'écartent, soit au milieu où elles se
rapprochent, les portions interne et externe du crural trouvent des insertions. Tout le reste du corps
du fémur est recouvert par ce dernier muscle, qui y
prend insertion dans tous les points, si ce n'est en
bas et en devant où son tendon en est séparé par du
tissu cellulaire.

Le fémur, presque tout compacte au milieu, très-
celluleux à ses extrémités, se développe d'abord par
un point osseux pour sa partie moyenne; puis on
en voit un se manifester à chacune des éminences
qui composent ses extrémités (1), éminences qui
restent long-temps épiphyses, et ne se réunissent
que tard au reste de l'os.

§ II. *Des Os de la Jambe.*

a. *De la Rotule.*

Os irrégulier, situé au-devant du genou, variant
de position suivant les mouvemens du tibia, qui
l'entraînent en bas dans la flexion, et le ramènent

___

(1) Un à la tête, un à chaque trochanter, un à chaque condyle.

en haut dans l'extension, aplati, et à peu près triangulaire. Il est convexe en devant, où il est recouvert par des prolongémens fibreux nés du tendon
des extenseurs, et par la peau. En arrière, il offre
une surface articulaire arrondie, bornée en bas par
un enfoncement raboteux, non articulaire, et partagée par une ligne saillante en deux faces concaves,
dont l'interne a plus d'étendue, et dont chacune
s'articule avec le condyle correspondant du fémur.
La circonférence offre, en haut, un bord épais auquel s'insère le tendon des extenseurs; en bas, un
angle saillant pour l'attache du ligament inférieur ;
sur chacun des côtés, un bord plus mince que
le précédent, et auquel se fixe l'aponévrose du
crural.

Cet os a une structure particulière. Développé très-
tard dans le tendon des extenseurs, il en emprunte
une base fibreuse, parmi les fibres de laquelle se dé-
pose le phosphate calcaire. C'est cette base fibreuse
qui le plus communément forme seule, par son expansion, la réunion de l'os fracturé. La rotule est
spongieuse au milieu, compacte en dehors.

b. *Du Tibia.*

Os irrégulier, le plus gros de ceux de la jambe,
à la partie interne de laquelle il est situé, triangulaire
dans son corps, divisé en extrémités fémorale et tarsienne, et en corps.

Extrémité fémorale. Elle est arrondie et très-
grosse; elle a son grand diamètre transversal. On
y voit, 1° en devant une surface inégale, triangu-

laire, correspondant au ligament inférieur de la rotule; 2° en arrière une petite échancrure; 3° sur
les côtés les *tubérosités* de l'os, éminences considérables, arrondies, dont l'interne, plus large que
l'autre, donne attache postérieurement au demi-
membraneux, et l'externe offre dans le même sens
une facette articulée avec le péroné. Elles sont sur-
montées par deux surfaces articulaires, ovales, de
largeur différente, concaves, encroûtées de cartilage,
s'articulant avec les condyles du fémur, dont les
sépare un fibro-cartilage. Entre elles se voit l'*épine
du tibia*, éminence peu saillante, à double tubercule
en haut, plus rapprochée de la partie postérieure
que de l'antérieure, placée entre deux cavités rabo-
teuses qui donnent attache toutes deux au fibro-
cartilage, et de plus l'antérieure au ligament croisé
antérieur, et la postérieure, qui est plus étroite, au
ligament croisé postérieur.

Extrémité tarsienne. Moins volumineuse que la
précédente, elle est presque quadrilatère. On y voit;
1° des attaches ligamenteuses en avant, ainsi qu'en
arrière, où elle offre de plus une coulisse superficielle pour le long fléchisseur du gros orteil; 2° en
dehors, une surface triangulaire, concave, dont la
partie inférieure, cartilagineuse, reçoit l'extrémité
du péroné, et la supérieure, inégale, donne attache
à des ligamens; 3° en dedans, la *malléole interne*,
éminence verticale, très-saillante, dont les parties
antérieure et inférieure donnent insertion à des ligamens, la postérieure offre une coulisse longitudinale pour le jambier postérieur et le long fléchisseur
commun; l'interne correspond aux tégumens, l'ex-

terne est articulaire, cartilagineuse, et s'unit angu-
lairement avec la grande surface articulaire ; 4° celle-
ci, située en bas, large du côté du péroné, légèrement
concave, quadrilatère et cartilagineuse; traversée
par une saillie longitudinale , s'articule avec la partie supérieure de l'astragale.

Corps. Il est plus épais en haut qu'en bas, de
forme prismatique, tordu sur lui-même vers son
tiers inférieur. On y voit trois lignes saillantes longitudinales : l'antérieure commence à une éminence
située au-dessous de l'extrémité fémorale pour l'insertion du ligament inférieur de la rotule, descend
obliquement jusqu'au-devant de l'extrémité tarsienne, est très-saillante en haut, devient insensible
en bas, et sert d'insertion à l'aponévrose tibiale.
L'externe, peu marquée, s'étend de la tubérosité
externe à la cavité qui reçoit en bas le péroné, cavité dont elle forme les bords en se bifurquant : elle
donne attache au ligament interosseux. L'interne
s'étend de la tubérosité interne derrière la malléole,
où elle se perd; elle reçoit l'insertion du poplité en
haut, et du fléchisseur des orteils dans le reste de
son étendue.

Ces trois lignes séparent autant de surfaces longitudinales. L'interne est la plus large, lisse, recouverte en haut, où elle est convexe, par l'entrecroisement tendineux des couturier, droit interne et
demi-tendineux, en bas par les tégumens. L'externe
est concave en haut, où s'insère le jambier antérieur, convexe et un peu antérieure inférieurement,
où glissent le tendon de ce muscle, et ceux des extenseurs commun et propre du gros orteil. La pos-

térieure présente en haut le trou médullaire, et se
trouve divisée par une ligne oblique née de la tubérosité externe, en deux portions, dont la supérieure, plus petite, triangulaire, est recouverte par
le poplité, et l'inférieure, très-longue, correspond
au jambier postérieur et au fléchisseur commun.

Le tibia, principalement celluleux aux extrémités, est presque tout compacte dans son corps, au
centre duquel existe un canal médullaire, le plus
prononcé de tous ceux des os longs. Il se développe
d'abord par un point pour le corps; puis deux autres
paraissent, un pour chaque extrémité; celles-ci restent long-temps cartilagineuses.

c. Du Péroné.

Os irrégulier, situé au côté externe de la jambe
dans une direction oblique, et telle que sa partie
inférieure est bien plus en devant que la supérieure,
très-grêle en comparaison de sa longueur, divisé en
extrémités tibiale et tarsienne, et en corps.

Extrémité tibiale. C'est la plus petite. Elle présente, en haut et un peu en dedans, une surface
ovalaire, cartilagineuse, pour se joindre avec la
tubérosité externe du tibia; dans tous les autres
sens, des inégalités plus ou moins prononcées pour
l'insertion du biceps, du ligament externe de l'articulation fémoro-tibiale, et de ceux de la péronéo-
tibiale.

Extrémité tarsienne. Elle forme la *malléole externe*, est allongée, aplatié transversalement, et offre, en dedans, une surface articulaire qui s'unit à

l'astragale, et une petite cavité raboteuse pour l'insertion d'un des ligamens de l'articulation tibio-tarsienne; en dehors, une surface saillante, convexe, sous-cutanée; en devant, des inégalités pour des insertions ligamenteuses; en arrière, une coulisse que traversent les tendons des péroniers latéraux; en bas, un angle plus ou moins saillant auquel s'insère un des ligamens externes de l'articulation ci-dessus.

Corps. Il est très-grêle, légèrement tordu sur lui-même, et présente trois lignes saillantes. L'antérieure, à peine sensible en haut, se contourne un peu en dehors inférieurement, où elle se bifurque, et se perd sur la malléole externe; elle donne, dans la plus grande partie de son étendue, attache à une aponévrose qui sépare les péroniers latéraux de l'extenseur commun des orteils et du péronier antérieur. L'interne s'étend obliquement du côté interne de l'extrémité tibiale, où elle est très-près de la première, jusqu'au-devant de l'extrémité tarsienne. Elle est surtout marquée dans son milieu, où elle donne attache, ainsi qu'en haut, au jambier postérieur et au fléchisseur propre du premier orteil; en bas, le ligament interosseux s'y insère. L'externe s'étend et se dirige, en se contournant, du côté externe de l'extrémité tibiale, derrière l'extrémité tarsienne: elle donne insertion à une aponévrose intermédiaire aux péroniers latéraux, qui sont en dehors, et au long fléchisseur propre du premier orteil, et au soléaire, qui sont en arrière.

Ces trois lignes divisent le corps de l'os en autant de surfaces longitudinales. L'externe correspond aux péroniers latéraux, qui s'y fixent en haut et au milieu. L'interne, traversée par une ligne oblique qui donne attache à une partie du ligament interosseux, est divisée par elle en deux portions, dont l'une, qui est en avant, sert d'attache aux extenseur propre du premier orteil, extenseur commun, et péronier antérieur; l'autre, qui est en arrière, est l'insertion du jambier postérieur. La postérieure donne attache en haut au soléaire, au milieu et en bas au long fléchisseur du premier orteil; dans ce dernier sens, elle s'élargit, devient interne, et se joint au tibia par une surface triangulaire, inégale que borne une ligne saillante et oblique.

Le péroné est compacte dans son corps, et cellu-leux à ses extrémités. Trois points osseux paraissent pour son développement; un à chacune de ces dernières, et le troisième à la partie moyenne: celui-ci se forme et s'accroît long-temps avant les autres.

§ III. *Des Os du Pied.*

a. *Du Tarse.*

Il résulte de l'assemblage de sept os; savoir, le calcanéum, l'astragale, le scaphoïde, le cuboïde et les trois cunéiformes, distingués par leur ordre numérique de dedans en dehors. Ces os se trouvent sur deux rangées séparées par une ligne articulaire transversale, dans laquelle on pratique quelquefois l'amputation: la première ou jambière résulte de l'astragale et du calcanéum; la seconde ou métatarsienne est l'assemblage du scaphoïde, du cuboïde, et des cunéiformes.

Quoique tous ces os soient d'une forme très-différente, nous suivrons cependant dans leur description, comme dans celle des os du carpe, une marche générale, en les considérant sous six rapports: en haut, en bas, en avant, en arrière, en dedans et en dehors.

Rangée jambière.

Du Calcanéum. C'est le plus volumineux de tous. Il est situé à la partie postérieure du tarse, où il forme le talon. Allongé en devant, très-inégal, il présente en haut et d'arrière en avant une concavité répondant à du tissu cellulaire antérieur au tendon d'Achille, une autre surface convexe, large, cartilagineuse, inclinée en dehors, et articulée avec l'astragale, une rainure oblique, très-inégale, remplie par un tissu fibreux, une autre facette oblongue et cartilagineuse, servant encore à l'articulation de l'astragale, souvent divisée en deux portions distinctes par une rainure non articulaire qui la traverse; en bas, une surface étroite, allongée, recouverte par des ligamens, terminée postérieurement par deux éminences, dont l'interne est très-grosse, et qui sont l'insertion des muscles superficiels de la plante du pied; en devant, une surface cartilagineuse, légèrement concave pour l'articulation du cuboïde; en arrière une éminence considérable, lisse d'abord, et séparée du tendon d'Achille par une synoviale, puis inégale pour l'insertion de ce tendon;

DES OS ET DE LEURS DÉPENDANCES. 399

en dedans, une concavité profonde pour le passage
des vaisseaux et nerfs plantaires et des tendons des
fléchisseurs et jambier postérieur; en dehors, une
surface sous-cutanée, sur laquelle glissent les tendons des péroniers latéraux dans deux coulisses superficielles.

De l'Astragale. Il vient après le calcanéum, sous
le rapport du volume. Très-irrégulier, contourné
sur lui-même, il occupe la partie supérieure du
tarse, où il s'élève bien au-dessus des autres os. On
y voit, en haut et en devant une surface inégale
pour l'insertion de ligamens, puis une autre surface
considérable, convexe et allongée longitudinalement, plus rétrécie et concave transversalement,
cartilagineuse, disposée en forme de poulie, et s'articulant avec le tibia; en bas, deux surfaces articulaires séparées par un enfoncement à insertions ligamenteuses, articulées avec le calcanéum, et dont
l'une postérieure, plus considérable, est concave et
ovalaire, l'autre antérieure, plus petite, est presque
plane; en devant, une surface cartilagineuse, arrondie pour s'articuler avec le scaphoïde; en arrière, le commencement d'une gouttière que traverse le tendon du fléchisseur propre du gros orteil;
en dehors, une surface triangulaire, articulaire,
contiguë au péroné; en dedans, une autre surface
articulaire, allongée, qui correspond à la malléole
interne, et sous laquelle existent des insertions ligamenteuses. Les deux surfaces articulaires précédentes se continuent avec celle de la partie supérieure
de l'os.

Rangée métatarsienne.

Du Scaphoïde. Il a une forme ovalaire; sa plus grande étendue est transversale; il se trouve à la partie moyenne et interne du tarse. On y observe, en arrière, une concavité articulaire qui reçoit l'astragale; en devant, une triple facette avec laquelle s'unissent les trois cunéiformes; en haut et en bas, des insertions ligamenteuses; en dehors, de semblables insertions, et quelquefois une facette articulée avec le cuboïde; en dedans, une tubérosité saillante pour l'attache du jambier postérieur.

Du Cuboïde. Il est au-devant et en dehors du tarse. Long, large et épais dans des proportions presque égales, il présente en haut une surface plane, inégale, à insertions ligamenteuses, subjacente au pédieux; en bas, une coulisse presque transversale pour le passage du tendon du long péronier; derrière elle, une tubérosité saillante à laquelle se fixe en partie le ligament calcanéo-cuboïdien inférieur, puis une concavité pour quelques fibres du même ligament; en devant, une double facette articulaire pour l'extrémité postérieure des deux derniers os du métatarse; en arrière, une surface cartilagineuse, convexe et concave en sens opposé, articulée avec le calcanéum; en dedans, des insertions ligamenteuses, une facette unie au dernier cunéiforme, et quelquefois derrière celle-ci une autre petite qui se joint au scaphoïde; en dehors, une sorte d'échancrure pour la réflexion du long péronier latéral.

Du premier Cunéiforme. C'est le plus interne et le

plus considérable des trois. Il a plus de hauteur que d'étendue transversale. Il présente, en haut, un bord un peu plus marqué antérieurement que postérieurement, et destiné à des insertions ligamenteuses ; en bas, une surface inégale pour l'attache de divers ligamens, du jambier antérieur, et d'une portion du postérieur; en devant, une facette ovalaire, légèrement convexe, cartilagineuse, articulée avec le premier métatarsien; en arrière, une autre facette articulaire concave, unie au scaphoïde; en dedans, une surface large, presque plane, sous-cutanée ; en dehors, une double facette cartilagineuse dont une portion, antérieure et verticale, s'articule avec le second os du métatarse, et l'autre, supérieure et horizontale, avec le cunéiforme suivant.

Du second Cunéiforme. Plus petit que le précédent et que le troisième, il offre en haut, ainsi que celui-ci, la base de l'espèce de coin qu'il représente. On y remarque, dans ce sens, beaucoup d'insertions ligamenteuses; en bas, un bord destiné aux mêmes usages; en devant et en arrière, une surface cartilagineuse, plane, articulée dans le premier sens avec le deuxième os du métatarse, dans le second avec le scaphoïde; en dedans, des insertions ligamenteuses, bornées supérieurement par une facette oblongue unie à l'os précédent; en dehors et postérieurement, une autre facette légèrement concave, jointe au cunéiforme suivant, puis des insertions ligamenteuses.

Du troisième Cunéiforme. Il a beaucoup d'analogie avec le précédent pour la forme, mais il est plus gros. On y observe, en haut, une surface légèrement convexe, en bas un bord, destinés l'un et l'au-

tre à des insertions ligamenteuses; en devant et en
arrière, une surface triangulaire, jointe au troisième
os du métatarse dans le premier sens, au scaphoïde
dans le second; en dedans, deux facettes cartilagineuses, séparées par des insertions ligamenteuses,
l'une postérieure, articulée avec le second cunéiforme, l'autre antérieure, jointe au second métatarsien; en dehors, une surface articulaire un peu concave, unie au cuboïde.

Tous les os tarsiens ont une structure commune:
beaucoup de tissu celluleux en occupe l'intérieur;
une légère couche compacte en revêt la surface externe. Ils sont analogues sous ce rapport aux os car-
piens. Deux points pour l'astragale et le calcanéum,
un seul pour tous les autres os, se remarquent dans
les premiers temps de l'ossification du tarse.

b. *Du Métatarse.*

Il succède au tarse dans l'assemblage des pièces
qui composent le pied, comme le métacarpe est inférieur au carpe dans la main. Il résulte de cinq os
longs, tous parallèlement placés les uns à côté des
autres, mais qui offrent des différences sous le rapport de leur longueur et de leur volume.

Le premier, celui du gros orteil, est le plus court
après le dernier; mais il a une grosseur plus que
double de celle des autres. Le second est le plus
étendu de tous. Les trois suivans diminuent ensuite
successivement de longueur. Quant au volume, il
ne présente que de très-légères différences dans ces
quatre derniers.

Tous ont, au reste, une épaisseur plus grande à leurs extrémités, surtout à la tarsienne, qu'à leur corps. On les divise en extrémités tarsienne et phalangienne, et en corps.

Extrémité tarsienne. Grosse dans le premier, elle y présente, en arrière, une surface cartilagineuse, ovalaire, concave, articulée avec le premier cunéiforme; en bas, une tubérosité pour l'attache du long péronier; dans le reste de son contour, des insertions ligamenteuses.

Dans le second, l'extrémité tarsienne plus postérieure que les autres, enclavée pour ainsi dire entre le premier et le troisième cunéiformes, de figure triangulaire, offre en arrière une surface cartilagineuse, presque plane, unie au second cunéiforme; en haut, une surface raboteuse; en bas, une sorte de tubérosité destinée à des insertions ligamenteuses; en dedans une facette simple, et en dehors une double facette cartilagineuse, pour s'articuler dans le premier sens avec le premier cunéiforme, dans le second avec le troisième et avec l'os du métatarse correspondant.

Dans le troisième, l'éxtrémité tarsienne, triangulaire aussi, mais beaucoup plus petite, nous offre en arrière une surface plane et cartilagineuse, contiguë au troisième cunéiforme; en haut et en bas, des insertions ligamenteuses; en dedans une double facette, et en dehors une facette simple, jointes, l'interne au second os, l'externe au quatrième.

Dans celui-ci, l'extrémité qui nous occupe, de forme analogue à la précédente, présente en arrière une surface plane articulée avec le cuboïde;

en haut et en bas, des inégalités pour l'attache des ligamens; en dedans, une double facette articulaire pour le troisième cunéiforme et l'os métatarsien correspondant; en dehors, une facette unique, légèrement concave, contiguë au cinquième os.

L'extrémité tarsienne de celui-ci est aplatie de haut en bas, et un peu plus grosse que celle du précédent. Elle présente en arrière une surface triangulaire, plane, articulée avec le cuboïde; en haut, des inégalités pour l'attache du péronier antérieur; en bas, des insertions ligamenteuses; en dedans, une petite facette cartilagineuse contiguë au quatrième métatarsien; en dehors, une tubérosité saillante, prolongée postérieurement, et à laquelle se fixe le court péronier latéral.

Extrémité phalangienne. Elle est à peu près uniforme dans tous les os métatarsiens. Elle offre une éminence cartilagineuse, très-grosse et arrondie dans le premier, plus petite et ovalaire dans les autres, où elle est rétrécie transversalement et plus prolongée dans le sens de la flexion que dans celui de l'extension, articulée dans tous avec l'extrémité postérieure des phalanges métatarsiennes. Cette éminence est supportée par une espèce de col très-étroit servant de chaque côté à l'insertion des ligamens latéraux, et offrant en bas deux petites facettes remarquables surtout dans le premier os, où elles sont contiguës à deux gros sésamoïdes.

Corps. Il a une figure très-irrégulière, et peut cependant, comme au métacarpe, se distinguer dans tous en faces dorsale, plantaire et latérales.

La face dorsale est recouverte dans tous par les

tendons extenseurs, par le pédieux, et par les vaisseaux et nerfs dorsaux. Dans le premier, elle est large, inclinée en dedans, et bornée en dehors par une ligne saillante. Dans le dernier, elle est inclinée en dehors, et bornée en dedans par une ligne analogue. Dans les trois autres, se voient aussi des lignes saillantes qui séparent les attaches des interosseux, et se trouvent à peu près au milieu de cette face.

La face plantaire correspond aux muscles profonds du pied, et à divers ligamens qui assujettissent ces os. Dans plusieurs, elle donne attache aux interosseux. Elle est large dans le premier, plus étroite, lisse et sans ligne saillante dans les autres.

Les faces latérales, externe et interne, concourent à former les espaces interosseux, donnent attache aux muscles du même nom, se continuent avec la dorsale et la plantaire, sont lisses, et plus larges sensiblement en haut qu'en bas. La face interne du premier, continue avec la supérieure, se termine en bas à un bord saillant; l'externe du dernier, très-étroite, est plutôt un bord auquel se fixe en partie l'abducteur du petit doigt.

Les os métatarsiens, celluleux à leurs extrémités, compactes dans leur corps, se développent comme les os longs par trois points, un pour chacune de ces parties : quelquefois les derniers n'en ont que deux(1).

(1) Les os du métatarse, comme ceux du métacarpe, ne se développent que par deux points d'ossification. Dans le premier de ces os métatarsiens, un des points est pour le corps, et l'autre pour l'extrémité tarsienne; dans les autres, il y a de même un point pour le corps, mais l'autre est pour l'extrémité phalangienne. (*Note ajoutée.*)

c. Des Phalanges.

Les orteils résultent, ainsi que les doigts; d'un assemblage de petits os que l'on nomme *phalanges*, et qu'on distingue en trois classes : les métatarsiennes, les moyennes et les unguinales. Ces os n'offrant que des différences légères d'avec celles des doigts, nous ne les exposerons que sommairement.

Phalanges métatarsiennes.

Elles sont au nombre de cinq. La première, ou celle du gros orteil, est remarquable par sa grosseur. Les autres, plus grêles, vont toujours en diminuant de longueur : elles sont plus courtes que celles des doigts; mais du reste elles ont avec elles une parfaite analogie de conformation.

Phalanges moyennes.

Celles-ci diffèrent plus évidemment de celles qui leur correspondent aux doigts, par rapport à leur longueur, qui est très-peu marquée, qui même ne surpasse guère leur largeur; en sorte qu'elles sont comme cubiques. Ce sont ces phalanges qui, par leur petitesse, raccourcissent surtout les orteils comparativement aux doigts. Excepté cela, même disposition dans leurs deux extrémités et dans leur corps. Ainsi que le pouce, le gros orteil en est dépourvu.

Phalanges unguinales.

Tous les orteils en ont : celle du premier est très-grosse ; les autres sont très-petites. Ce peu de volume est aussi la seule variété de conformation qu'on y remarque, en les comparant à celles des doigts, avec lesquelles elles ont, dans toutes leurs parties, la plus exacte ressemblance.

Les attaches des gaînes fibreuses et des tendons extenseurs et fléchisseurs, et les rapports des vaisseaux, sont dans les phalanges des orteils les mêmes que dans celles des doigts.

Les phalanges des orteils sont principalement compactes. Une légère portion de tissu spongieux se remarque à leurs extrémités. Les métatarsiennes se développent par trois points d'ossification correspondant à chacune de leurs divisions (1) ; les autres par deux, le plus souvent même par un seul, vu leur petitesse.

---

(1) Les phalanges métatarsiennes, comme les métacarpiennes, ne se développent que par deux points d'ossification, un pour le corps, un pour l'extrémité tarsienne, l'autre extrémité ne s'ossifie point isolément.　　　　　(*Note ajoutée.*)

ARTICLE TROISIÈME.

DES ARTICULATIONS DES MEMBRES INFÉRIEURS.

Nous allons examiner ces articulations, comme celles des membres supérieurs, du haut du membre à sa partie inférieure.

§ Ier. *Articulation ilio-fémorale.*

Pour cette articulation, la tête du fémur, reçue par la cavité cotyloïde de l'os iliaque, se trouve en grande partie logée dans cette cavité, qu'elle déborde un peu cependant, et où elle peut exécuter de grands mouvemens sans l'abandonner. L'une et l'autre surface articulaires sont encroûtées d'un cartilage très-épais, excepté à l'endroit de l'insertion du ligament inter-articulaire, et dans l'espèce de cavité creusée au fond de la cotyloïde, cavité que remplit du tissu cellulaire graisseux : à la tête du fémur, ce cartilage s'amincit sur ses bords. Un ligament cotyloïdien, un capsulaire, un inter-articulaire, et une membrane synoviale, sont les organes destinés à cette articulation.

Ligament cotyloïdien. Il se voit après avoir coupé la capsule. C'est un bourrelet fibreux à peu près analogue à celui de la cavité glénoïde de l'omoplate, mais plus épais, et que supporte la circonférence de la cavité cotyloïde. Il a une largeur assez grande, inégale, très-marquée à l'échancrure inférieure, et

à deux autres qui se voient l'une en dedans, l'autre
en dehors de la circonférence de cette cavité, laquelle, inégale par ces échancrures dans l'état sec,
se trouve exactement uniforme sur le cadavre. Ce
ligament résulte de l'assemblage d'une foule de
fibres contournées sur elles-mêmes, qui, partant
d'un point extérieur du pourtour de la cavité, vont
se fixer à une certaine distance et à sa partie interne. En dehors quelques fibres d'un des tendons
du droit antérieur le fortifient. Son épaisseur est
moindre à son bord libre qu'à son bord adhérent,
lequel, examiné dans la cavité, est distinct du cartilage par une ligne très-sensible. A l'extérieur, la
capsule lui est unie en partie, et lui est en partie
contiguë par l'intermédiaire de la synoviale, qui, à
l'intérieur, le revêt entièrement. Il augmente considérablement la profondeur de la cavité cotyloïde, et
de plus convertit en trou l'échancrure qu'on remarque en dedans et en bas de la circonférence de
cette cavité. Dans ce dernier usage, il est secondé
par des fibres ligamenteuses qui lui sont étrangères,
et qui, nées de chaque extrémité de l'échancrure,
vont, en formant deux plans entrecroisés, l'un interne, l'autre externe, se rendre en partie à l'extrémité opposée, et en partie se réunir aux fibres de
ce ligament.

Ligament capsulaire. C'est le plus fort de tous
ceux de ce genre. Il représente comme eux une espèce de sac à deux ouvertures, plus large au niveau
de la cavité qu'à celui du col du fémur, arrondi dans
le premier sens, aplati dans le second. Il se fixe à
l'extérieur de toute la circonférence de la cavité co-

tyloïde, au-delà du ligament cotyloïdien, et à ce ligament lui-même au niveau de l'échancrure, se dirige ensuite en bas et en dehors, embrasse les surfaces articulaires, et vient gagner la base du col du
fémur. Il se fixe en devant, où il est plus long, à la
ligne oblique qui descend du grand trochanter; en
arrière, un peu au-devant de la ligne oblique postérieure; en haut, en dedans du grand trochanter; en
bas, où il est aussi très-long, au-dessus du petit. Ce
ligament a beaucoup moins de laxité que celui de l'humérus, non qu'il soit plus court, mais parce que le
col du fémur, plus long que celui de cet os, le distend
sensiblement. Il a en général beaucoup d'épaisseur,
disposition remarquable surtout en devant et en
haut, où il est fortifié par un faisceau très-épais qui
part de l'épine antérieure-inférieure de l'iliaque,
et descend, en se confondant avec lui, à la ligne oblique antérieure, où se fixent presque toutes ses
fibres, qui sont longitudinales. Vers cette ligne, des
trous sensibles s'observent, et conduisent des vaisseaux entre ce ligament et la synoviale. Du côté interne, le ligament capsulaire est très-faible; souvent
cette dernière paraît dans ses intervalles. Cependant
quelques fibres venant de la partie supérieure du trou
sous-pubien le fortifient dans ce sens. En général,
excepté antérieurement, la direction de ses fibres
est très-irrégulière et difficile à assigner. En devant
le droit antérieur de la cuisse, et une synoviale subjacente aux tendons réunis du psoas et de l'iliaque,
en dedans le pectiné et l'obturateur externe, en arrière le carré, les jumeaux, le pyramidal, l'obturateur interne, en haut le petit fessier, recouvrent ce

ligament, dont la surface interne est revêtue par la synoviale articulaire. Tous ces muscles contribuent aussi pour beaucoup à affermir l'articulation.

Ligament inter-articulaire. Quoique occupant l'intervalle des surfaces, il n'est pas, comme il le semble d'abord, contenu dans l'articulation, à cause de la gaîne synoviale dans laquelle il se trouve, et que la dissection en sépare avec beaucoup de facilité. Il n'est point, comme les autres ligamens inter-articulaires, fibro-cartilagineux. C'est un véritable faisceau ligamenteux qui, né de l'enfoncement raboteux qu'offre la tête du fémur, va gagner, non pas le fond inégal de la cavité cotyloïde, comme le disent la plupart des auteurs, mais les deux extrémités de l'échancrure cotyloïdienne, par deux faisceaux qui se séparent en cet endroit pour aller à chacune de ces extrémités, où ils se fixent au dedans du ligament cotyloïdien, en formant avec lui un trou de l'échancrure précédente. C'est le repli synovial, et non le corps fibreux qu'il revêt, qui du fémur va au fond inégal de la cavité cotyloïde : ce corps fibreux est tellement disposé par cette insertion interne, que la luxation du fémur dans le trou ovalaire est la seule qui puisse s'opérer sans sa rupture, laquelle est inévitable dans les autres déplacemens, surtout dans celui en dehors et en haut. Il est possible qu'alors ce ligament étant rompu, la portion de la gaîne synoviale qui va tapisser le fond inégal de la cavité cotyloïde reste intacte, et serve jusqu'à un certain point à maintenir encore un peu les rapports. Je remarque que, dans la luxation en bas et en dehors, le faisceau attaché à l'extrémité supé-

rieure de l'échancrure peut être rompu seul ; que
dans celle en haut et en dedans, un phénomène
opposé peut avoir lieu : en sorte que, dans ces deux
luxations, la rupture du ligament inter-articulaire
peut n'être et n'est probablement jamais que partielle.

Membrane synoviale. Elle se déploie d'abord dans
la cavité cotyloïde, où elle. est très-apparente sur
le tissu cellulaire rougeâtre qui s'y rencontre, et
dont on peut la soulever par l'insufflation à travers
l'échancrure qui transmet les vaisseaux. Elle se déploie ensuite sur le ligament cotyloïdien, et descend
sur la surface interne de la capsule, à laquelle elle
communique son poli, et dont on peut la séparer.
Parvenue à la base du col du fémur, elle abandonne
le ligament capsulaire, et se réfléchit pour revêtir
un tissu fibreux qui forme le périoste de ce col, et
qui, formé de fibres parallèles, est beaucoup plus
sensible en devant et en dedans que dans les autres
sens. De là, la synoviale gagne le cartilage de la tête,
qu'elle recouvre partout, excepté à l'insertion du
ligament inter-articulaire ; là elle envoie un prolongement en forme de canal, qui embrasse ce ligament
et l'accompagne jusqu'au tissu rougeâtre de la cavité cotyloïde.

§ II. *Articulation fémoro-tibiale.*

Cette articulation résulte du contact de la rotule
avec la surface concave qui unit en devant les deux
condyles du fémur, et du rapport de ces mêmes
condyles avec l'extrémité supérieure du tibia, rap-

port auquel une substance fibro-cartilagineuse est
intermédiaire. Il y a donc ici trois surfaces articulaires, qui sont encroûtées chacune d'un cartilage
dont l'épaisseur est proportionnée à la largeur, et
qui, suivant les mouvemens d'extension et de
flexion, changent fréquemment de rapport, comme
nous le verrons. Ces trois surfaces articulaires tiennent les unes aux autres par divers liens, dont l'assemblage forme l'articulation la plus compliquée de
l'économie. On peut envisager ces liens sous deux
rapports : 1° les uns sont exclusivement relatifs à
la rotule ; 2° les autres, plus nombreux, fixent spécialement l'union du tibia avec le fémur. De plus,
une large synoviale se déploie sur toute l'articulation.

Ligament rotulien. Ce ligament, qui est la terminaison inférieure du tendon des extenseurs, forme
un faisceau fibreux très-épais, allongé, aplati,
étendu perpendiculairement de l'angle inférieur de
la rotule et de l'enfoncement inégal qui est en arrière, à l'éminence saillante qui commence la ligne
antérieure du tibia : c'est le double point auquel il
se fixe en parcourant un espace de deux pouces. Il
répond, en devant, à la peau et à un tissu aponévrotique; en arrière, à un paquet de tissu graisseux
placé entre lui et la synoviale articulaire, et au-
dessous à une petite poche synoviale isolée, qui facilite son glissement sur le tibia, le tapisse d'une
part, et de l'autre la surface triangulaire supérieure
à l'éminence qui lui sert d'insertion.

Il est formé de fibres parallèles, serrées, blanchâ-
tres, absolument tendineuses, promptes, comme

celles des tendons, à céder à l'ébullition en se chan-
geant en gélatine,à se ramollir par la macération,etc.,
différentes sous ces rapports des fibres ligamenteuses. Les superficielles se continuent avec celles du
tendon des extenseurs, et forment un plan plus ou
moins épais devant la rotule, plan qui est suffisant
quelquefois, dans la fracture de cet os, pour prévenir son déplacement. · ·

Deux ligamens latéraux, un postérieur et deux
obliques, sont destinés à unir le fémur au tibia,
quoique l'un d'eux, l'externe, se porte au péroné.

Ligament externe. Il naît de la tubérosité externe
du fémur, côtoie le côté correspondant de l'articulation, et vient se fixer à l'extrémité tibiale du péroné. Il est arrondi, et a l'aspect d'un tendon, quoiqu'il n'en ait nullement la nature. L'aponévrose du
crural, et plus immédiatement le biceps, le recouvrent en dehors; il est contigu, en dedans, au tendon du poplité, à la synoviale et aux vaisseaux articulaires inférieurs. ,

Ligament interne. Il est, par sa forme aplatie,
très-différent du précédent. Fixé à la tubérosité interne du fémur, il descend en s'élargissant beaucoup, s'arrête en partie au fibro-cartilage et au
condyle interne du tibia, et se continue ensuite en
devant par un long faisceau, jusqu'au commencement de la ligne interne de cet os, où il se termine.
Il répond en dehors à la synoviale, au fibro-cartilage et au tibia; en dedans, à l'aponévrose fémorale
et à l'expansion des couturier, demi-tendineux, droit
interne. .

Ligament postérieur. Il forme un appareil fibreux,

placé obliquement et superficiellement entre le niveau de la tubérosité interne du tibia et le condyle
externe du fémur. C'est une division du tendon du
demi-membraneux, sur laquelle nous reviendrons,
et qui laisse entre ses fibres des espaces pour les
vaisseaux articulaires qui se ramifient dans un tissu
graisseux placé entre elle et les ligamens obliques.
Au-dessus de ce faisceau, il y a quelques fibres
transversales, indépendantes du demi-membraneux.

Ligamens obliques. Ils empruntent leur nom de
leur direction. Ce sont deux cordons fibreux, très-
forts, placés à la partie postérieure de l'articulation, mais hors de celle-ci, quoique, au premier
coup-d'œil, ils paraissent y être contenus, parce
qu'une gaîne synoviale les entoure seulement, affectant une direction opposée, et telle qu'ils se croisent en X. L'un, antérieur, s'implante en dedans
du condyle externe, se porte de là obliquement
dans l'échancrure antérieure à l'épine du tibia, et
y confond son insertion avec celle des fibro-cartilages; ses fibres sont un peu contournées sur elles-
mêmes. L'autre, postérieur, fixé à la partie externe
du condyle interne du fémur, se porte, en divergeant, d'une part à l'enfoncement raboteux qui est
derrière l'épine du tibia, de l'autre à la partie postérieure du fibro-cartilage externe, et se fixe en
ces deux endroits, ce qui l'élargit considérablement en bas, et le fait paraître véritablement composé de deux faisceaux très-distincts. Ces deux ligamens, revêtus en devant et sur les côtés par la
synoviale, sont séparés, en arrière et en haut,

du ligament postérieur, par du tissu cellulaire abondant; entre eux un peu de tissu rougeâtre existe aussi.

Fibro-cartilages. Ils existent entre les condyles du fémur et les surfaces articulaires du tibia, affectent une direction recourbée, n'occupent que la circonférence des deux surfaces concaves du tibia, dont le milieu est libre, et dont ils concourent à augmenter la profondeur. L'interne, plus allongé d'avant en arrière que transversalement, est à peu près demi-circulaire; l'externe forme presque un cercle entier, double disposition accommodée à la figure différente des surfaces du tibia. Leur circonférence extérieure, fort épaisse, est adhérente aux substances fibreuses qui entourent l'articulation, aux ligamens latéraux en particulier. Vers le passage du tendon du poplité, il y a contiguïté au moyen de la synoviale, et non adhérence. Leur circonférence intérieure, très-mince, est embrassée par la synoviale. L'extrémité postérieure de chacun se fixe derrière l'épine du tibia, au-devant du ligament oblique postérieur. L'antérieure s'insère au-devant de l'oblique antérieur et de l'épine par conséquent. Un petit faisceau ligamenteux, rien moins que constant, unit quelquefois antérieurement ces deux fibro-cartilages, qui sont formés de fibres concentriques plus longues à l'extérieur qu'à l'intérieur, et tellement pénétrées de gélatine qu'elles forment un tout homogène au premier coup d'œil, et semblable aux cartilages.

Membrane synoviale. Elle a une disposition plus compliquée que la plupart de celles examinées jusqu'ici, à cause du grand nombre de parties sur lesquelles elle se déploie : elle est, sous ce rapport, aux membranes synoviales ce qu'est le péritoine aux séreuses.

Pour la bien concevoir, supposons-la naître au-dessus de l'articulation entre le tendon des extenseurs et le devant des condyles. Très-lâche dans cet endroit, subjacente à beaucoup de graisse, elle permet d'écarter beaucoup la rotule du fémur, lorsque le tendon est coupé. Elle se réfléchit de là au-dessous des condyles, qu'elle revêt dans toute leur étendue, en y adhérant d'autant moins qu'on l'observe plus près des tubérosités, vers lesquelles la portion de l'os qu'elle revêt n'est point cartilagineuse. Parvenue ainsi à la partie postérieure de l'articulation, elle se réfléchit sur la partie antérieure des tendons des jumeaux, qui, sans elle, seraient contenus dans l'articulation, entoure le tendon du poplité, puis descend autour des ligamens obliques et de la graisse qui leur est postérieure, et leur forme une espèce de gaîne qui les empêche d'être renfermés dans la cavité articulaire ; puis, arrivée à la surface articulaire du tibia, elle la revêt après avoir enveloppé en tous sens, si ce n'est dans leur circonférence externe, les fibro-cartilages. Elle remonte ensuite derrière le ligament inférieur de la rotule, séparée de lui par une énorme quantité de tissu cellulaire. Ici elle envoie un petit prolongement en forme de canal, qui traverse l'articulation pour se rendre entre les deux condyles, que la graisse remplit souvent, et qu'on désigne à cause de cela sous le nom impropre de *ligament adipeux.* Enfin, après s'être ainsi compor-

tée, elle passe derrière la rotule, revêt en dedans et
en dehors l'aponévrose du crural qui s'insère à ce dernier os, et se termine derrière le tendon extenseur
à l'endroit d'où nous l'avons supposée partir.

§ III. Articulations péronéo-tibiales.

Trois classes de ligamens servent à l'union des
deux os de la jambe : les uns embrassent leur articulation supérieure; d'autres se trouvent à l'inférieure;
enfin un ligament interosseux occupe l'intervalle qui
les sépare.

a. Articulation supérieure.

Chacune des facettes articulaires par lesquelles le
péroné et le tibia se joignent en haut, est revêtue
d'un cartilage d'encroûtement. Deux ligamens, l'un
antérieur, l'autre postérieur, et une synoviale, se
remarquent ici.

Ligament antérieur. Fixé au-devant de l'extrémité
tibiale du péroné, il se porte obliquement en haut
et en dedans, à la partie voisine de la tubérosité externe du tibia. Sa largeur est assez grande; ses fibres, écartées et séparées en divers points par du
tissu cellulaire, sont parallèles et plus longues en
haut qu'en bas.

Ligament postérieur. Il se comporte derrière
l'articulation à peu près comme le précédent, dont
il diffère par son peu de largeur et par là texture
plus serrée de ses fibres. Le poplité le recouvre;
souvent aussi la synoviale du genou s'étend jusque-

là. Outre ces deux ligamens, le tendon du biceps en haut, et diverses fibres irrégulières en bas, fortifient cette articulation.

Membrane synoviale. Elle se déploie sur les deux surfaces articulaires. En se portant de l'une à l'autre, elle revêt les deux ligamens et les fibres inférieures, est écartée par du tissu cellulaire du tendon du biceps, et se trouve contiguë à la synoviale du genou entre ce tendon et le ligament postérieur.

b. *Articulation moyenne.*

Ligamens interosseux. Un ligament analogue à celui que nous avons décrit à l'avant-bras occupe l'intervalle des deux os de la jambe. Mince, aplati, disposé en forme d'aponévrose, plus large en haut qu'en bas, où il se termine en une espèce de pointe, il est composé de fibres obliques, qui de la ligne saillante externe du tibia descendent à la crête qui divise la surface interne du péroné, et à la partie inférieure de la ligne interne de ce dernier. En haut, ce ligament présente, près le péroné, une ouverture que traversent les vaisseaux tibiaux antérieurs, lesquels, ainsi que le jambier antérieur, le long extenseur commun, l'extenseur propre du gros orteil et le péronier antérieur, sont appliqués sur sa surface antérieure; la surface postérieure est recouverte par le jambier postérieur et le long fléchisseur du gros orteil. En bas, une ouverture assez marquée transmet une branche de la péronière. Dans le reste du trajet de ce ligament, on voit aussi vers le tibia diverses ouvertures pour le passage de vaisseaux.

c. *Articulation inférieure:*

L'articulation inférieure présente deux surfaces triangulaires, l'une concave pour le tibia, l'autre convexe pour le péroné. Chacune est revêtue en bas d'un cartilage d'encroûtement, suite de celui de l'articulation tibio-tarsienne, large d'une ligne ou deux, tapissé par une portion de la synoviale de la même articulation, et surmonté d'un ligament interosseux qui, avec un ligament antérieur et postérieur, concourt à empêcher l'écartement des deux os.

Ligament antérieur. Inséré dans une assez grande étendue au-devant de l'extrémité tarsienne du péroné, il monte obliquement, et vient s'implanter au-devant de la portion voisine du tibia. Plusieurs espaces vasculaires séparent ses fibres, qui sont subjacentes au péronier antérieur, et bien plus longues en bas qu'en haut.

Ligament postérieur. Sa disposition se rapproche beaucoup de celle de l'antérieur. Ses fibres, obliques, plus longues en bas qu'en haut, laissant aussi des intervalles entr'elles, recouvertes par les péroniers latéraux, se fixent d'une part à l'extrémité tarsienne du péroné, de l'autre à la partie voisine du tibia, où elles se terminent; elles se confondent en bas avec d'autres ligamens venant aussi du péroné.

Ligament interosseux. C'est un tissu fibreux, assez dense, serré en divers endroits, écarté dans d'autres par du tissu cellulaire souvent graisseux. Il occupe l'espace triangulaire indiqué plus haut, fait suite, pour ainsi dire, au ligament membraneux dont nous avons parlé ; et contribue puissamment à assurer la solidité de l'union des deux os.

§ IV. *Articulation tibio-tarsienne.*

Pour l'articulation du pied avec la jambe, l'astragale est reçu dans un enfoncement profond en forme de mortaise, qui résulte de l'union du péroné avec le tibia, et que forment latéralement les deux malléoles. Deux ligamens latéraux, deux antérieurs et deux postérieurs, sont les liens destinés à maintenir les surfaces articulaires, que revêt un cartilage assez épais, et que tapisse une membrane synoviale.

Ligament interne. Il a une largeur très-sensible. Implanté au sommet de la malléole du tibia, il descend un peu obliquement en arrière à la partie interne de l'astragale, où il se termine en envoyant quelques-unes de ses fibres antérieures au calcanéum et à la gaîne fibreuse du tendon du fléchisseur commun. En dedans, le tendon du jambier postérieur l'avoisine ; en dehors, la membrane synoviale le revêt.

Ligament externe. Il est étroit, arrondi et épais. Né du sommet et un peu au-devant de la malléole du péroné, il se porte verticalement en bas, et s'insère au côté externe du calcanéum. Il est recouvert dans ce trajet par le tendon du long péronier latéral, et appliqué sur la synoviale.

Ligamens antérieurs. Il y en a deux ; l'un vient du péroné, l'autre du tibia. Fixé au-devant de la

malléolé externe, le premier se porte dé là obliquement à un enfoncement qui se voit en dehors de
l'astragale, et forme un faisceau régulier, quadrilatère, à fibres serrées et très-fortes. Le second est
l'assemblage de quelques fibres irrégulières, à faisceau non-distinct, et qui, de la partie antérieure de
l'extrémité du tibia, traversent obliquement l'articulation de dedans en dehors, parmi beaucoup de
tissu cellulaire, et viennent se rendre sur l'astragale
au-devant de sa poulie articulaire.

Ligamens postérieurs. Ils sont aussi au nombre
de deux. L'un, né du péroné, derrière la malléolé
externe, à un enfoncement qui s'y trouve, se porte
obliquement en bas et en dedans à la partie postérieure de l'astragale, et résulte de fibres nombreuses,
dont les antérieures sont plus courtes que les postérieures. L'autre, situé au-dessus du précédent, continu à lui d'un côté, d'un autre côté au ligament
postérieur de l'articulation péronéo-tibiale, s'implante aussi derrière la malléole externe, et formé
un faisceau fibreux assez fort, transversalement
dirigé de cette malléole à celle du tibia et à la portion postérieure de la face articulaire de cet os. Il
remplit le double usage d'affermir l'union de ces
deux os, et d'augmenter en arrière la profondeur
de la cavité qui reçoit l'astragale. Rien de semblable
à ce faisceau transversal ne se voit en devant.

Membrane synoviale. Elle est remarquable par la
grande quantité de synovie qu'on y rencontre toujours; mais elle a du reste une disposition analogue
à celle de toutes les autres articulations. Déployée
d'abord sur les surfaces inférieures du péroné et

du tibia, elle envoie, comme nous l'avons vu, entre ces deux os un prolongement qui sert de capsule synoviale à leur articulation inférieure, et qui quelquefois se prolonge au-delà du cartilage; puis, elle gagne la triple face cartilagineuse de l'astragale, sur laquelle elle se termine, en tapissant de l'un et l'autre côtés les malléoles et les ligamens qui en naissent, en devant et en arrière ceux qu'on y voit dans ces deux sens. Une grande quantité de tissu graisseux lui correspond en devant, et la sépare des fibres ligamenteuses.

§ V. *Articulations tarsiennes.*

On peut rapporter ces articulations à trois classes, savoir, à celle des os de la première rangée entr'eux, c'est-à-dire, de l'astragale et du calcanéum; à celle des deux rangées entr'elles, à celle des os de la seconde rangée entr'eux.

Articulations de la Rangée jambière.

Articulation calcanéo-astragalienne. Deux surfaces articulaires, cartilagineuses, se remarquent sur le calcanéum et l'astragale, et sont contiguës l'une à l'autre: la postérieure est la plus considérable; c'est la principale : l'antérieure se continue avec celle de l'articulation du scaphoïde avec le calcanéum; et a une synoviale commune que nous examinerons. Il y a pour l'articulation calcanéo-astragalienne un ligament interosseux, un ligament postérieur et une synoviale propre.

Ligament interosseux. C'est un amas de fibres fortes, serrées, très-denses, plongées cependant dans une masse de tissu graisseux, qui, nées de toute la rainure qui sépare les deux facettes articulaires de l'astragale, se portent à toute celle qui est intermédiaire aux facettes du calcanéum. Le faisceau qu'elles forment, étroit et aplati en dedans, comme ces rainures, devient très-épais, et composé de fibres très-apparentes et très-nombreuses en dehors, où ces rainures s'élargissent en formant par leur assemblage une espèce d'excavation. En cet endroit, on distingue très-manifestement les fibres qui remplissent cette excavation, et qui sont d'autant plus longues qu'elles sont plus extérieures : il faut séparer les deux os pour voir les autres dans les rainures qu'elles unissent.

Ligament postérieur. Ce sont quelques fibres parallèles, recouvertes par la gaîne du fléchisseur propre du pouce, qu'elles concourent à former, et qui de la partie postérieure de l'astragale, se portent obliquement en dedans à la portion voisine du calcanéum.

Le ligament externe et quelques fibres de l'interne, qui du péroné et du tibia descendent au calcanéum, servent aussi puissamment à maintenir ce dernier en contact avec l'astragale. Ces ligamens sont communs à leur articulation et à celle-ci.

Membrane synoviale. Elle tapisse la surface postérieure et cartilagineuse du calcanéum, en se prolongeant sensiblement en arrière sur la portion osseuse; elle remonte ensuite sur celle de l'astragale, qu'elle revêt. Elle est lâche en arrière, où elle répond à la graisse antérieure au tendon d'Achille.

Quelquefois la surface articulaire antérieure est divisée, comme je l'ai dit, en deux facettes: alors la postérieure a une petite synoviale isolée, l'antérieure étant commune avec l'articulation du scaphoïde.

Articulation des deux Rangées.

Cette articulation, dont les surfaces sont sur la même ligne, résulte du contact du calcanéum et de l'astragale, qui sont en arrière, avec le scaphoïde et le cuboïde, qui sont en devant: c'est une double articulation isolée.

1°. *Articulation calcanéo-scaphoïdienne.* Outre cela, le calcanéum, quoique non contigu au scaphoïde, lui est uni par deux forts ligamens, l'un inférieur, l'autre externe, ligamens qu'il faut préliminairement examiner.

Ligament calcanéo-scaphoïdien inférieur. C'est un faisceau aplati, oblique de dehors en dedans, très-épais, implanté d'une part au-devant de la petite tubérosité du calcanéum, de l'autre part à la partie inférieure du scaphoïde, répondant en bas au passage du jambier postérieur, concourant en haut à compléter une excavation que le calcanéum et le scaphoïde offrent à la tête de l'astragale; il est formé de fibres denses, serrées, resplendissantes.

Ligament calcanéo-scaphoïdien externe. Faisceau très-court qui part de la partie antérieure et interne du calcanéum, et va se rendre à la partie externe et inférieure du scaphoïde : il complète en dehors la cavité où est reçue la tête de l'astragale, et où on le voit.

2°. *Articulation scaphoïdo-astragalienne.* Elle présente une cavité formée par une facette concave du scaphoïde en devant, par une autre du calcanéum et par les deux ligamens précédens en arrière et en bas; cette cavité reçoit la tête de l'astragale. Un ligament et une synoviale s'observent ici.

Ligament scaphoïdo-astragalien. Implanté au bord et au-dessus de la surface articulaire de l'astragale, il se porte de là à la partie supérieure du scaphoïde : il est mince, large, à fibres parallèles et allongées, recouvertes par les extenseurs, et correspondant à la synoviale. Quelques-unes de ses fibres vont aux cunéiformes.

Membrane synoviale. Elle revêt la facette du scaphoïde, passe de là sur la face supérieure des deux ligamens calcanéo-scaphoïdiens, s'engage dans leur intervalle entre le scaphoïde et le calcanéum, et y forme un cul-de-sac, revient sur la facette de ce dernier, puis sur le ligament scaphoïdo-astragalien, et ensuite à l'endroit d'où elle était partie.

3°. *Articulation calcanéo-cuboïdienne.* Elle se fait par deux surfaces concaves et convexes en sens opposé, que se présentent les deux os, que revêt une synoviale, et qu'affermissent deux ligamens.

Ligament calcanéo-cuboïdien supérieur. Il est large, mince, quadrilatère, à fibres parallèles, obliques, assez courtes, lesquelles vont de la partie supérieure et antérieure du calcanéum au cuboïde, en répondant d'une part à la synoviale, de l'autre au péronier antérieur.

Ligament calcanéo-cuboïdien inférieur. C'est le plus épais et le plus long de tous ceux du tarse : il est manifestement composé de deux plans de fibres, l'un superficiel, l'autre profond. Le premier, qui a le plus d'étendue, s'implante en arrière et en bas du calcanéum, et se dirigeant de là horizontalement en devant, fixe quelques-unes de ses fibres au cuboïde ; mais le plus grand nombre passent au-dessous de la gaîne fibreuse du long péronier, et bientôt se partagent en divers faisceaux, qui donnent naissance à divers muscles et vont à l'extrémité des troisième et quatrième os du métatarse, auxquels ils servent de ligamens.

Le plan profond, plus court, se fixe au calcanéum plus en devant que le superficiel, et de là se porte dans la même direction que lui, au bas du cuboïde, sur lequel il s'insère en entier, surtout à l'éminence qui traverse sa surface inférieure. Une partie des muscles profonds du pied recouvrent ce ligament dont les fibres ne sont pas toutes parallèles, car leur portion externe est sensiblement divergente.

Membrane synoviale. Elle se déploie sur les deux surfaces cartilagineuses, tapisse, en se réfléchissant de l'une à l'autre, les deux ligamens précédens, est à nu dans plusieurs intervalles des fibres du supérieur, et se trouve contiguë en dehors à la gaîne synoviale du long péronier, en dedans à un tissu fibreux et cellulaire.

Articulations de la Rangée métatarsienne.

Les os de cette rangée du tarse, savoir, le scaphoïde, le cuboïde et les trois cunéiformes, s'unissent entr'eux de la manière suivante :

1°. *Articulation scaphoïdo-cuboïdienne.* On trouve entre le scaphoïde et le cuboïde un tissu fort et résistant, à fibres courtes et serrées, analogue en tout à ceux que nous avons déjà plusieurs fois indiqués sous le nom de *ligamens interosseux.* Quelquefois, outre ce moyen d'union intermédiaire, ces deux os sont contigus par deux petites facettes cartilagineuses, étroites, revêtues d'une poche synoviale isolée.

Deux ligamens se trouvent ici :

Ligament dorsal. Faisceau transversal, quadrilatère, oblique, passant du scaphoïde au cuboïde, recouvrant les fibres interosseuses, contigu aux tendons extenseurs.

Ligament plantaire. Faisceau plus marqué que le précédent, arrondi, obliquement tendu de la partie inférieure et externe du scaphoïde, à la portion voisine du cuboïde. Beaucoup de tissu cellulaire l'entoure.

2°. *Articulation cunéo-cuboïdienne.* Le cuboïde se joint au troisième cunéiforme par une surface articulaire, cartilagineuse, tapissée d'une membrane synoviale distincte, et fortifiée par deux ligamens.

Ligament dorsal. Faisceau mince, oblique, à fibres parallèles, séparées par quelques espaces vasculaires, implantées aux bords contigus des deux

os, et continues avec quelques-unes de celles du ligament calcanéo-cuboïdien supérieur.

Ligament plantaire. Il est plus épais, s'étend de
l'un à l'autre des deux os, et en affermit le rapport,
qui est encore assuré par une couche interosseuse
de tissu fibreux, laquelle occupe les divers intervalles où ces os ne sont pas en contact immédiat.

3°. *Articulation cunéo-scaphoïdienne.* Le scaphoïde, au moyen de la triple surface cartilagineuse
et continue qu'il présente en devant, s'articule avec
les trois cunéiformes.

Ligamens dorsaux. Trois ligamens minces et aplatis, confondus dans leur insertion au scaphoïde,
naissent de la partie supérieure de cet os, et vont,
en s'écartant l'un de l'autre, se rendre à la face correspondante du cunéiforme auquel chacun d'eux appartient. Celui qui est destiné pour le premier cunéiforme est vraiment interne et souvent à double
faisceau, séparé par un intervalle vasculaire. Il paraît plus prononcé en bas où le tendon du jambier
antérieur le fortifie, et a plus d'épaisseur, plus de
largeur que les deux autres, qui sont supérieurs.

Ligamens plantaires. Trois ligamens analogues,
mais un peu moins prononcés, se rencontrent à la
partie inférieure des os dont nous parlons. Également confondus sous le scaphoïde, ils deviennent
plus distincts à mesure qu'ils s'écartent pour se porter au-dessous des os cunéiformes. Ils résultent,
ainsi que les précédens, de fibres parallèles très-
serrées.

Membrane synoviale. Commune aux trois articulations du scaphoïde avec les cunéiformes, elle se

déploie sur les surfaces articulaires de ces os, tapisse les ligamens plantaires et dorsaux, paraît dans
les espaces qu'ils laissent entre eux; puis, ne se bornant pas là, elle s'engage dans les articulations respectives des cunéiformes.

4°. *Articulations cunéennes*. Les os cunéiformes
s'unissent entre eux par leurs faces voisines. Deux
ordres de ligamens transverses, les uns supérieurs,
les autres inférieurs, servent à affermir cette articulation. Les premiers, au nombre de trois, se succèdent l'un à l'autre : placés sur le même plan, ils
semblent ne former qu'un faisceau unique, étendu
transversalement sur la surface supérieure des trois
cunéiformes, qu'il fixe d'une manière solide. Les inférieurs offrent une disposition analogue; ils sont
un peu moins prononcés, et même ne paraissent
distincts du tendon du jambier postérieur avec lequel ils se confondent, que par la direction différente de leurs fibres.

On remarque aussi entre les os cunéiformes
quelques traces d'un tissu fibreux conforme à celui
de quelques-unes des articulations précédentes, et
occupant les espaces où ces os ne sont pas immédiatement contigus. Nous avons vu d'où leurs surfaces
articulaires empruntent leur membrane synoviale.

§ VI. *Articulations tarso-métatarsiennes.*

Elles sont disposées de la manière suivante : le
premier os du métatarse s'articule avec le premier
cunéiforme; le second os avec celui-ci et les deux
suivans, en sorte qu'il est comme enclavé dans cette

triple articulation ; le troisième avec le troisième
cunéiforme qui lui correspond ; enfin les deux derniers avec le cuboïde. Toutes les surfaces articulaires, dont nous avons déjà décrit les formes extérieures, sont revêtues d'un cartilage mince qui se
moule sur elles pour favoriser leur glissement.

Les ligamens qui unissent ces diverses articulations peuvent être distingués en dorsaux et en
plantaires.

Ligamens dorsaux. On en voit, sur l'extrémité
de chaque os du métatarse, un nombre égal à celui
des os du tarse, avec lesquels chacun s'articule.
Ainsi 1° il en est un étendu de la partie supérieure
du premier cunéiforme au-dessus de l'extrémité du
premier métatarsien ; 2° trois, venant des trois cunéiformes, se rendent sur l'extrémité du second ;
3° un seul, inséré au troisième cunéiforme, se porte
de cet os à celui du métatarse qu'il soutient ; un
autre venant quelquefois du cuboïde, l'aide dans
son action ; 4° enfin, l'extrémité du quatrième et
celle du cinquième métatarsiens en reçoivent un qui
leur vient de la face supérieure du cuboïde.

Tous ces ligamens, composés de fibres parallèles
très-courtes et très-denses, affectent une direction
longitudinale ou oblique, suivant la direction ou
les rapports des surfaces articulaires, et sont séparés
les uns des autres par des espaces celluleux que traversent des vaisseaux. Les tendons extenseurs les
recouvrent ; ils répondent aux synoviales.

Ligamens plantaires. Ils sont en nombre égal aux
ligamens dorsaux, se comportent de la même manière, sont un peu plus minces, excepté celui qui

va du premier cunéiforme au premier métatarsien. Tous sont singulièrement fortifiés par les gaînes tendineuses multipliées qui se remarquent à la plante du pied, et notamment par celle du long péronier, qui passe sur la plupart d'entre eux, et qu'il faut enlever pour les voir.

Membranes synoviales. Elles ne se comportent pas de la même manière à l'égard de l'articulation de chaque os du métatarse. Voici leurs différences : 1°. Il en existe une entièrement isolée pour l'articulation du premier cunéiforme et de l'os métatarsien du gros orteil. 2°. Une seconde, qui n'est qu'un prolongement de celle déployée sur les facettes contiguës des deux premiers cunéiformes, revêt les surfaces correspondantes de la triple articulation du second métatarsien avec les deux os précédens, et avec le troisième cunéiforme. 3°. Un autre appartient à l'union de l'extrémité du troisième métatarsien avec le cunéiforme qui le supporte, et fournit deux prolongemens en forme de culs-de-sacs, lesquels se déploient sur les facettes articulaires qui unissent ce troisième métatarsien avec le second et avec le quatrième. J'ai observé différens sujets où il y avait une communication entre cette synoviale et la précédente, vers l'endroit où le second métatarsien est contigu au troisième cunéiforme. 4°. Enfin une dernière synoviale appartient à l'articulation du cuboïde avec les deux derniers os métatarsiens, et à l'articulation mutuelle de ceux-ci, au bas de laquelle elle forme un cul-de-sac.

§ VII. *Articulations métatarsiennes.*

Les os métatarsiens s'articulent entre eux par leurs extrémités postérieures, au moyen de petites facettes cartilagineuses contiguës : le premier seul fait exception à cette disposition générale. Nous avons vu comment les membranes synoviales des articulations précédentes se prolongeaient sur celles-ci. Les ligamens sont ici analogues à ceux du métacarpe.

Ligamens dorsaux et *plantaires.* Ils sont disposés à peu près les uns comme les autres: C'est la position seule qui les différencie, pour ainsi dire. Ils se trouvent au nombre de trois dans chaque région, affectent une direction transversale, et sont étendus du second métatarsien au troisième, de celui-ci au quatrième, de ce dernier au cinquième. Leurs extrémités, presque confondues dans certains sujets, où ils semblent ne faire superficiellement qu'un seul faisceau transversal, sont très-distinctes dans d'autres.

Ligamens interosseux. Outre les fibres dorsales et plantaires, on trouve entre les extrémités postérieures des os métatarsiens, et sous leurs surfaces articulaires, d'autres fibres interosseuses très-fortes, qui servent à maintenir leurs rapports.

Les extrémités antérieures n'ont point entre elles de contact immédiat; elles sont sensiblement séparées les unes des autres : mais un ligament transversal situé au-dessous d'elles sert à les unir. Il ne diffère en rien pour la forme, la largeur, les rap-

ports, etc., de celui que nous avons observé au-
devant des extrémités inférieures des os du métacarpe : seulement il est étendu du premier au
cinquième os du métatarse, tandis qu'au métacarpe
il est borné aux quatre derniers.

§ VIII. *Articulations métatarso-phalangiennes.*

L'extrémité des premières phalanges, concave
et encroûtée d'un cartilage, se meut sur la surface
convexe et cartilagineuse aussi des os du métatarse;
cette dernière se prolonge un peu plus en haut que
ne le fait en arrière celle qui revêt l'extrémité phalangienne des os du métacarpe.

Chacune de ces articulations est affermie par
deux ligamens latéraux, étendus entre les côtés
correspondans de l'extrémité de l'os du métatarse
et de celle de la première phalange ; ils sont conformes à ceux des articulations métacarpo-phalan-
giennes. Un ligament antérieur se remarque également ici.

La membrane synoviale se comporte aussi là de
la même manière, sinon qu'elle a un peu plus d'é-
tendue et de laxité. En outre, dans les articulations
pourvues d'os sésamoïdes, elle en revêt la surface
correspondant à l'articulation.

§ IX. *Articulations phalangiennes.*

Les surfaces dont le rapport constitue ces articulations sont recouvertes d'une couche cartilagineuse mince. Une petite capsule synoviale, plus

prolongée dans le sens de la flexion que dans celui de l'extension, se déploie sur elles, en se réfléchissant de l'une à l'autre. Deux ligamens latéraux, entièrement conformes à ceux des phalanges des doigts, plus petits seulement, parce que ces os sont moins longs et moins gros, de plus un ligament antérieur, assurent le rapport de ces surfaces, et maintiennent la solidité de leurs articulations.

ARTICLE QUATRIÈME.

DÉVELOPPEMENT DES MEMBRES INFÉRIEURS:

Ce développement, ainsi que celui des membres supérieurs, présente ses variétés les plus remarquables dans le premier âge; car au-delà de l'accroissement, les membres restent à peu près dans le même état.

§ Ier. *État des Membres inférieurs dans le premier âge.*

Ils ne sont point aussi développés dans le fœtus et l'enfant que les membres supérieurs. La nature de leurs fonctions, dont l'exercice ne commence qu'à une époque assez éloignée de la naissance, explique aisément cette différence, qui trouve sa cause immédiate, comme nous l'avons déjà dit, dans la moindre quantité de sang que ces membres reçoivent. Voici, au reste, quelles sont les particularités de structure de chacune des parties qui entrent dans leur ensemble:

1°. Dans le fémur, le col qui supporte la tête fait en général un angle plus droit avec le corps que dans l'adulte. Dans la plupart des sujets, il se redresse peu à peu à mesure qu'ils avancent en âge ; dans plusieurs, il reste à peu près dans les mêmes proportions ; en sorte que les variétés indiquées plus haut appartiennent à l'adulte et non au fœtus. Ce redressement, qui a toujours lieu plus ou moins, est une preuve que le poids du corps, dans la station, est étranger au développement des membres inférieurs : c'est une observation de plus à ajouter à toutes celles qui prouvent le peu d'influence des lois mécaniques sur les fonctions de l'économie, sur la nutrition en particulier. Le col du fémur est à proportion plus court dans le premier âge : de là moins de largeur dans la base de sustentation du tronc, et par conséquent plus de vacillation dans l'attitude bipède. Il est tout cartilagineux : de là moins de force pour soutenir long-temps cette attitude, qui, dans le premier âge, éprouve beaucoup d'obstacles. A plus forte raison les enfans ne se supportent-ils que peu de temps sur un pied. Le grand trochanter, ainsi que le petit, ont alors une grosseur assez considérable, à cause de leur état cartilagineux.

Le corps du fémur, au lieu d'être courbé comme il l'est chez l'adulte, se trouve au contraire droit : conformation encore très-défavorable à la station ; car, comme nous l'avons vu, cette attitude emprunte beaucoup de solidité de la courbure du fémur, qui prolonge en devant l'appui de la ligne de gravité. L'extrémité tibiale de cet os, très-grosse et cartilagineuse à l'époque qui nous occupe, contribue pour beaucoup à donner au genou le volume qu'il nous présente alors, et qui paraît surtout chez les sujets très-maigres, chez les rachitiques, chez les jeunes phthisiques, etc. La rotule, qui participe aussi à cette articulation, existe à peine : de là plus de souplesse d'une part dans les mouvemens ; mais, d'une autre part, difficulté, incertitude, faiblesse de la station à genoux, attitude dans laquelle la rotule joue un si grand rôle.

2°. Dans la jambe, les os, quoique très-petits à la naissance, sont néanmoins assez bien formés. Les crêtes osseuses surtout sont très-saillantes dans le tibia : il est peu d'os qui présentent alors cette disposition d'une manière plus marquée, plus caractérisée.

3°. C'est principalement le pied qui offre des dispositions plus particulières. La plupart de ces dispositions ont été déjà indiquées à l'Article *du Développement des Membres supérieurs* : nous allons revenir sur ce qui n'a pas été exposé.

Le tarse, à la naissance, est presque tout cartilagineux : seulement le calcanéum et l'astragale présentent déjà les traces d'une ossification commençante. Malgré cet état de cartilage, les os du tarse n'ont pas un volume plus considérable : le talon ne fait pas en arrière plus de saillie proportionnellement que dans l'adulte ; il semble même moins proéminent. Il est facile de voir dans cette conformation du tarse, qui fait la principale partie du pied, un nouvel obstacle à la station, dans l'enfant en bas âge.

Les os du métatarse et les phalanges n'offrent pas un développement tout-à-fait aussi avancé que le métacarpe et les phalanges de la main : sur plusieurs sujets cependant, je n'ai pas trouvé une grande différence.

§ II. État des Membres inférieurs dans les âges suivans.

A mesure que la station s'exerce, que les mouvemens des membres inférieurs se multiplient, ils perdent les caractères d'organisation que nous venons d'exposer plus haut.

Le corps du fémur se courbe peu à peu; son col s'allonge, grossit, forme avec le corps un angle d'autant plus obtus qu'on s'éloigne davantage de l'époque de la naissance. Cependant il reste long-temps épiphyse, et souvent sa soudure n'est complète que vers la quinzième ou vingtième année.

Le genou, quoique augmentant d'une manière absolue, devient moins saillant relativement, parce que le volume proportionnel des extrémités fémorale et tibiale diminue.

La jambe éprouve peu de changemens; elle ne fait que s'accroître.

Dans le pied, les os du tarse s'ossifient; les autres parties se développent également. Pendant ce développement, il est très-exposé, par l'usage des diverses chaussures, à des déformations qui portent en général davantage sur les phalanges que sur le métatarse, et surtout que sur le tarse, qui est très-solide, et qui par là ne saurait céder à la pression des corps extérieurs. Rien de plus commun que de voir les orteils pressés, serrés les uns contre les autres, conserver même hors des chaussures la forme contre nature que celles-ci leur ont donnée, tandis que, quelles que soient ces chaussures, toute la partie postérieure du pied reste constamment la même. Est-ce à l'état habituel d'immobilité où se trouvent les phalanges qu'il faut rapporter un phénomène qui les distingue de celles de la main, savoir, la fréquente soudure de leurs articulations ? Cela est assez probable : il est peu de vieillards qui n'offrent ce fait anatomique.

ARTICLE CINQUIÈME.

MÉCANISME DES MEMBRES INFÉRIEURS.

Nous envisagerons ce mécanisme, comme celui des membres supérieurs, sous deux rapports, savoir, sous celui de leur solidité, puis sous celui de leur mobilité.

§ Iᵉʳ. *Mécanisme des Membres inférieurs relativement à leur solidité.*

Le mécanisme des membres inférieurs, envisagé sous ce rapport, est spécialement relatif aux attitudes immobiles de l'homme : car c'est dans ces attitudes que ces membres ont le plus besoin de la solidité qui les caractérise surtout. Or, ces attitudes sont spécialement, 1° la station sur les deux pieds ; 2° celle

sur un seul pied; 3° celle sur la pointe des pieds;
4° l'attitude à genoux; 5° celle où l'on est assis.

a. *Station sur les deux pieds.*

Tout, dans l'homme fait, indique sa destination à
l'attitude bipède : 1° la direction des orbites, qui,
dans l'attitude quadrupède, seraient dirigés vers la
terre; 2° celle du nez, dont le dos, et non les ouvertures, se présenterait aux odeurs, dans cette attitude; 3° la position du trou occipital, plus antérieure
que chez les quadrupèdes, plus propre par là à l'é-
quilibre de la tête; 4° sa direction horizontale,
qui fait porter le poids de la tête perpendiculairement sur l'épine; 5° la faiblesse du ligament cervical
postérieur, qui ne pourrait efficacement retenir la
tête si elle était horizontalement placée; 6° les courbures diverses de l'épine, très-favorables pour empêcher la chute quand le corps est vertical; 7° la
largeur du bassin; 8° et son défaut d'obliquité, aussi
avantageux l'une et l'autre à cette attitude, que
désavantageux à l'attitude quadrupède; 9° la disproportion de longueur des membres dans cette
dernière position; 10° l'état violent de distension
où se trouveraient alors, par leur structure, les articulations du bras et surtout du poignet; 11° la
forme de la main, faite pour saisir et non pour s'appuyer; 12° le col du fémur, sa longueur et celle de
son os; 13° l'articulation à angle droit de la jambe
et du pied, qui indique la position verticale de la
première sur le second; 14° la largeur de celui-ci;
15° la prédominance de sa partie solide, du tarse et

du métatarse, sur sa partie mobile, sur les phalanges,
etc.; 16°. la largeur de la poitrine, et les clavicules,
qui écartent trop les membres supérieurs pour que
ceux-ci agissent avantageusement dans la progression. Ces caractères ne sont pris que dans le squelette:
combien d'autres ne pourraient pas être puisés dans
les muscles et dans les organes extérieurs, par exemple, dans la force du soléaire, des fessiers, etc. Pas-
sons au mécanisme de la station.

Nous avons déjà vu ailleurs, 1° comment la colonne vertébrale supporte la tête; 2° comment ensuite et par quel mécanisme le bassin offre une base
de sustentation aux parties supérieures. D'après
cela, en exposant ici par quelle série d'actions le
poids du tronc est en dernier résultat transmis au
sol par les membres inférieurs, on aura une idée générale de la station, état qui paraît si simple au premier abord, et qui cependant exige tant d'efforts de
la part des puissances musculaires.

1°. La base de sustentation que les fémurs représentent en haut, à l'égard du tronc, est très-élargie
par l'existence de leur col. Cette disposition, comme
nous l'avons déjà indiqué ailleurs, a l'avantage d'assurer la station sans nuire à la progression. En même
temps, la direction oblique de ce col, en décompo-
sant la pression que le tronc exerce sur la tête du
fémur, rend moins sensibles les effets de cette pression. Cependant il est des circonstances, comme la
chute de très-haut sur la plante des pieds, où les
deux efforts entre lesquels se trouve le col du fémur
dans l'état naturel, savoir, la pression du corps et la
réaction du fémur, augmentant tout à coup, le

poids du tronc déprime fortement la tête de cet os, et la fracture du col survient, surtout si l'effort est porté spécialement sur un seul membre, et ne se répartit pas également sur les deux.

2°. Les fémurs, chargés du poids de toutes les parties supérieures, le transmettent à l'articulation du genou, mais différemment chez l'adulte et le vieillard. Dans le premier, les fémurs reposent presque perpendiculairement sur la jambe ; dans le second, au contraire, la flexion de la cuisse en devant, nécessitée par la courbure de l'épine qui entraîne le tronc dans ce sens où il faut un appui à sa ligne de gravité, fait que le tibia reçoit le poids du tronc par une pression oblique : aussi la station exige-t-elle des efforts plus considérables.

3°. Le péroné est, comme nous l'avons vu, presque étranger aux fonctions de la jambe dans la station : le tibia seul reçoit tout l'effort, et le transmet sur le pied.

4°. C'est au pied que se termine tout le mécanisme de la station ; c'est lui qui en dernier résultat soutient le poids de tout le corps : et il est à remarquer à cet égard que ce poids ne tombe pas sur la partie externe du pied, c'est-à-dire sur la plus solide, mais bien sur la partie interne, qui présente en bas une concavité sensible, en sorte qu'il tend sans cesse à déprimer le pied dans ce dernier sens, effort auquel s'opposent les muscles placés en dehors, comme les péroniers. Au reste, ce n'est pas, comme l'ont pensé quelques physiciens, par le mécanisme des voûtes que le pied soutient le poids du corps : il suffit, pour s'en convaincre, d'observer que l'ex-

trémité de la jambe ne correspond point au sommet
de l'espèce de voûte que le pied semble en effet représenter. La concavité de la surface inférieure n'est favorable à la station que comme nous l'avons indiqué, c'est-à-dire, en lui permettant de se mouler sur
les corps extérieurs, de se plier aux inégalités du
sol. Cette concavité s'efface plus ou moins dans la
station, et surtout dans la progression; le pied s'allonge un peu : c'est même à cela qu'il faut attribuer
la gêne que nous éprouvons, pendant la marche,
dans des souliers un peu courts : les souliers ne
pouvant en effet se prêter à cet allongement du pied,
l'extrémité de celui-ci presse douloureusement contre l'extrémité du soulier. En général, c'est plutôt
en devant qu'en arrière que cette pression a lieu,
parce que, plus mobile dans ce sens, le pied tend
plus à y obéir au redressement qui a lieu à chaque
pas où on appuie un peu fort.

L'écartement des fémurs, né de la largeur considérable du bassin chez l'homme, quoique bien
moindre en bas qu'en haut, à cause de la direction
oblique de ces os, en détermine un plus ou moins
grand entre les deux pieds : de là un espace intercepté par eux, et qui favorise singulièrement la station. Cet espace doit rester dans une juste proportion : trop grand, il nuit à la progression, comme
on le voit quand nous portons alors l'une ou l'autre
cuisse dans l'abduction; trop rétréci, il diminue la
solidité de la station, qui ne peut avoir lieu que
quand la ligne de gravité tombe sur lui.

On s'est demandé laquelle des directions des
pieds en dehors, en dedans ou en devant, était la plus

avantageuse pour la station. C'est sans doute la dernière, et voici pourquoi : la pointe du pied ne peut pas être tournée en dehors ou en dedans, et le talon en sens opposé, sans qu'à la vérité la base de sustentation n'acquière plus d'étendue transversale; mais en même temps elle perd inévitablement de sa longueur. Or, ce n'est pas latéralement que le corps chancelle dans la station; c'est en devant que sa chute tend à s'opérer, à cause du poids des viscères pectoraux et gastriques : c'est donc dans ce sens qu'il faut que la base de sustentation ait plus d'étendue. La direction parallèle des pieds nous fournit cet avantage. D'ailleurs, dans cette situation, toutes les parties sont également relâchées; tandis que, dans les deux autres, la partie antérieure de la capsule du fémur, ou sa partie postérieure, est extrêmement tendue, selon que la pointe du pied est en dehors ou en dedans. L'articulation ilio-fémorale est vraiment alors dans une position forcée, qu'elle ne peut soutenir qu'avec un effort plus grand des muscles. Les usages sociaux peuvent influer sur la direction du pied; mais la nature nous indique celle-là.

b. *Station sur un seul pied.*

On ne peut méconnaître ici l'avantage du col du fémur : sans lui cette espèce de station ne saurait, pour ainsi dire, avoir lieu. En effet, c'est la distance de la cavité cotyloïde au grand trochanter, distance que mesure ce col, qui représente, dans cette attitude, la base de sustentation du tronc et du bassin réunis : aussi est-elle presque impossible chez les animaux quadrupèdes, dont le fémur présente un col très-court; à peine pouvons-nous, comme on sait, habituer la plupart à se tenir sur les deux pates de derrière. Dans cette station, le corps est toujours incliné sur le membre qui soutient, et alors c'est tantôt en devant, tantôt en dehors, selon que le pied se trouve dans l'un ou l'autre sens. L'inclinaison du tronc est déterminée par la position de celui-ci : en effet, il représente seul alors la dernière base de sustentation, qu'il partageait non-seulement avec l'autre dans l'attitude sur deux pieds, mais qui se trouvait encore comprise dans l'espace qui leur était intermédiaire. Lorsque la pointe du pied est dirigée en dehors, dans le même sens que le col, cette attitude est plus solide, parce que la base de sustentation inférieure est alors sur un plan antérieur à celui de la supérieure : si le pied est tourné en dedans, la première se trouve sous la seconde, moins de largeur résulte de leur ensemble; la station est plus pénible.

c. Station sur la pointe des pieds.

C'est au grand degré d'extension dont jouissent les premières phalanges des orteils sur les os métatarsiens, qu'est due la possibilité de cette attitude, dans laquelle le pied n'appuie pas seulement sur le sol par l'extrémité des orteils, mais bien par toute leur longueur. Une semblable station ne saurait avoir lieu sur les mains : les bornes de l'extension des premières phalanges des doigts s'y opposent;

au moins elle serait trop douloureuse pour être
supportable. Joignez à cela que, dans le pied,
l'existence des os sésamoïdes, le prolongement des
tégumens denses et épais de la surface plantaire au-
dessous des premières phalanges, sont deux circonstances très-favorables à l'attitude qui nous occupe. Les os sésamoïdes surtout, plus nombreux
en général, et plus gros au pied qu'à la main, remplissent vraiment, dans cette station, les fonctions
de la rotule dans l'attitude à genoux: c'est sur eux
que porte en partie le poids du corps.

Dans cette attitude, la voûte du pied s'efface;
l'articulation des premières phalanges est tendue en
arrière; le pied est dans l'extension sur la jambe, et
représente un levier du premier genre, dans lequel
les muscles jumeaux et le soléaire agissent comme
puissances sur le calcanéum; le sol est le point d'appui, la résistance se trouve dans l'articulation; le
genou est dans l'extension; en sorte que la jambe et
la cuisse réunies forment un levier droit, dont l'élévation imprime inévitablement au tronc un mouvement sensible de projection en devant. Les auteurs
n'ont point remarqué l'avantage de l'étendue de
l'extension des premières phalanges sur le métatarse dans cette attitude, qui a lieu non-seulement
dans l'immobilité, mais encore spécialement dans
la course. Celle-ci, d'une part, ne serait pas assez légère si le pied appuyait alors par toute sa face plantaire à chaque fois qu'il touche le sol; d'autre part,
elle serait trop vacillante, trop peu assurée, si l'extrémité seule des phalanges y concourait. Je doute
que jamais la station puisse avoir lieu sur cette der-

nière base. Il faut toujours que le pied se brise, pour ainsi dire, à l'articulation métatarso-phalan-gienne. Le métatarse et le tarse font alors partie du levier que représente chaque membre inférieur, levier qu'ils allongent plus ou moins, suivant que leur direction devient plus ou moins approchante de la perpendiculaire : elle peut l'être en effet, et alors l'angle de l'articulation ci-dessus est droit : il ne devient jamais aigu ; car alors la chute serait inévitable, le poids du tronc porté trop en devant n'ayant pas dans les seules phalanges une base de sustentation assez prolongée dans ce sens.

d. *Attitude sur les genoux.*

Dans tous les cas précédens, l'articulation de la jambe avec le pied est telle, que la base de susten-tation a sa plus grande étendue en devant. Au con-traire, dans celui-ci, c'est en arrière qu'elle a été entièrement transportée. Elle est représentée par l'espace que comprennent entr'elles les deux jambes. Aussi pour que nous puissions nous tenir long-temps droits dans cette attitude, avons-nous be-soin d'un appui antérieur, sans quoi la gêne que nous éprouvons, la fatigue des muscles, qui font un grand effort pour empêcher que le tronc ne se ren-verse en devant, où le centre de gravité manque de base, nous forcent de projeter en arrière le corps, afin de transporter ce centre de gravité sur le milieu des jambes. Dans cette attitude long-temps conti-nuée, l'articulation ilio-fémorale se fléchit ; souvent même les fesses se reposent sur les jambes étendues en arrière. L'avantage des appuis antérieurs pour soutenir cette attitude, dans la direction droite du tronc, est remarquable dans l'usage des prie-Dieu, etc.

e. *Attitude assise.*

C'est celle que nous affectons le plus communément, comme la plus facile, celle qui exige le moins d'efforts musculaires, soit quand nous sommes sur une chaise, soit quand nous reposons sur le sol. Alors la base de sustentation est toute en devant, représentée par l'intervalle des deux cuisses, et de plus quelquefois des deux jambes, si celles-ci sont dans l'extension. Cette attitude est très-solide, surtout quand nous inclinons un peu le corps en devant sur le milieu de l'espace intercepté par les cuisses; car si nous nous portons un peu trop en arrière, la chute est facile. De là la nécessité des appuis postérieurs dont sont pourvus nos siéges ordinaires; de là la fatigue qu'on éprouve plus sensiblement sur les tabourets, quand on y repose long-temps, que sur les siéges. Près de la moitié des muscles qui agissent dans la station ordinaire sont inactifs dans celle-ci, où le bassin forme la base sur laquelle vient, en dernier résultat, tomber le poids du tronc, poids qui est directement transmis au sol par les tubérosités de l'ischion. Tous ces muscles inactifs sont ceux des membres inférieurs: de là la facilité de soutenir plus long-temps cette attitude, moins d'organes étant fatigués par elle.

§ II. *Mécanisme des Membres inférieurs relative-ment à leur mobilité.*

L'usage des membres inférieurs n'est pas borné à la station : c'est par les divers mouvemens dont ils sont susceptibles que la locomotion s'exerce principalement. Quelques-unes des attitudes immobiles de l'homme supposent même dans ces membres, comme nous l'avons vu, un état différent de celui de la station ordinaire, divers changemens dans leurs différentes articulations. Examinons donc les mouvemens qu'exécute chacune de ces dernières : nous envisagerons ensuite ceux qui résultent de leur ensemble considéré en action.

a. *Mouvemens de la Cuisse.*

Ils sont les mêmes que ceux de l'articulation scapulo-humérale; mais tous, si l'on excepte celui de rotation, offrent beaucoup moins d'étendue. La profondeur de la cavité cotyloïde, l'immobilité parfaite du bassin, la résistance et la force considérable des ligamens, en donnent la raison. Pour bien comprendre le mécanisme de ces mouvemens, et surtout les divers déplacemens qui peuvent en résulter, il ne faut pas perdre de vue le rapport qu'ont entre eux les points saillans du fémur et de l'os innominé. Le sommet du grand trochanter, que je prends pour terme principal de comparaison, se trouve, dans l'état ordinaire, c'est-à-dire dans la station, 1° à peu près sur le même plan que le corps du pu-

bis; 2° à une distance bien moindre de l'épine antérieure-supérieure que de celui-ci, qui forme avec
elle un double point auquel on peut comparer cette
éminence; en sorte que, en tirant trois lignes d'un
de ces points à l'autre, on aurait un triangle près-
que rectangle, dont le plus grand côté mesurerait
l'espace qui sépare l'épine antérieure-supérieure
d'avec le pubis, le moyen celui qui est entre ce
dernier et le trochanter, le plus petit celui-ci, qui
est intermédiaire à l'épine antérieure-supérieure et
à cette apophyse, laquelle est assez écartée de la
fosse iliaque externe pour faire une saillie considérable au-dessous des tégumens, surtout chez les
sujets maigres. Cela posé : ·

1°. Quand le fémur se fléchit directement, son
extrémité inférieure est portée en devant; le grand
trochanter s'éloigne de l'épine antérieure-supérieure,
et se rapproche de l'échancrure sciatique; la tête
roule dans la cavité cotyloïde, suivant l'axe du col,
et ne l'abandonne presque pas plus dans un sens
que dans un autre, quand la flexion est légère : aussi
le ligament inter-articulaire conserve-t-il alors son
même degré de relâchement, et la capsule n'est-elle
tendue d'une manière remarquable dans aucun de
ses points, si ce n'est un peu en arrière. Quand la
flexion augmente beaucoup, alors la distension devient plus considérable : mais, en général, il est
rare qu'elle soit portée assez loin pour produire la
luxation directement en bas. ·

2°. Le mouvement d'extension ne consiste pas
seulement dans le retour du fémur à sa position naturelle après la flexion ; il se passe d'autres phéno-

mènes que voici : l'extrémité inférieure de cet os se
porte en arrière; le grand trochanter vient se placer
au-dessous de l'épine antérieure-supérieure; la tête
du fémur abandonne en partie la cavité cotyloïde
en devant, distend dans ce sens la capsule fibreuse,
et tiraille ainsi le ligament inter-articulaire. Au reste,
ce mouvement, dans lequel l'os aurait plus de tendance à se déplacer que dans le premier, est cependant très-borné en comparaison de celui-ci : ce qui
tient d'abord à ce que le col du fémur, rencontrant
en arrière le rebord de la cavité cotyloïde, y trouve
un obstacle à un mouvement plus prolongé; en second
lieu, à la force très-grande du faisceau ligamenteux
partant de l'épine-inférieure, et se rendant sous le
col, en passant devant la capsule, qu'il fortifie. Ce
faisceau, très-tendu alors, ne peut se prêter à un
mouvement en arrière aussi grand qu'est en devant
celui de la flexion.

3°. Dans le mouvement d'abduction, la cuisse
s'écarte de celle du côté opposé; le grand trochanter s'approche de la fosse iliaque, qu'il touche lorsque ce mouvement est très-prolongé; c'est même ce
qui le borne, car sans cela il serait beaucoup plus
étendu. La tête du fémur, dont la moitié abandonne
alors la cavité cotyloïde par sa partie interne, distend très-fort la capsule sur ce point. Le faisceau
supérieur du ligament inter-articulaire est également tiraillé, tandis que l'autre conserve sa laxité
naturelle, ou qu'il est même un peu relâché.

4°. L'adduction n'offre pas des phénomènes bien
remarquables : elle consiste seulement dans le retour de la cuisse à son état ordinaire, lorsqu'elle a

été entraînée dans la position précédente : elle ne peut guère se porter au-delà ; celle du côté opposé y met obstacle. Sans cela, et s'il y avait des muscles qui pussent le produire, la disposition de la tête rendrait ce mouvement d'une très-grande étendue. Mais remarquez qu'autant le grand trochanter est une circonstance favorable à l'action des muscles qui écartent la cuisse, autant la disposition de ceux qui la rapprochent de l'axe du corps est peu avantageuse pour la porter beaucoup au-delà du pubis. Comparez, par exemple, le grand pectoral et, les trois adducteurs, muscles qui concourent surtout, l'un en haut, les autres en bas, à l'adduction, vous verrez combien le premier, plus étendu, plus transversal, est plus favorablement disposé pour mouvoir avec étendue l'os sur lequel il agit perpendiculairement. En général, dans tous ces mouvemens, la capsule n'est pas susceptible de se prêter à une extension aussi grande que celle de l'humérus : cela dépend de son défaut de laxité, de ce qu'en tirant en bas le membre, on ne peut écarter les surfaces articulaires comme au bras, allonger le membre, par conséquent, d'une manière aussi sensible.

5°. Une foule de mouvemens intermédiaires à ces quatre principaux s'observent dans l'articulation qui nous occupe. Je remarque que c'est plutôt dans ces mouvemens intermédaires que dans les précédens que s'opèrent les divers déplacemens, qui du reste ne pourraient être produits par ces mouvemens seuls, et qui exigent surtout l'action des corps extérieurs, les chutes, etc., l'effort des muscles étant, à cause de leur disposition, bien moins efficace ici qu'au bras pour les déterminer. Nous avons déjà observé que tantôt le ligament inter-articulaire reste intact, que tantôt il est entièrement rompu, et que tantôt il se trouve partiellement déchiré dans un de ses faisceaux : la capsule est toujours ouverte.

6°. La circumduction se compose de la succession de tous les mouvemens précédens. Elle est beaucoup moins étendue que celle de l'humérus, tandis que la rotation, comme nous le verrons bientôt, est très-prononcée. On peut même dire que la circumduction et la rotation sont en raison inverse dans les membres supérieurs et inférieurs. Cela tient évidemment à la conformation différente de l'extrémité supérieure du fémur et de celle de l'humérus : en effet, dans le premier, l'existence d'un col très-long fait que l'axe de l'os, qui est très-écarté du centre des mouvemens, n'est pas le levier de la circumduction, comme l'est dans les membres supérieurs l'axe même de l'humérus, qui se confond presque avec celui du col, vu la brièveté de ce dernier. Dans le fémur, le levier de la circumduction se trouve représenté par une ligne étendue obliquement du centre de l'articulation jusque entre les deux condyles inférieurs.

7°. Le mouvement de rotation, qui existe à peine à l'humérus, est très-étendu dans le fémur : on en trouve la raison dans la longueur du col de ce dernier, dont l'axe est le levier de ce mouvement. Au reste, cette rotation du fémur peut se faire en dehors et en dedans. 1°. La première est presque une attitude naturelle aux membres inférieurs, attitude qu'ils paraissent devoir au nombre et à la force des muscles qui en sont les agens; car nous verrons, dans l'exposition des muscles, que presque tous ceux de la cuisse qui sont rotateurs le sont en dehors. Au reste, une rotation modérée dans ce sens n'y dirige point le pied, qui est tellement articulé avec la jambe, que, quand la partie convexe du fémur et le col de cet os regardent en devant, sa pointe y est aussi dirigée. Quand la rotation va au-delà de l'état ordinaire, le grand trochanter se cache profondément derrière la cavité cotyloïde, la tête du fémur distend un peu en devant la capsule fibreuse. 2°. La rotation en dedans est beaucoup plus bornée. Quand elle a lieu, le grand trochanter fait une saillie plus grande au-dessous des tégumens; la tête du fémur s'enfonce davantage dans la cavité articulaire, la pointe du pied est dirigée en dedans; car il est à observer que les mouvemens de rotation du pied en dedans ou en dehors se passent dans l'articulation du fémur, et sont de véritables mouvemens de totalité des membres inférieurs. Au contraire, la pronation et la supination de la main sont dues seulement à la rotation du radius sur le cubitus. Cependant, quand la jambe est fléchie, cette rotation du pied a son centre dans l'articulation fémoro-tibiale; mais ce n'est que dans le cas de demi-flexion : aussi, de ce que le mouvement en dehors est un peu plus facile alors que celui en dedans, ne pourrait-on conclure que l'attitude naturelle du pied dans la station est d'être dirigée dans le premier sens. Toute espèce de déplacement est très-difficile dans la rotation.

b. *Mouvemens de la Jambe.*

La jambe exécute des mouvemens de totalité dans son articulation avec le fémur. De plus, les deux os qui la composent sont susceptibles d'une légère mobilité l'un sur l'autre.

Mouvemens généraux. Les mouvemens de la jambe sur le fémur sont ceux de flexion, d'extension, et de légère rotation lors de la demi-flexion.

1°. Quand la jambe se fléchit, les surfaces articulaires du tibia glissent d'avant en arrière sur les condyles du fémur, dont elles reçoivent bientôt les extrémités postérieures, qui sont plus prolongées, comme nous avons vu, que les antérieures. Alors les ligamens latéraux et obliques, ainsi que le postérieur, sont relâchés ; celui de la rotule est tendu ; mais c'est surtout le tendon extenseur qui éprouve une violente distension : car il est à remarquer que la position absolue de la rotule ne varie pas, il n'y a que sa position relative aux condyles du fémur ; or, dans le mouvement dont nous parlons, elle correspond presque au milieu de l'intervalle qui sépare ces deux éminences, et s'applique contre le repli de la synoviale qui traverse l'articulation. L'étendue des surfaces articulaires, et le nombre des liens qui les assujettissent, s'opposent à toute espèce de déplacement, qui exigerait la rupture du ligament inférieur de la rotule.

2°. Dans l'extension, le tibia glisse en sens opposé du cas précédent ; la rotule correspond à la surface concave qui réunit en devant les condyles du fémur; les ligamens latéraux sont un peu tendus; les obliques, qui représentent à l'égard du genou ce qu'est l'olécrâne à l'articulation du coude, le sont fortement, ainsi que le ligament postérieur; leur force très-grande rend très-difficile leur rupture, que nécessiterait la luxation. Dans ces deux mouvemens, les fibro-cartilages accompagnent le tibia.

- 3°. Ce n'est que dans la demi-flexion que la jambe peut exécuter un léger mouvement de rotation en dedans et en dehors, mouvement qu'elle communique au pied. Le mécanisme de ce mouvement se rapproche un peu de celui des mouvemens latéraux de la mâchoire. Dans la rotation en dehors, qui est la plus marquée à cause de la disposition des ligamens obliques, la surface concave externe du tibia se porte en arrière sous le condyle du fémur qui lui correspond, tandis que l'interne glisse en avant sous le sien : alors les ligamens latéraux sont distendus en sens contraire ; les obliques éprouvent peu de changemens ; les fibro-cartilages restent dans le même état. La rotation en dedans se fait par un mécanisme opposé, mais qui présente cependant des différences : alors le ligament oblique postérieur est fortement distendu; et comme il s'attache en partie au fibro-cartilage externe, il l'entraîne et lui fait éprouver une véritable locomotion, à laquelle l'interne est étranger. C'est ce ligament qui, à cause de cette disposition, met l'obstacle principal à l'étendue du mouvement en dedans.

La rotule remplit, dans l'articulation dont nous venons de décrire les mouvemens, des usages essen-

tiels. D'abord, comme tous les autres os de son espèce, elle a l'avantage d'écarter la puissance du
centre des mouvemens, et en conséquence de favoriser ceux-ci. Elle glisse ensuite plus facilement sur
les condyles du fémur que ne l'eût fait un tendon,
dont la mollesse aurait favorisé les replis : ainsi le
cartilage tarse, en donnant de la solidité aux pau-
pières, favorise-t-il leur glissement sur l'œil. Elle
complète et protége en devant l'articulation. Enfin
c'est sur la rotule que, dans la station à genoux,
repose le poids du corps. Cet os suit très-peu les
mouvemens de rotation de la jambe demi-fléchie,
soit que ces mouvemens aient lieu en dedans, soit
qu'ils se fassent en dehors.

Mouvemens partiels. Les os de l'avant-bras,
comme nous l'avons vu, jouissent entre eux d'une
très-grande mobilité. Ceux de la jambe, au contraire,
sont dans une immobilité presque parfaite : seulement, quand un effort extérieur est dirigé sur ces
os, le péroné peut exécuter dans son articulation
supérieure un léger glissement en devant ou en arrière. Mais, dans l'état naturel, l'articulation inférieure n'est susceptible d'aucun mouvement : la
disposition serrée des ligamens antérieurs et postérieurs, celle des fibres interosseuses, y sont un obstacle; d'ailleurs la solidité de l'articulation tibio-
tarsienne serait moins assurée si ce mouvement
avait lieu. J'ai vu quelquefois l'articulation supérieure pourvue de ligamens assez lâches pour permettre un déplacement de près d'un demi-pouce,
surtout en arrière.

c. *Mouvemens du Pied.*

Le pied exerce des mouvemens généraux dans son articulation avec la jambe, et des mouvemens partiels dans chacune des parties qui concourent à le former.

Mouvemens généraux. Ils ne sont pas bornés à la flexion et à l'extension : le pied exécute de légers mouvemens latéraux.

1°. Dans le mouvement de flexion, l'astragale glisse d'avant en arrière dans l'espèce de mortaise que lui forment le tibia et le péroné réunis ; les ligamens antérieurs sont relâchés ; les latéraux sont à peu près dans leur état naturel ; le postérieur est seul tendu, ainsi que le tendon d'Achille. Toute espèce de déplacement articulaire est impossible dans ce mouvement.

2°. Dans l'extension, non-seulement le pied revient à sa position horizontale, mais encore il peut se porter au-delà, et alors il forme un angle plus ou moins obtus avec la jambe. L'astragale, dans ce mouvement, glisse sur le tibia et sur le péroné en sens inverse du cas précédent ; le ligament antérieur de l'articulation est considérablement distendu ; les latéraux sont dans leur tension naturelle ; le postérieur et le tendon d'Achille sont relâchés. Dans l'attitude sur la pointe du pied, ce mouvement devient une position fixe : alors le tibia porte sur la partie postérieure de l'astragale ; celui-ci, qui d'horizontal est devenu perpendiculaire, transmet le mouvement au scaphoïde et aux cunéiformes, en sorte que le calcanéum joue un rôle moins marqué que dans l'attitude ordinaire.

3°. Les mouvemens latéraux sont extrêmement bornés, surtout ceux en dedans; et même ils seraient encore circonscrits dans des bornes plus étroites, s'ils ne s'alliaient toujours avec les mouvemens des os du tarse, dont ils sont presque inséparables. C'est à la saillie considérable des malléoles qu'il faut attribuer ce peu de mobilité du pied dans ces deux sens, différence qui le distingue spécialement de la main. Au reste, dans l'un et l'autre de ces mouvemens, les ligamens antérieur et postérieur conservent à peu près leur degré de tension; l'interne est relâché et l'externe distendu, si le pied est incliné en dedans, et réciproquement.

Malgré la force des liens fibreux qui environnent l'articulation tibio-tarsienne, malgré la largeur et l'emboîtement des surfaces, le pied est susceptible de déplacemens en dedans ou en dehors, mais plus particulièrement dans ce dernier sens. On conçoit que le désordre est proportionné aux obstacles, et aux efforts qu'ils ont nécessités pour être surmontés. Ces déplacemens ne surviennent guère dans l'adduction et l'abduction proprement dites du pied : on les observe plutôt dans les cas où, celui-ci étant fortement assujetti d'une manière quelconque, la puissance agit sur la jambe, ainsi que le ferait, par exemple, le poids du corps dans la chute.

4°. Par la succession des quatre mouvemens principaux que nous venons de décrire, le pied est susceptible d'un mouvement de circumduction, mouvement extrêmement borné.

Mouvemens partiels. On peut les considérer dans le tarse, le métatarse et les orteils.

1o. *Mouvemens du Tarse.*

Les os de la seconde rangée sont, en général, très-peu mobiles les uns sur les autres. Ceux de la première, au contraire, savoir, l'astragale et le calcanéum, se meuvent d'une manière sensible ; c'est même à l'étendue assez grande de ces mouvemens toujours combinés avec l'espèce de rotation qu'exécute la première rangée en totalité sur la seconde, qu'est due la torsion du pied, soit en dehors soit en dedans. Voici ce qui arrive dans ces deux cas :

1o. Dans le premier, c'est-à-dire dans la torsion du pied en dehors, le scaphoïde glisse de haut en bas sur l'astragale ; le calcanéum se rapproche en dehors de celui-ci ; en sorte que l'espèce de gouttière qui est entre leurs faces articulaires, et que remplit un tissu fibreux, se rétrécit beaucoup : ce tissu fibreux est relâché ainsi que le ligament externe ; les fibres de l'interne, qui vont au calcanéum, sont tendues.

2o. Dans le second cas, où la plante du pied est tournée en dedans, le scaphoïde glisse de bas en haut sur la tête de l'astragale ; la face inférieure du calcanéum devient interne ; l'espèce de cavité qu'il y a entre lui et les précédens s'agrandit ; son tissu fibreux se tend, ainsi que les ligamens externes de l'articulation tibio-tarsienne ; le bord externe du pied devient inférieur. Ces deux mouvemens opposés se passent surtout dans l'articulation scaphoïdo-astragalienne, que complète un fort ligament dans sa partie inférieure et interne, et qui communique avec l'articulation calcanéo-astragalienne antérieure. Dans les entorses où le pied se porte en dedans, où le bord externe est devenu le point d'appui, c'est principalement cette articulation qui souffre; beaucoup d'auteurs en rapportent faussement les accidens à l'articulation tibio-tarsienne. Quelquefois l'effort peut aller jusqu'à la luxation de l'astragale.

2°. *Mouvemens du Métatarse.*

Les os métatarsiens ont une mobilité encore plus obscure que ceux du métacarpe, et, sous ce rapport, le premier présente une différence bien remarquable, en le comparant au métacarpien du pouce, qui exécute des mouvemens très-étendus.

Néanmoins les os du métatarse, dans leur articulation postérieure, jouissent d'une légère élévation, et d'un abaissement également peu sensible. Joignez à cela qu'ils exécutent une espèce de rotation peu marquée, mais dont l'effet, plus manifeste aux extrémités antérieures de ces os, est de rapprocher fortement celles-ci les unes des autres, de manière à augmenter la concavité du pied transversalement: c'est surtout le premier et le dernier qui se rapprochent de l'axe du pied. Je remarque que la forme concave que prend cette partie, soit dans ce sens, soit dans celui d'avant en arrière, est communiquée par les muscles; tandis que l'aplatissement dans ces deux sens, toujours passif, est un effet de la pression du pied contre le sol.

3°. *Mouvemens des Phalanges.*

Ils sont bornés, dans les deux dernières, à la flexion et à l'extension, tandis que les premières jouissent de mouvemens en tous sens, la rotation exceptée. J'observe cependant que l'adduction et la circumduction sont bien plus bornées qu'aux phalanges des doigts. Mais, d'un autre côté, il y a au pied cette différence bien remarquable dans la mobilité des premières phalanges, savoir, qu'elles sont susceptibles d'une extension aussi grande, plus forte même que la flexion; disposition dont résulte un avantage précieux pour la station sur la pointe des pieds, comme nous l'avons indiqué. Du reste, les mouvemens des phalanges suivantes, beaucoup moins étendus que ceux des phalanges de la main, présentent les mêmes phénomènes.

d. *Mouvemens généraux des Membres inférieurs.*

Ces mouvemens sont extrêmement multipliés: la progression, la course et le saut forment les principaux, et sont les seuls dont nous nous occuperons ici.

Progression.

La *progression* s'opère de différentes manières. Elle se compose d'une suite de mouvemens par lesquels chaque membre laisse alternativement un espace entre lui et celui du côté opposé, en se portant en avant, en arrière, ou de côté, pour y transporter le corps. Un de ces mouvemens isolés s'appelle un *pas*. Avant de considérer leur ensemble, il n'est pas inutile de les examiner en particulier : nous concevrons mieux la progression quand nous saurons par quel mécanisme se fait le pas, puisqu'il en est comme l'élément. Or, ce mécanisme varie suivant que les deux pieds sont sur le même plan à l'instant où il a lieu, ou suivant que l'un est antérieur et l'autre postérieur. Il varie encore suivant que les membres dirigent le corps en devant, en arrière ou de côté. Je vais d'abord parler du pas en avant.

Je suppose l'homme debout, immobile, ayant les deux pieds sur le même plan, et faisant un pas en avant. Son pied se détache d'abord du sol, le gauche, par exemple. Pour opérer ce détachement, la cuisse se fléchit sur le bassin, et la jambe sur la cuisse; le membre s'élève en se raccourcissant; l'articulation du pied reste à peu près dans le même état, mais la flexion de la cuisse l'entraîne nécessairement en devant, ainsi que tout le membre, qui est par là sur un plan plus ou moins antérieur à l'autre. Alors les muscles se relâchent; le membre s'abaisse et s'appuie sur le sol, en conservant sa position antérieure. Dans ce mouvement, si le membre n'est pas projeté en avant d'une manière très-sensible, le bassin est presque immobile; mais s'il dépasse de beaucoup le niveau de l'autre, alors il y a une rotation manifeste de cette partie, qui tourne, pour ainsi dire, horizontalement, comme sur un pivot, sur la tête du fémur du membre resté immobile. De cette rotation du bassin résultent deux effets : le

premier est une impulsion antérieure communiquée
au membre inférieur qui se meut, impulsion qui,
ajoutée au mouvement en devant que lui communique principalement la flexion du fémur sur le bassin, rend bien plus étendu ce mouvement. Le second
effet est une impulsion oblique imprimée au tronc,
lequel est dirigé tellement, que le côté correspondant au membre qui se meut se porte en devant, le
côté opposé restant en arrière. Ces deux effets de la
rotation du bassin sont d'autant plus marqués que le
pas est plus grand, que par conséquent un intervalle plus considérable reste entre les deux membres
inférieurs, comme, par exemple, dans l'exercice de
l'escrime. Alors le membre inférieur gauche, de-
meuré immobile, devient le point d'appui autour
duquel tourne le bassin d'arrière en avant, de manière que son diamètre transverse devient presque
antéro-postérieur. De là, et la projection très-grande
du membre inférieur droit en avant, et le mouvement du tronc, qui, au lieu de présenter dans ce
sens le sternum, présente le côté droit et le membre
supérieur de ce côté par conséquent. En général,
ces deux choses, la projection du membre inférieur
en avant, et cette attitude du tronc, où, comme on
le dit, il s'efface latéralement, sont en raison directe,
se suivent toujours, parce qu'elles dépendent d'une
cause commune, de la rotation du bassin.

Il résulte de ce que nous venons de dire, 1° que
les grands pas sont produits principalement par
cette rotation, et un peu par les mouvemens des diverses articulations du membre inférieur qui se
meut, surtout par la flexion de l'ilio-fémorale ;

2° que les pas moyens tiennent à ces deux causes d'une manière presque égale; 3° que les petits pas, où un membre s'écarte peu de l'autre, presque étrangers au bassin, qui reste dans sa place, ne sont produits que par les flexions et extensions alternatives d'un des membres. Cependant, lorsque .ces flexions et extensions alternatives ne peuvent, se faire, il faut bien que la rotation du bassin y supplée; c'est ce qui se voit dans l'ankylose de l'articulation ilio-fémorale : alors le fémur et le bassin ne faisant qu'un, c'est celui-ci qui imprime le mouvement à tout le membre dans chaque pas. De là l'aspect singulier de la progression dans ce cas; c'est ce qu'on appelle *marcher en fauchant*, parce qu'en effet il y a un mouvement latéral très-sensible qui accompagne celui d'arrière en avant.

Voilà un premier mécanisme du pas, dans lequel le pied est pour ainsi dire passif, où il ne fait qu'obéir au mouvement qu'il reçoit, sans en communiquer aucun. Au contraire, lorsque, dans le pas, un membre se trouve en arrière et l'autre en devant, comme il arrive dans la succession de ceux d'où naît la progression, alors le pied joue communément un rôle plus important. Le membre qui est en devant reste immobile, et devient le point d'appui. Le pied de celui qui est en arrière se détache alors du sol successivement du talon vers la pointe, par une espèce de rotation dont le centre mobile est dans les articulations des phalanges avec les os du métatarse; en sorte qu'à la fin de ce mouvement le pied ne repose plus que sur les phalanges. Le membre s'agrandit donc alors de la longueur du tarse et du

métatarse, qui sont relevés : or, comme il est obliquement dirigé d'arrière en avant, l'effet de cet allongement est manifestement de pousser le bassin
en devant, de lui imprimer une espèce de rotation.
Le bassin ayant été ainsi dirigé, le pied se détache
en totalité du sol, l'articulation ilio-fémorale se fléchit; de postérieur qu'il était, le membre devient
antérieur; ses muscles se relâchent; il appuie sur le
sol, et devient à son tour le point d'appui d'un mouvement analogue que l'autre membre exécute.

Ce pas est, comme on le voit, double du précédent, puisque par lui le membre passe de l'extension à la direction droite, puis de celle-ci à la flexion;
tandis que dans l'autre, c'est seulement de la direction droite qu'il passe à la flexion. De plus, il diffère
aussi essentiellement par l'impulsion que le pied
qui se détache communique au bassin et par là
même au tronc. Je remarque cependant que cette impulsion, que Barthez a surtout observée, n'a pas
toujours lieu. Cela tient à deux causes : 1° à ce qu'on
fléchit l'articulation du genou à mesure que le pied
se détache, ce qui raccourcit le membre à proportion que le tarse et le métatarse, qui se relèvent, tendent à l'allonger : aussi plus il reste tendu, et par
conséquent moins le genou se fléchit, plus l'impulsion est forte. 2°. Cela peut dépendre de ce qu'au
lieu de détacher le pied du sol par cette espèce de
rotation, nous le détachons par un mouvement de
totalité, dans lequel il reste presque horizontal.
Alors le bassin n'a plus de rotation que celle qui lui
est communiquée par les muscles; le membre qui se
meut n'agit point sur lui. L'espèce de pas qui nous

occupe peut donc être manifestement avec rotation ou sans rotation du pied, ou bien participer plus ou moins à ces deux mécanismes. Chez ceux où le premier mode est très-marqué, la pointe est en général plus promptement usée que le reste du soulier. Quand le talon s'use, cela n'arrive pas dans l'instant où le pied se détache du sol, mais quand le pas s'achève, et qu'il s'y repose, si c'est le talon qui appuie alors avec plus de force.

Voilà déjà deux pas en avant de bien conçus. Ils supposent, pour se faire avec régularité, une égalité de longueur des membres inférieurs; mais si l'un est plus court, chaque fois qu'il appuiera sur le sol après s'en être détaché, il y aura un mouvement d'inclinaison latérale du bassin, qui s'abaissera de son côté pour lui permettre de se reposer, et cette inclinaison se propagera nécessairement au tronc, qui fait corps avec le bassin : c'est là ce qui forme le pas de ceux qui boitent. Si la disproportion de longueur est très-considérable, soit qu'elle vienne d'une luxation du fémur, d'une ankylose du pied resté en extension sur la jambe, d'un vice de conformation, etc., on supplée par une béquille au membre trop court, qui devient alors nul pour la progression.

Dans le pas en arrière, si les deux pieds se trouvent sur la même ligne, l'un se détache d'abord du sol par la flexion légère de l'articulation fémoro-tibiale; l'ilio-fémorale s'étend ensuite et dirige par là le membre en arrière; quand il est arrivé là où l'on veut poser le pied, l'articulation d'abord fléchie s'étend, et alors celui-ci se repose sur le sol.

Si les deux pieds sont séparés par un intervalle, l'un étant antérieur, l'autre postérieur, le mécanisme diffère peu; 1° légère flexion du genou pour détacher le premier du sol; 2° extension de la hanche pour le diriger en arrière; 3° extension subséquente du genou pour le fixer à terre. Dans ce mouvement, le second pied, qui est immobile, sert de point d'appui. Il n'y a jamais ici de rotation du pied. Le peu de distance du talon à l'articulation tibio-tarsienne y est un obstacle manifeste; mais pour peu que le pas soit étendu, un mouvement latéral du bassin opposé à celui qu'il éprouve dans le pas en avant, agrandit l'espace qui sépare les deux pieds.

Dans le pas de côté, les deux pieds étant sur la même ligne, l'articulation fémoro-tibiale se fléchit d'abord légèrement pour en détacher un du sol; l'ilio-fémorale de ce côté fait ensuite un mouvement d'abduction qui écarte le membre de l'autre; enfin la première s'étend, et le pied se fixe sur le sol à une distance proportionnée à l'écartement. Le bassin ni le pied n'éprouvent jamais alors de rotation.

D'après ce que nous venons de dire sur les différentes espèces de pas en avant, en arrière et de côté, rien n'est plus facile que de concevoir les différentes espèces de progressions, qui ne résultent que de la succession de chacun de ces pas.

Le marcher en avant présente d'abord, au départ, le demi-pas que nous avons décrit, si les deux pieds sont sur la même ligne, puis la suite des pas dont nous avons parlé après, lesquels s'enchaînent de telle manière que chaque membre inférieur devient alternativement le point fixe et le point mobile; et comme ces pas peuvent être avec ou sans rotation du pied, suivant qu'il se détache successivement ou tout à coup du sol, le marcher présente, sous ce rapport, une différence essentielle. Pour peu que de grands pas se succèdent, comme il y a toujours une rotation horizontale du bassin, il en résulte un phénomène que voici : c'est que nous tendons toujours à nous dévier de la ligne droite suivant laquelle nous avons commencé à marcher. En effet, en même temps qu'à chaque pas le tronc est porté en avant, il l'est aussi un peu de côté : le pas suivant corrige bien ce défaut de direction; en sorte que les membres sont, sous ce rapport, congénères et antagonistes, congénères pour porter le corps en avant, antagonistes pour le porter de côté; mais comme ces membres n'agissent presque jamais bien également, l'un finit presque toujours par l'emporter. A chaque pas, il nous fait dévier un peu, et dans une suite un peu considérable de pas, l'obliquité de la direction du marcher deviendrait très-sensible si on n'y prenait garde. Il en résulte que, lorsqu'on marche les yeux bandés, il est presque impossible de marcher droit long-temps. La vue rectifie cette obliquité en nous montrant le but où nous voulons atteindre. Pour aller droit sans voir, il faudrait ne faire que de très-petits pas, afin d'éviter toute rotation du bassin.

Le marcher en arrière et le latéral se concevront facilement d'après ce que nous avons dit des pas qui ont lieu dans ces deux sens, pas dont ils ne sont que la succession.

On concevra aussi comment on marche en tournant sur un cercle, ou sur toute autre courbe, comment on se dévie à droite ou à gauche, etc., pendant le marcher. Toutes ces déviations ont leur siége principal dans l'articulation ilio-fémorale.

L'ankylose du genou et celle du coude-pied influent en général bien moins sur le marcher que celle de la hanche. Dans la première, le membre se meut tout d'une pièce; l'articulation fémoro-tibiale supplée à ses fonctions, qui sont principalement, en se fléchissant un peu, de détacher le pied du sol. Dans la seconde, la rotation du pied est difficile. On conçoit qu'on ne peut se tenir sur la pointe si le pied est soudé à angle droit avec la jambe : en effet, tandis que, pour cette attitude, la partie postérieure se relève, cette articulation est, dans l'état naturel, le siége d'un mouvement par lequel la jambe s'étend sur cette partie postérieure, et se met sur la même ligne que lui : or, ce mouvement ne peut plus alors avoir lieu, donc etc...

Quand on marche sur deux béquilles appuyées sous chaque aisselle, c'est vraiment le haut de la poitrine, et non le bassin, qui est le siége du mouvement de rotation qui porte le corps en avant : toute la partie inférieure du corps ne fait pour ainsi dire qu'obéir au mouvement qui lui est communiqué par la supérieure.

Course.

La *course* diffère de la progression par l'attitude où l'on est pour l'exercer. Les phalanges seules sont alors la base de sustentation. Le pied se brise aux articulations métatarso-phalangiennes. Les membres inférieurs s'agrandissent de la longueur du tarse et du métatarse. Moins de surface touchant le sol, les pieds s'en détachent plus aisément.

Ce mouvement consiste dans une succession rapide de pas ordinairement très-grands, mais dont le mécanisme, à leur vélocité près, est presque le même que celui des pas de la progression.

Le corps est alors fortement penché en devant, parce que la forte projection en ce sens du membre en mouvement y transporte la base de sustentation. D'ailleurs en s'inclinant ainsi, le tronc porte en devant les points fixes des muscles qui meuvent la cuisse, et c'est un avantage pour le mouvement. Enfin, comme par le redressement du pied le corps s'allonge, comme le levier qu'il représente devient par conséquent plus sujet aux vacillations, cette inclinaison remédie à cet inconvénient.

Chaque pas de la course étant en général très-grand, il nécessite évidemment une rotation transversale du bassin sur la tête du fémur du membre immobile, pour agrandir l'espace qui sépare les deux membres. Cette rotation se communique au tronc, qui est alternativement porté d'un côté à l'autre. Ainsi agité de ce mouvement, le tronc le communique aux membres supérieurs : de là le balancement de ces membres, qui se portent alternativement en avant et en arrière. Ce balancement peut jusqu'à un certain point être avantageux pour maintenir l'équilibre, qu'on tend plus facilement à perdre alors que dans la progression. Cependant dans celle-ci il y a aussi, lorsque les bras sont pendans, un balancement analogue imprimé par la rotation du bassin, balancement qui quelquefois lui est étranger ; car il se fait quelquefois en sens, inverse.

La course et la marche sont bien plus pénibles sur un plan ascendant que sur un plan horizontal. La raison en est simple : c'est que la flexion des articulations, pour détacher le pied du sol, et pour le porter en devant, doit être beaucoup plus étendue, surtout celle de l'articulation de la hanche, qui est obligée alors d'élever beaucoup plus le membre pour porter le pied du lieu plus bas où il se trouvait, sur celui plus haut qu'il va occuper. Plus le plan est rapide, plus l'élévation est grande, et plus les mouvemens sont pénibles. Il est enfin un degré d'obliquité où ils deviennent impossibles. Dans la progression, où il y a rotation sur les phalanges du pied, qui se détache successivement du sol, on conçoit que cette rotation doit être plus pénible, puisque le talon, par où elle commence, est plus bas que les phalanges.

Par une raison contraire, il faut moins d'effort sur un plan descendant : mais il y a alors un autre inconvénient dans la course; c'est que le mouvement imprimé au tronc est très-marqué en devant, puisque, à chaque fois que le pied se repose sur le sol, le membre décrit un trajet plus grand ; vu que cette portion du sol est plus basse que la portion qu'il vient de quitter. Cette impulsion déterminerait inévitablement la chute, si le tronc était penché antérieurement, comme dans la course sur un plan horizontal ; aussi on le rejette alors en arrière ; il se redresse : or, ce sont les efforts pour maintenir le tronc redressé qui sont pénibles ; souvent même, à la fin d'une longue course, ils sont insuffisans, et nous tomberions au bas de la descente si nous nous arrêtions subitement : on prolonge donc encore un peu la course, afin que les membres, toujours projetés par elle fort en devant, soutiennent le tronc quelques instans, pendant lesquels l'impulsion communiquée se perd peu à peu.

On court difficilement en arrière et de côté, parce qu'on ne peut point, dans l'un ni dans l'autre sens, se tenir sur une surface aussi étroite qu'en devant, où le pied se brise, comme nous l'avons vu, et où il cesse en partie d'être base de sustentation.

Comme les membres inférieurs sont courts dans les enfans, à proportion du tronc, ils ne peuvent pas se projeter assez en avant pour lui offrir un appui dans la course : aussi ce mouvement est-il incertain pendant les deux ou trois premières années.

Du Saut.

Le *saut* est un mouvement brusque dans lequel le corps se détache en totalité du sol, et s'en éloigne d'une étendue plus ou moins considérable. Il peut être de deux sortes, vertical et oblique.

Dans le saut vertical, où le corps s'élève perpendiculairement, les articulations des membres inférieurs se fléchissent préliminairement les unes sur les autres ; ces membres se raccourcissent. Ces flexions préliminaires ayant eu lieu, des extensions subites leur succèdent ; l'effet de ces extensions est un allongement soudain qui porte en haut le tronc, le sol trop ferme ne pouvant point céder à l'impulsion qu'il reçoit alors de ces mouvemens.

La disposition des articulations ilio-fémorale, fémoro-tibiale et tibio-tarsienne, est singulièrement favorable à ce mouvement. Remarquez, en effet, que si toutes ces flexions eussent été du même côté, d'une part le redressement serait devenu plus pénible, d'une autre part il n'aurait point pu donner au tronc une impulsion perpendiculaire; au lieu que de cette manière, 1° moins d'espace est occupé par le membre qui se fléchit, et par là la flexion est moins gênante; 2° l'impulsion née de ce mouvement suit la ligne qui est perpendiculaire à toutes les articulations fléchies en sens inverse : or, cette ligne est parallèle à l'axe du corps.

Le mouvement qui élève alors le tronc ressemble à celui qui lui est communiqué lorsqu'en appliquant les mains sur un corps résistant nous fléchissons d'abord toutes les articulations des membres supérieurs, que nous étendons ensuite subitement pour le repousser : le corps ne cédant point, le mouvement se répercute sur le tronc, qui est rejeté en arrière. Cependant jamais le mouvement horizontal communiqué alors au tronc par les membres supérieurs, n'est aussi marqué que le perpendiculaire que les inférieurs déterminent dans le saut. Cela vient de ce que les premiers ne sont point aussi avantageusement disposés que les seconds dans leurs articulations. Par exemple, celle du poignet est bien moins favorable à cette extension subite que celle du coude-pied : car remarquez que, quand on repousse ainsi un corps résistant, la main renversée en arrière n'a point pour la ramener subitement en avant un agent aussi puissant que le tendon d'Achille, qui redresse subitement le pied. Ce sont les fléchisseurs qui agissent alors : or, leur première action se porte sur les doigts, et celle sur le poignet n'est que consécutive; tandis que le premier effort subit du soléaire et des jumeaux se dirige sur l'articulation tibio-tarsienne. D'un autre côté, l'articulation scapulo-humérale est bien moins avantageusement disposée pour rejeter le corps en arrière par une extension subite, que l'ilio-fémorale pour le porter en haut dans le saut vertical : d'où il résulte que c'est l'articulation du coude qui agit presque exclusivement dans l'impulsion communiquée par les membres supérieurs subitement étendus, tandis que les trois articulations des inférieurs se réunissent pour imprimer cette inpulsion dans le saut. Voilà la raison de cette différence dans l'intensité de deux mouvemens dont la nature est la même.

Remarquez qu'il est plusieurs autres exemples d'un mouvement analogue imprimé par une extension subite des articulations. Par exemple, si nous voulons pousser fortement un petit corps avec un seul doigt, nous fléchissons les articulations de ce doigt, de celui du milieu surtout; nous appuyons son extrémité sur le pouce, nous plaçons l'ongle contre le corps à repousser : l'extenseur se contractant alors subitement redresse le doigt qui pousse au loin le corps, et qui peut, si c'est sur la peau qu'il s'applique, imprimer un choc douloureux; ce qui vulgairement s'appelle *donner une chiquenaude*. Eh bien! ce mouvement subit imprimé à un petit corps placé devant le doigt qui se redresse, ressemble parfaitement au mouvement imprimé au tronc par les membres inférieurs. Si un seul doigt peut agir avec assez de force dans cette circonstance pour pousser un corps très-loin, nous ne devons pas nous étonner que l'impulsion que reçoit le tronc soit capable de le mouvoir d'une manière si sensible.

La longueur des os est, en général, une circonstance favorable à l'étendue de ce mouvement, qui est d'autant plus sensible que les leviers sont plus longs. Aussi le doigt du milieu agit-il plus efficacement que les autres dans l'exemple cité plus haut; aussi le fémur et le tibia sont-ils très-avantageux au saut par leur longueur; aussi les animaux qui ont les extrémités postérieures les plus longues, comme les grenouilles, les sauterelles, les puces, etc.; sont-ils les meilleurs sauteurs.

Je crois que, d'après tout ce que je viens de dire, on concevra facilement comment le corps s'élève dans le saut vertical. En s'élevant ainsi, il est animé de deux forces: l'une, née de l'impulsion, le porte en haut; l'autre, effet de son propre poids, le dirige en bas. Tant que la première prédomine sur la seconde, le corps s'élève; il cesse de s'élever quand elles sont égales; il descend quand la seconde prédomine sur la première. Sa chute ressemble donc à celle d'un projectile lancé perpendiculairement.

Dans le saut oblique à l'horizon, tel que celui qui a lieu pour traverser un fossé, pour franchir une barrière, etc., il y a d'abord flexion de toutes

les articulations des membres inférieurs, puis inclinaison du tronc en devant, tandis qu'avant le saut
vertical, le tronc est toujours perpendiculaire. A
l'instant où les articulations se redressent, le tronc
est donc non-seulement porté en haut par l'impulsion qu'il reçoit des membres inférieurs, mais encore en avant. La projection en ce dernier sens dépend principalement du redressement du fémur
sur le tibia. Alors le tronc se meut comme les pro-
jectiles lancés obliquement à l'horizon : il décrit
une suite de petites diagonales qui forment une
courbure représentant la moitié d'une parabole.
Cette courbe naît de ce que, la force d'impulsion
s'affaiblissant de plus en plus, la gravité tend à entraîner en bas le corps, et à le faire sans cesse dévier
de la ligne oblique et droite qu'il tend à parcourir
en abandonnant le sol. Quand les deux forces de
gravité et d'impulsion sont en équilibre, le corps
est arrivé à l'extrémité de la demi-parabole; il ne
monte plus : il commence alors à descendre par une
courbe analogue à la précédente, et qui forme avec
elle une parabole entière. Dans cette demi-courbe,
la gravité va toujours en prédominant sur l'impulsion reçue.

On franchit de cette manière des espaces d'autant
plus considérables que l'impulsion a été plus violente; et cette impulsion le devient davantage, si,
avant le saut, le corps est déjà agité d'un mouvement horizontal : voilà pourquoi une course préliminaire est très-avantageuse pour l'agrandir. Alors
il y a deux causes qui s'opposent à l'effet de la
gravité, l'impulsion horizontale de la course et

celle née, à l'instant du saut, du redressement des
membres.

Plus on saute obliquement à l'horizon, plus l'é-
tendüe du saut est grande : or, on saute d'autant
plus obliquement qu'à l'instant du saut le corps
est plus penché en avant; mais pour qu'il se penche
ainsi en avant, il faut que sa ligne de gravité y
trouve un appui : voilà pourquoi, quand on franchit un espace considérable, un des membres inférieurs est très-étendu en devant à l'instant où le
corps est détaché du sol; voilà pourquoi le saut à
pieds joints n'est jamais très-étendu; car tant que
les pieds sont sur la même ligne, on ne peut pas
beaucoup pencher le corps en avant. Dans ce cas,
pour aider à l'impulsion, on balance préliminairement les bras avant de sauter : ce balancement imprime un mouvement horizontal à la partie supérieure du corps; il produit à peu près, quoique
bien moins sensiblement, l'effet de la course qui
précède le saut ordinaire.

Le sol, dans le saut, est nul pour communiquer
une impulsion au tronc, à cause de son défaut d'é-
lasticité. On saute mieux, il est vrai, sur un plancher élastique, parce que sa réaction s'ajoute au
mouvement né du redressement des membres inférieurs; mais dans les cas ordinaires, le sol n'influe ici que par sa résistance, que parce qu'il ne
cède point à l'impulsion qu'il reçoit : aussi quand il
y cède, comme il arrive sur une terre molle, l'ascension du corps est moindre; elle est nulle s'il s'af-
faisse beaucoup sous les pieds qui le pressent.

Le saut, d'après ce que nous venons de dire, consiste vraiment en une impulsion subite, née à l'instant où le corps se détache du sol. Quand il l'a abandonné, c'est un véritable projectile qui ne jouit que d'un mouvement communiqué, qui ne peut ni accélérer ni retarder sa vitesse par les mouvemens qu'il exécute. On peut, pendant que le tronc est en l'air, faire mouvoir les jambes de diverses manières, les écarter, les rapprocher, les croiser rapidement et plusieurs fois de suite, les diriger en devant, en arrière, comme les danseurs nous en offrent tant d'exemples; mais ces mouvemens partiels qui ont lieu pendant que dure l'impulsion de totalité communiquée au tronc, sont étrangers à cette impulsion. Ainsi les mouvemens qu'exécutent les doigts pendant le mouvement de totalité qu'imprime au membre l'articulation scapulo-humérale sont-ils étrangers à ces mouvemens.

Je n'ai point rapporté, dans ces considérations sur le saut, tout ce qu'ont dit les divers auteurs qui se sont occupés de mécanique animale. Je renvoie à leurs ouvrages, à ceux surtout de Borelli, Haller, Barthez, etc. : on verra ce que j'en ai emprunté et ce qui m'est propre.

J'observe aussi que les muscles ne sont point entrés dans ces considérations. Je démontrerai dans le volume suivant leur influence sur les divers mouvemens. On peut très-bien comprendre ceux-ci, en n'appliquant qu'à la charpente osseuse les notions qu'on acquiert sur eux. C'est sans doute un inconvénient de présenter ainsi d'une manière isolée la mécanique animale, de considérer les leviers séparément de leurs puissances; mais l'ordre descriptif ne se prête point à une marche différente. D'ailleurs, en liant ainsi aux images qu'on se fait de chaque région musculaire ou osseuse, les idées que l'on se forme sur leurs mouvemens divers, la seconde étude diminue jusqu'à un certain point ce que la première peut avoir de sec et d'aride.

FIN DU PREMIER VOLUME.

TABLE

DES MATIÈRES

CONTENUES

DANS CE VOLUME.

—

PREMIÈRE PARTIE.

ARTICLE PREMIER.

FIN DE LA TABLE DU PREMIER VOLUME.

* 9 7 8 2 0 1 2 6 3 5 8 5 2 *